第5版

甲斐達男・石川洋哉・
Tatsuo Kai　Hiroya Ishikawa

哲造
宏和
一哲
小林　弘司
高杉美佳子
古田　吉史
安田みどり
山下　耕平
著

最新食品学

―総論・各論―

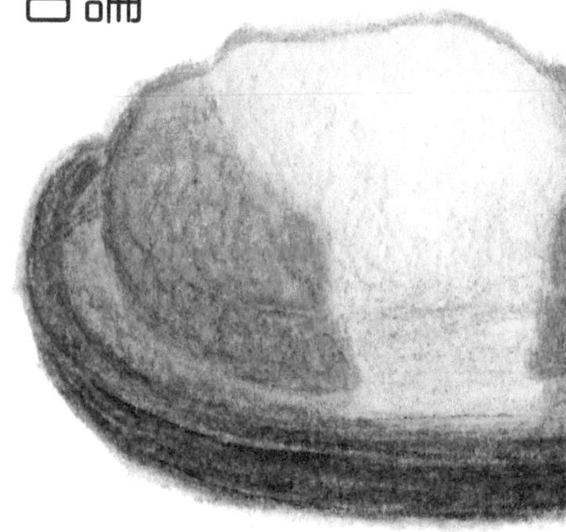

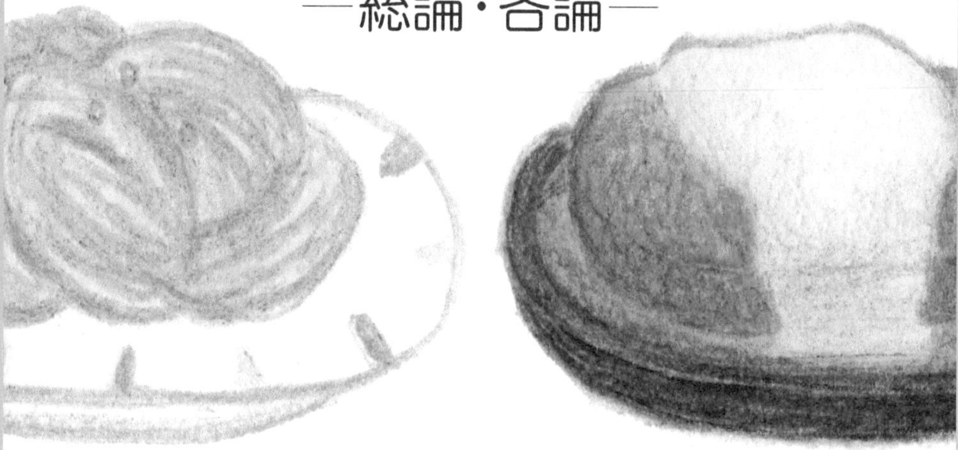

講談社

執筆者一覧

＊石川　洋哉　福岡女子大学国際文理学部食・健康学科 教授（3，4）

市丸　哲造　精華女子短期大学生活科学科 名誉教授（5.1概要，5.2概要）

＊甲斐　達男　神戸女子大学家政学部 教授（1，2.4，2.6，2.7）

木村　宏和　西南女学院大学保健福祉学部栄養学科 教授（5.1A～E）

古場　一哲　長崎県立大学看護栄養学部栄養健康学科 教授（2.1，2.2）

小林　弘司　福岡女子大学国際文理学部食・健康学科 准教授（3，4）

高杉美佳子　九州産業大学生命科学部生命科学科 准教授（5.2D，5.3，5.5，5.6）

古田　吉史　精華女子短期大学生活科学科 教授（5.2B，5.4）

安田みどり　西九州大学健康栄養学部健康栄養学科 教授（2.3，2.5）

山下　耕平　精華女子短期大学生活科学科 教授（5.1F～H，5.2A，5.2C）

（五十音順，＊印は編者，かっこ内担当章・節・項）

一部本文イラスト：clipart by illpop.com より

第5版にあたって

本書の前身は，1989年に渡辺忠雄・榎本則行編として初版が刊行され，1997年に第2版が刊行された．第3版は新たに渡辺忠雄・榎本則行・竜口和惠編として2006年に刊行されたものである．

珍しい例だと思われるが，担当編集者である神尾朋美氏のよびかけにより，編者，著者ともに新旧交替して本著を第4版として2016年に引き継いだ．引き継ぎに際しては，前編者および著者安部一紀，市丸哲造，榎本則行，太田直一，岡玲子，川﨑良文，白石淳，関武純，竜口和惠，長谷川幸雄，松岡麻男，渡辺忠雄，渡邊泰利諸氏またはその著者権者の方からご了解を頂き，第3版の原文と図表に加筆・削除・修正などを行い，第4版を完成させた．著作権を第4版の編者と執筆者に快くお譲り下さった先輩諸氏に厚く御礼を申し上げる．

第4版では，モノクロをカラー刷りにして，より一層，判りやすい教科書を目指した．今回，第5版では，「日本人の食事摂取基準（2020年版）」および「日本食品標準成分表2020年版（八訂）」*の内容を反映させることに留意して改訂を行った．本書の読者対象としては，大学や短大で農学・家政学を学ぶ者，栄養士を目指す者，各種専修学校で食品学を学ぶ者管理栄養士国家試験の受験者にまで幅広く活用できるものとなっている．さらに，最新の研究によって明らかとなった知見を，紙面の許す限り書き加えている．したがって，本著は，さまざまな分野で食品学を学ぶ者にとって，専門性と汎用性を併せ持つものである．

科学技術の進歩は日進月歩であり，食品の分野においても例外ではない．時代の変化に伴い，かつ上述したような目的に添って，本著が時代に即応したより充実したものとなるよう，著者一同，努力いたしたく，皆さまからの忌憚なきご意見やご助言を賜ることができれば，誠に幸いである．

2021年2月

甲斐　達男
石川　洋哉

＊本書は第3刷より各成分の表において，エネルギー算出に用いられた値としてタンパク質は「アミノ酸組成によるタンパク質」，脂質は「脂肪酸のトリアシルグリセロール当量」，炭水化物は「利用可能炭水化物」の単糖当量または差引き法による値に修正した．

目次

Chapter 1 緒論

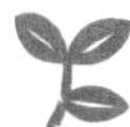

1.1 食をとりまく環境と食品の分類

A. 食をとりまく環境

京都議定書（1997 年 12 月）の採択によって，国連加盟国において，地球温暖化の原因となる温室効果ガスの削減が目指され，これを契機に，さまざまな視点から地球環境を守ろうとする活動が活発に行われるようになった．食の分野においては，①食品の輸送を最小限に抑制することで二酸化炭素の排出量を減らそうとする動きとともに，②特に先進国において食べ残しを減らそうとする動きが具体的な環境問題へのアプローチの一つとして盛んになってきている．

①については，1994 年に英国の消費者運動家ティム・ラングによって提唱された概念に基づく「フードマイレージ」（食料輸送距離＝食糧の輸入量×輸送距離，単位は t・km）が指標として広く用いられるようになった．わが国のフードマイレージは欧米に比べ突出して高い．フードマイレージを減らすために，地産地消（地元生産–地元消費の略語）やスローフード運動（伝統的な地場食品を守る取り組み）が普及し，グリーンコンシューマー（緑の生活者と訳され，環境に配慮した商品を購入する消費者のこと）の概念が知られるようになった．

②については，その指標として「食品ロス率」（廃棄重量を使用重量で除したもの）が取り上げられ，期限切れや調理ミスによる「直接廃棄」，および，調理加工の際に不可食部の「過剰除去」を減らそうという動きが盛んになってきている．わが国の場合，事業系と家庭系の「食品ロス」はほぼ同量であり，これらの削減が課題となっている．

このような社会における一連の環境保護運動のもと，気候変動枠組条約第

21 回締約国会議（COP21）（2015 年 12 月）では，より多くの国の参加による公平性を担保するために，2020 年以降にすべての締約国において温室効果ガス削減量の拡大に取り組むという法的枠組み（パリ協定）が採択された．以後，締約国会議において具体的な運用ルールが議論され，これら国際的な環境への取り組みが，わが国のフードシステムを動かしている．

B. 食品の分類

食品はいろいろな視点で区別され，分類されている．

a. 三色食品群

栄養素の働きによって，食品を「赤色」「黄色」「緑色」の 3 群に分けており，初歩的な栄養指導に用いられる（図 1. 1）．

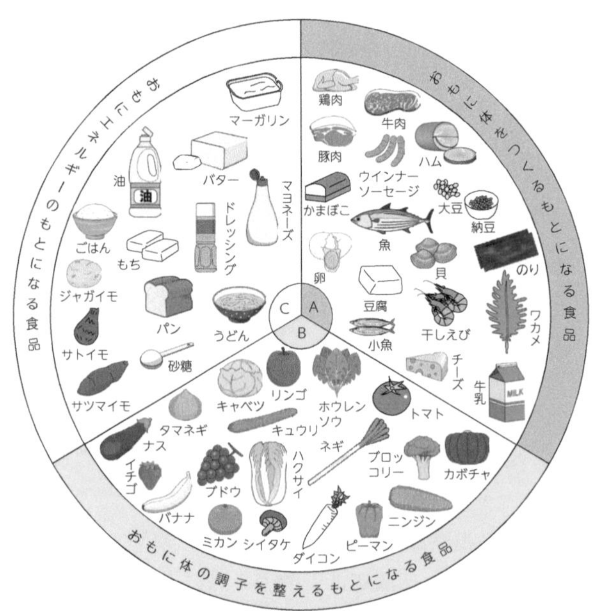

図 1. 1 三色食品群

1952 年（昭和 27）年に岡田正美氏（広島県庁）が提唱し，近藤とし子氏（栄養改善普及会）が普及させたものである．A：タンパク質，脂質，ビタミン B，カルシウム，B：緑黄色野菜，淡色野菜，海草，きのこ類など，C：穀類，砂糖，油脂，いも類など
[文部科学省（1952）]

b. 4つの食品群

栄養成分の特徴から類似したものを集めて4群に分類したものである（**図1.2**）．1～3群それぞれから3点(1点は80 kcal)を選び，4群で総エネルギー摂取量を調節する．

1日20点の基本パターン
（身体活動レベルⅠ　18～29歳女性*[1]）

♠ 第1群	♥ 第2群
栄養を完全にする	肉や血をつくる
良質タンパク質，脂質，ビタミンA，ビタミンB_1，ビタミンB_2，カルシウム	良質タンパク質，脂質，カルシウム，ビタミンA，ビタミンB_2
牛乳　チーズ　卵	豆腐1/2　魚　肉
乳・乳製品　2点 卵　1点	魚介・肉　2点 豆・豆製品　1点
♣ 第3群	◆ 第4群
体の調子をよくする	力や体温となる
ビタミンA，カロテン，ビタミンC，ミネラル，食物繊維	糖質，タンパク質，脂質
ミカン2個　ナス　ホウレンソウ3株　ジャガイモ1個　ダイコン　キャベツ1/2　ヒジキ　シイタケ 野菜350 g以上（うち緑黄色野菜120 g以上）	パン1枚　ごはん2杯　砂糖大1強　油大1強
野菜*[2]　1点 いも1点　果物　1点	穀類　9点 砂糖0.5点　油脂1.5点

図1.2　4つの食品群

香川綾氏（女子栄養大学創始者）によって考案されたものである．
＊1 「日本人の食事摂取基準(2015年版)」，＊2　緑黄色野菜･淡色野菜･きのこ類･海藻類を含む．
[香川綾考案（1930，1956）を現状にあわせて追記]

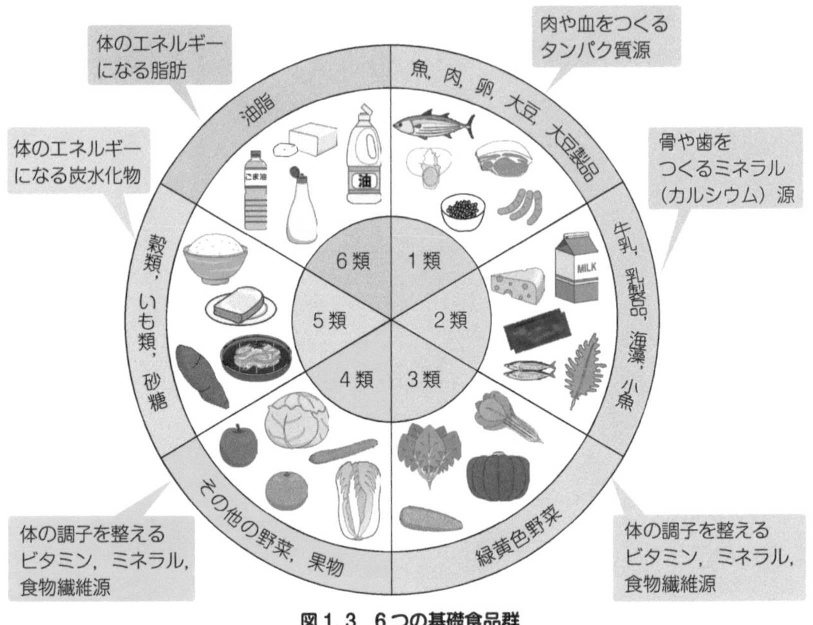

図 1.3　6 つの基礎食品群
［厚生省（1958，1981）］

c. 6 つの基礎食品群

食品に含まれる栄養素を基に，第 1 類～ 6 類に分類したものであり，厚生省保健医療局（当時）が作成したものである（**図 1.3**）.

d. 国民健康・栄養調査食品群別表による分類

健康増進法（2002 年施行）に基づき年 1 回実施される国民の栄養摂取状況調査の際に利用されており，厚生労働省によって分類されたもので，食品を 17 群に分類している.

e. 食事バランスガイド

厚生労働省と農林水産省が策定したものである．食材料ではなく，①～⑤の 5 つの料理区分を基本として作られている．単位を「1 つ（SV：サービング）」とし，1 回の食事で提供される料理の量を摂取の日安と比較し，適量か否かを判断する．1 日の食事で必要な摂取量や組合せをイラストでわかりやすく表示している（**図 1.4**）.

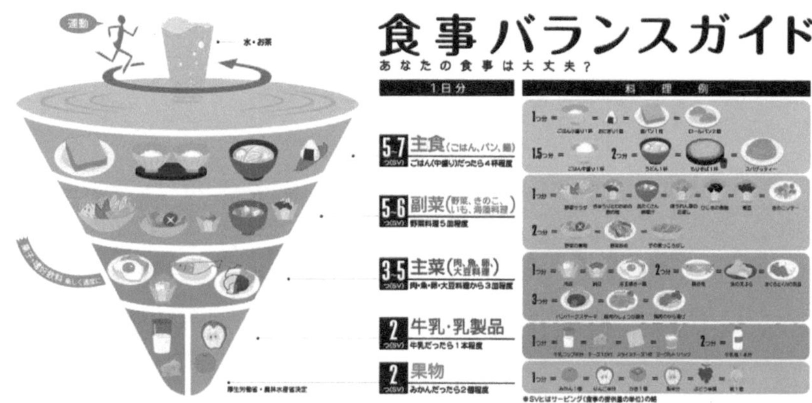

図 1.4　食事バランスガイド
［農林水産省ホームページより］

f. 日本食品標準成分表（食品成分表）による分類

文部科学省科学技術・学術審議会資源調査分科会によって分類されたものであり，食品を 18 群に分類している．

C. 食品構成表

食品の分類で用いられている食品群の考え方は，集団の給食などの献立作成時に必要な食品構成表として活用されている．食品群ごとに使用量の目安となる食品摂取量を設定したものが食品構成表である．食品構成表を作成することで食材料費（給食費）の算定ができる．

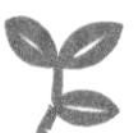

1.2 食品成分表

A. 食品成分表の目的と歴史

日本食品標準成分表とは，わが国における常用食品について，年間を通して普通に摂取する場合の全国的な標準値を収載するものである．1950（昭和25）年に戦後の栄養改善の観点から，食品に含まれる栄養成分の基礎的データ集として作成されたのが始まりである（**表 1. 1**）．現在では，学校給食や病院などでの栄養管理や栄養指導，また，行政においては食料の供給や自給に関する食糧政策の基礎値としても活用される．食品の成分値を示すものとしては唯一のものであるので，一般家庭においても広く利用されている．2016 年以降は，毎年，追加または更新データが公表されている．

表 1. 1　日本食品標準成分表の沿革と掲載食品数の変遷

名称	公表年	食品数
日本食品標準成分表	1950(昭和25)年	538
改訂日本食品標準成分表	1954(昭和29)年	695
三訂日本食品標準成分表	1963(昭和38)年	878
四訂日本食品標準成分表	1982(昭和57)年	1,621
五訂日本食品標準成分表	2000(平成12)年	1,882
五訂増補日本食品標準成分表	2005(平成17)年	1,878
日本食品標準成分表 2010	2010(平成22)年	1,878
日本食品標準成分表 2015 年版(七訂)	2015(平成27)年	2,191
日本食品標準成分表 2020 年版(八訂)	2020(令和 2)年	2,478

B. 概要

a. 食品成分表の分類および配列

大分類，中分類，小分類および細分の四段階とし，18 食品群で構成されている（**表 1. 2**）．植物性食品，きのこ類，藻類，動物性食品，加工食品の順に 50 音順に並べられる．食品によっては生育環境，配合割合や調理方法などにより成分値に差異が生じる．これらの変動要因を考慮しつつ，分析値，

表 1.2　食品群と収載食品数（合計 2,478）

	食品群	収載食品数		食品群	収載食品数
1	穀類	205	10	魚介類	453
2	いも及びでん粉類	70	11	肉類	310
3	砂糖及び甘味類	30	12	卵類	23
4	豆類	108	13	乳類	59
5	種実類	46	14	油脂類	34
6	野菜類	401	15	菓子類	185
7	果実類	183	16	し好飲料類	61
8	きのこ類	55	17	調味料及び香辛料類	148
9	藻類	57	18	調理済み流通食品類	50

文献値などをもとにした標準値として成分値が示される．1 食品 1 標準成分値が原則であるが，季節による食品成分の差異により 2 成分値が収載されている食品がある．カツオでは，「春獲り」と「秋獲り」の 2 成分値が，ホウレンソウでは，「通年平均」に加え，「夏採り」と「冬採り」の 3 成分値が収載されている．

本表に収載されている成分項目を**表 1.3** に示した．別冊として「アミノ酸成分表編」（1,954 品目），「脂肪酸成分表編」（1,922 品目），「炭水化物成分表編」（1,080 品目）がある．なお，これら別冊も毎年追補が公表され，データが更新されている．

b. 食品番号

各食品には 5 桁の食品番号がつけられている．初めの 2 桁は食品群を，次の 3 桁は小分類または細分を示す．

c. 廃棄率（%）および可食部

食品成分表は，可食部 100 g 当たりの成分値を記載している．食べる部分を可食部といい，食べないで取り除く部分を廃棄部という．廃棄率（%）とは，廃棄部の食品全体に対する重量の割合を指す．

d. 数値欄の記号

次のような記号が用いられている．

0　：最小記載量の 1/10 未満（ヨウ素，セレン，クロムおよびモリブデンは 3/10，ビオチンは 4/10）または検出されなかったもの．

Tr　：「微量」のことであり，最小記載量の 1/10 以上含まれているが，5/10 未満であるもの．

表 1.3　成分項目と単位

<table>
<tr><td colspan="3">エネルギー</td><td>kcal，kJ</td></tr>
<tr><td colspan="3">水分</td><td rowspan="6">g</td></tr>
<tr><td colspan="3">たんぱく質</td></tr>
<tr><td rowspan="2"></td><td colspan="2">アミノ酸組成によるたんぱく質</td></tr>
<tr><td colspan="2">たんぱく質</td></tr>
<tr><td colspan="3">脂質</td></tr>
<tr><td rowspan="3"></td><td colspan="2">脂肪酸のトリアシルグリセロール当量</td></tr>
<tr><td colspan="2">コレステロール</td><td>mg</td></tr>
<tr><td colspan="2">脂質</td><td rowspan="10">g</td></tr>
<tr><td colspan="3">炭水化物</td></tr>
<tr><td rowspan="6"></td><td rowspan="3">利用可能炭水化物</td><td>利用可能炭水化物（単糖当量）</td></tr>
<tr><td>利用可能炭水化物（質量計）</td></tr>
<tr><td>差引き法による利用可能炭水化物</td></tr>
<tr><td colspan="2">食物繊維総量</td></tr>
<tr><td colspan="2">糖アルコール</td></tr>
<tr><td colspan="2">炭水化物</td></tr>
<tr><td colspan="3">有機酸</td></tr>
<tr><td colspan="3">灰分</td></tr>
<tr><td rowspan="13">無機質</td><td colspan="2">ナトリウム</td><td rowspan="9">mg</td></tr>
<tr><td colspan="2">カリウム</td></tr>
<tr><td colspan="2">カルシウム</td></tr>
<tr><td colspan="2">マグネシウム</td></tr>
<tr><td colspan="2">リン</td></tr>
<tr><td colspan="2">鉄</td></tr>
<tr><td colspan="2">亜鉛</td></tr>
<tr><td colspan="2">銅</td></tr>
<tr><td colspan="2">マンガン</td></tr>
<tr><td colspan="2">ヨウ素</td><td rowspan="4">μg</td></tr>
<tr><td colspan="2">セレン</td></tr>
<tr><td colspan="2">クロム</td></tr>
<tr><td colspan="2">モリブデン</td></tr>
</table>

<table>
<tr><td rowspan="22">ビタミン</td><td rowspan="6">A</td><td>レチノール</td><td rowspan="7">μg</td></tr>
<tr><td>α-カロテン</td></tr>
<tr><td>β-カロテン</td></tr>
<tr><td>β-クリプトキサンチン</td></tr>
<tr><td>β-カロテン当量</td></tr>
<tr><td>レチノール活性当量</td></tr>
<tr><td colspan="2">D</td></tr>
<tr><td rowspan="4">E</td><td>α-トコフェロール</td><td rowspan="4">mg</td></tr>
<tr><td>β-トコフェロール</td></tr>
<tr><td>γ-トコフェロール</td></tr>
<tr><td>δ-トコフェロール</td></tr>
<tr><td colspan="2">K</td><td>μg</td></tr>
<tr><td colspan="2">B_1</td><td rowspan="5">mg</td></tr>
<tr><td colspan="2">B_2</td></tr>
<tr><td colspan="2">ナイアシン</td></tr>
<tr><td colspan="2">ナイアシン当量</td></tr>
<tr><td colspan="2">B_6</td></tr>
<tr><td colspan="2">B_{12}</td><td rowspan="2">μg</td></tr>
<tr><td colspan="2">葉酸</td></tr>
<tr><td colspan="2">パントテン酸</td><td>mg</td></tr>
<tr><td colspan="2">ビオチン</td><td>μg</td></tr>
<tr><td colspan="2">C</td><td>mg</td></tr>
<tr><td colspan="3">アルコール*</td><td rowspan="2">g</td></tr>
<tr><td colspan="3">食塩相当量</td></tr>
</table>

＊　16 群　し好飲料，17 群　調味料に含まれるエチルアルコールの量を収載

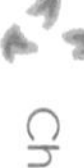

(0)　:「推定値0」のことであり，未測定であるが文献などにより含まれていないと推定されたもの.

(Tr) :「推定値微量」のことであり，未測定であるが，文献などにより微量に含まれていると推定されるもの.

—　:「未測定」のことであり，測定されていないもの，あるいは水溶性および不溶性食物繊維において分別定量が困難なもの.

C. 食品成分の分析と算出方法

エネルギー，および，おもな栄養成分の分析方法に関する基本的な考え方を以下に説明する.

a. エネルギー

2020年版（八訂）成分表からは，従来用いられてきた食品ごとのエネルギー換算係数を乗じて算出する「修正 Atwater（アトウォーター）法」のさまざまな欠点を補うために，FAO/INFOODS の推奨する「組成ごとのエネルギー換算係数」を乗じて算出されることになった．具体的には**図1.5**のように計算する.

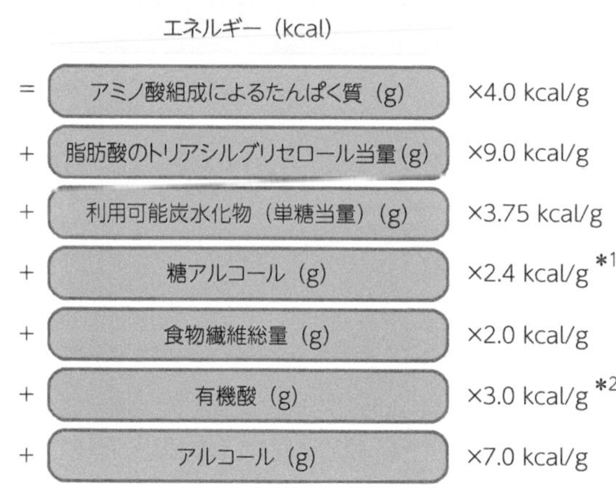

図1.5　エネルギーの算出方法

＊1　ソルビトール 2.6，マンニトール 1.6，マルチトール 2.1，還元水あめ 3.0，その他が 2.4 である．＊2　酢酸 3.5，乳酸 3.6，クエン酸 2.5，リンゴ酸 2.4，その他が 3.0 である.

FAO：Food and Agriculture Organization，INFOODS：International Network of Food Data Systems.

糖アルコールと有機酸については，個別のエネルギー換算係数を適用する化合物などはその係数を用いる．組成の成分値がない場合は、当該成分に対してのみ従来法（修正 Atwater 法，タンパク質は定量方法の違いにかかわらず 4 kcal/g，脂質は 9 kcal/g，炭水化物は 4 kcal/g の係数を用いる）の成分値による計算で代替する．成分値の正確さは，関係する成分値の合計が 100 g に合致する程度によって評価する．

修正 Atwater 法に比べ，多くの食品でエネルギー値が減少した．最も変動が大きかったのはピュアココアで＋115 kcal/100 g と，せん茶（茶葉）－114 kcal/100 g であった．従来法で Atwater 係数により算出したエネルギーの 0.5 倍値を当てていたきのこ類，藻類などについては，食物繊維などに特定の換算係数を当てて計算したため，エネルギー値が増加した．摂取頻度の高いこめ（水稲めし）で－36.0 kcal/100 g，鶏卵で－9.7 kcal/100 g と減少した．

エネルギーの単位は，キロカロリー（kcal）とキロジュール（kJ）を併記している（1 kcal ＝ 4.184 kJ）．

b. 水分

おもに「常圧 2 時間 105℃乾燥法」を用いるが，検出感度の高い電量滴定法のカールフィッシャー法や，簡易法の蒸留法が用いられることもある．穀類では，デンプン質が水と強く結合しており高温で結合水を完全に蒸発させるために高温 135℃乾燥法が用いられる．みそ類では，105℃で加熱するとアミノ酸や有機酸が熱分解により水を生じるので，減圧 70℃乾燥法が用いられる．アルコール類では，乾燥減量から別途定量したアルコール分の重量を差し引いて求められる．食酢類でも同様に，乾燥減量から別途定量した酢酸の重量を差し引いて求められる．

c. タンパク質

アミノ酸組成によるものと，改良ケルダール法または燃焼法（改良デュマ法）によるものとが併記されている．アミノ酸組成によるたんぱく質とたんぱく質の収載値がある食品のエネルギー計算には，アミノ酸組成によるたんぱく質の収載値が用いられている．アミノ酸組成によるものは，すべての食品について記載されているわけではないが，別冊アミノ酸成分表編の各アミノ酸量をもとにアミノ酸の脱水縮合物として算出されている．この場合，複合タンパク質では非アミノ酸部分の値が含まれないこともあり，多くの食品でタンパク質含量が１～２割少ない値を示す．改良ケルダール法では，食品中のタンパク質を硫酸で加熱溶解し窒素をアンモニアに変換し，滴定で求めたアンモニアの量から窒素量を求める．これに食品の種類ごとに定められている換算係数を乗じて全体の量を推定する．この換算係数のことを「窒素-タンパク質換算係数」という．この係数が示されていない食品については，すべてのアミノ酸が等分に含まれていると想定した場合の係数値 6.25 を用いる．

燃焼法も改良ケルダール法と同じく試料中の全窒素量を求めるものであるが，その測定原理は次のようになる．つまり，少量の酸素を用いて試料を燃焼酸化させて窒素を窒素酸化物とし，燃焼ガスを還元銅を充填した反応管を通過させることで窒素元素に還元させた後に，熱伝導度検出器を用いて窒素量を測定する．燃焼法は，改良ケルダール法と比べると，環境負荷の大きい試薬や危険な試薬を用いず，簡易・迅速に自動測定が可能である．燃焼法による全窒素測定法のなかでも，改良デュマ法は，小麦，大豆，トウモロコシなどの穀類をはじめ，肉類や飼料，肥料などの AOAC インターナショナルの公定法となっている．

d. 脂質

多くの食品では，脂質の大部分を中性脂肪が占め，その多くがトリアシルグリセロールである．本表には，各脂肪酸をトリアシルグリセロールに換算して合計した脂肪酸のトリアシルグリセロール当量とともに，コレステロールおよび有機溶媒可溶物を分析で求めた脂質が収載されている．

脂質は，おもにソックスレー抽出法，つまり，エーテルで抽出されたエーテル可溶成分の総量として示されるが，すべての脂質がエーテルで抽出されるわけではないので「粗脂肪」として取り扱う．ソックスレー抽出法が適用できない食品については，それぞれの食品の性質に応じた分析法が用いられる．穀類と菓子類では酸分解法が，乳製品ではレーゼ・ゴットリーブ法が，卵類と大豆では，クロロホルム-メタノール改良抽出法が，コレステロール

AOAC：Association of Official Analytical Chemists

と脂肪酸では水素炎イオン化検出–ガスクロマトグラフ法が用いられる．

e．炭水化物

収載されている「炭水化物」は，基本的には「差引き法」によって求められる．つまり，全体量（100 g）から水分，タンパク質，脂質，灰分の量を差し引いた値を炭水化物量としている．ただし，魚介類，肉類，卵類の糖質含量は少ないので，アンスロン–硫酸法によって求められる．食品成分表では，エネルギーとしての利用性に応じて炭水化物を細分化し，それぞれの成分のそれぞれのエネルギー換算係数を乗じてエネルギー計算に利用するため，「炭水化物」に加えて「利用可能炭水化物（単糖当量）」，「利用可能炭水化物（質量計）」，「差引き法による利用可能炭水化物」，「食物繊維総量」，「糖アルコール」を収載している．

別冊の炭水化物成分表の各利用可能炭水化物量（デンプン，単糖類，二糖類，80%エタノールに可溶性のマルトデキストリンおよびマルトトリオースなどのオリゴ糖類）を単糖に換算した量の総和が「利用可能炭水化物（単糖当量）」であり，各利用可能炭水化物量の総和が「利用可能炭水化物（質量計）」である．「差引き法による利用可能炭水化物」は，100 g から，水分，アミノ酸組成によるタンパク質（この収載がない場合はタンパク質），脂肪酸のトリアシルグリセロール当量として表した脂質（この収載がない場合には，脂質），食物繊維総量，有機酸，灰分，アルコール，硝酸イオン，ポリフェノール（タンニンを含む），カフェイン，テオブロミン，加熱により発生する二酸化炭素等の合計（g）を差し引いて算出した値である．

食物繊維は，ヒトの消化酵素で消化されない食品中の難消化性成分の総体として酵素–重量法（プロスキー変法またはプロスキー法），または，酵素–重量法・液体クロマトグラフ法（AOAC.2011.25 法）によって求められる．食物繊維総量由来のエネルギーは，この成分値（g）にエネルギー換算係数 8 kJ/g（2 kcal/g）を乗じて算出される．

糖アルコールは，高速液体クロマトグラフ法によって定量されるが，エネルギーに換算する場合は，ソルビトール，マンニトール，マルチトールおよび還元水飴については米国 Federal Register/Proposed Rules 記載の換算係数が，その他の糖アルコールについては FAO/INFOODS が推奨するエネルギー

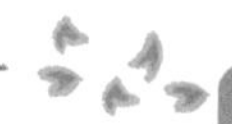

換算係数が用いられている.

f. 有機酸

食品成分表では，炭水化物とは別に有機酸を収載している．有機酸は5%過塩素酸水で抽出したものを高速液体クロマトグラフ法または酵素法で定量している．エネルギー換算は，酢酸，乳酸，クエン酸およびリンゴ酸についいては，Merrill and Wattの換算係数を，その他の有機酸についてはFAO/INFOODS推奨の換算係数を用いている.

g. 灰分と無機質（ミネラル）

灰分は，550℃灰化法（加熱して有機物を燃焼させた残渣）によって求められるが，およそ無機質含量に等しい．燃焼中に無機質が酸化物や炭酸塩となるものがあり，一方，燃焼中に硫黄（S）や塩素（クロール，Cl）は失われるので，灰分は正確には無機質含量を表すものではない.

無機質の定量は，ナトリウム（Na），カリウム（K），鉄（Fe），亜鉛（Zn），銅（Cu），マンガン（Mn），カルシウム（Ca），マグネシウム（Mg）については原子吸光光度法が，リン（P）は，灰化後バナドモリブデン酸またはモリブデンブルーで発色させた後に，吸光光度法で定量する．以上の成分においては，アルゴンのプラズマガス光源によって放出された光の波長と量を測定して，試料中の元素の定性・定量分析を行う誘導結合プラズマ（ICP：inductivity coupled plasma）発光分析法も用いられる．ヨウ素（I），セレン（Se），クロム（Cr），モリブデン（Mo）については，試料溶液を噴霧器で霧状にし，これをアルゴンのプラズマガス中でイオン化したものを質量分析する誘導結合プラズマ質量分析法（ICP–MS）にて測定される．日本食品標準成分表2020年版（八訂）では，無機質は13種類が収載されている．ただし，新たに追加された4種類の無機質のヨウ素，セレン，モリブデン，クロムについては，主要食品についてのみ記載されている.

h. 食塩相当量

食品中のナトリウム（Na）は，ほとんど塩化ナトリウム（NaCl）に由来することから，Naを定量してこれに2.54を乗じて食塩相当量としている.

i. 脂肪酸

次の5つの成分，飽和脂肪酸（SFAまたはSと略記される），一価不飽和脂肪酸（MUFAまたはMと略記される），多価不飽和脂肪酸（PUFAまたはPと略記される），n−3系多価不飽和脂肪酸，n−6系多価不飽和脂肪酸が記載されている．

j. ビタミン

(1) ビタミンA　レチノール，α-カロテン，β-カロテン，β-クリプトキサンチン，β-カロテン当量，レチノール活性当量に分けて記載されている．また，β-カロテン当量（μg）＝β-カロテン（μg）＋1/2 α-カロテン（μg）＋1/2 β-クリプトキサンチン（μg）で求められる．レチノール活性当量は，次の算出式で求める．

レチノール活性当量（μgRAE）＝レチノール（μg）＋1/12β-カロテン（μg）

(2) ビタミンD　植物性食品に含まれるビタミンD_2（エルゴカルシフェロール）と，動物性食品に含まれるビタミンD_3（コレカルシフェロール）を合計してビタミンDとしている．

(3) ビタミンE　4種のトコフェロール（α−，β−，γ−，δ−）の値が記載されている．日本人の食事摂取基準（2020年版）では，血液および組織中に存在するビタミンE同族体の大部分がα-トコフェロールであることから，ビタミンEをα-トコフェロールとして示している．

(4) ビタミンK　ビタミンK_1（フィロキノン）とビタミンK_2（メナキノン）の合計値で記載されている．

(5) ナイアシン　ニコチン酸とニコチン酸アミド類の総称であり，成分値は「ニコチン酸相当量」として示されている．生体内でトリプトファンが一部生合成され，その重量比が1/60とされている．

(6) ナイアシン当量　ナイアシン当量（mgNE）＝ナイアシン（mg）＋1/60トリプトファン（mg）

トリプトファンの量が不明である場合は，

ナイアシン当量（mgNE）＝ナイアシン（mg）＋タンパク質量（g）×1,000（mg/g）×1/100×1/60とし，タンパク質量の約1%がトリプトファン量とみなして算出する．

SFA：saturated fatty acid，MUFA：mono-unsaturated fatty acid，PUFA：poly-unsaturated fatty acid

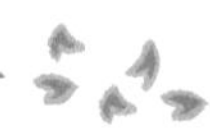

(7) ビタミン B_6　ピリドキシン，ピリドキサール，ピリドキサミンなど，ほぼ同等の作用を有する10種以上の化合物の総称である．成分値は，「ピリドキシン相当量」として示されている．

(8) ビタミン B_{12}　シアノコバラミン，メチルコバラミン，アデノシルコバラミン，ヒドロキソコバラミンなど，ほぼ同等の作用を有する化合物の総称である．

(9) ビオチン　主要食品についてのみ収載されている．

(10) ビタミンC　L-アスコルビン酸（還元型）とL-デヒドロアスコルビン酸（酸化型）の合計値で示されている．

k. アルコール

16類（し好飲料類）と17類（調味料）についてのみ収載されており，食品中に含まれるエチルアルコールの量が収載されている．

l. 備考欄

食品の別名，性状，廃棄部位，あるいは加工食品の材料名，主原料の配合割合，添加物など，成分値に関連の深い事項について記載されている．また，硝酸イオン，酢酸，カフェイン，ポリフェノール，タンニン，テオブロミン，スクロース（ショ糖）に加え，有機酸，調理油などの含量も記されている．

D. 収載食品の特徴

食の多様化に伴い，一般家庭においてもより身近に食品成分表を活用できるよう以下の特徴が持たされている．

a.「和食」文化の継承

「和食;日本人の伝統的な食文化」がユネスコ無形文化遺産保護条約（2013年）において登録決議された．それを受けて，近年ではより一層「和食」文化への国際的な関心も高くなっている．和食の代表的な調理法である「刺身」「天ぷら」「大根おろし」の食品項目により，各食品の調理に合わせ，より身近に活用できるよう配慮されている．

b. 健康志向の反映

食物アレルギー疾患の増加に伴い多用されている「米粉パン」，アレルギー対応のみならず健康志向にも合わせ消費が拡大している「キヌア」「えごま油」

「ぶどう油」なども収載されている．また，ヨーグルトでは「低脂肪」「無脂肪」など食品選択の拡大に合わせ活用できる．減塩化などの食品成分の変化に応じた食品の再分析が実施されている．

c．食がかかわる時代の変化

「和食」文化が見直される一方で，世界各国からさまざまな料理や食材が輸入され，日本人の食文化にもそれらは浸透しつつある．「ベーグル」や「インディカ米」，「アンチョビ」や「マスカルポーネチーズ」などが収載されており，あらゆる料理に対応した成分値として活用できる．「スイートコーン」では電子レンジ調理した場合の成分値が収載されており，また，お好み焼き用，から揚げ用のプレミックス粉が収載され，さらに，現代の世相を反映し，「ビール風味炭酸飲料」（ノンアルコールビール），「缶チューハイ」も収載されている．

18 類（調理済み流通食品類，七訂までの調理加工食品類）においては「フライ済み」の食品成分が収載されている．また，家庭や給食において消費が拡大している「そう菜」の成分値が資料として収載されている．これらの成分値は，製品ごとに算出した結果の平均値，最大値，最小値で示されている．

人間にとって必要不可欠である「水」も，近年では小売店などでも市販され，それらの品揃えも豊かになっているが，食品成分表では水道法で水質が定められている水道水を「水道水中の無機質」として全国の各地域別および水源別の水道水から無機質成分値を分析しデータとして示した．わが国の飲料水として日常摂取する「水」に含まれる無機質量を把握することが可能となっている．

d．調理法における各食品の成分値の違い

調理済み食品の充実が図られており，調理による重量や成分の変化を詳細に記録されている．

各食品に「油いため」「素揚げ」の食品項目が，肉類においては，「から揚げ」「とんかつ」が収載され，調理における吸油率，重量変化率などへの計算上の考慮が容易となっている．

また，「ほしひじき」については，ステンレス釜で加工されたものと，鉄釜で加工されたものとでは，期待される成分が異なることが示されている．

食品成分表を食品や調理法の選択のための身近なツールとし，より一層活用されることが期待されている．また国内のみならず，国際的にも情報の共有がなされるよう，食品成分表データは電子化され（文部科学省の公式ウェブサイトから閲覧できる），和文・英文の両方で提供されている．

E．別冊成分表について

新たなエネルギー計算に資するため，アミノ酸，脂肪酸，炭水化物の各組成成分の収載が充実されてきている．

a．脂肪酸成分表編

別冊「2020 年版（八訂）脂肪酸成分表編」には 1,922 食品が収載されている．この脂肪酸成分表編は，食品群の分類，配列を日本食品標準成分表に準じて収載しあわせて利用できる．わが国の食生活の変化にならい，一部の食品については，原材料の配合割合からの算出に加え，海外の食品成分表を参考にして収載されている．脂肪酸は，炭素数と二重結合数による記号と脂肪酸の名称で示している．脂肪酸は，原則として炭素数 4 から 24 までの脂肪酸を測定の対象としたものである．収載成分のうち 18：1 については 2 つに分け，それぞれの成分値と合計値が示されている．脂肪酸成分表は，以下の 3 表に分かれて示されている．

第 1 表「可食部 100 g 当たりの脂肪酸成分表」
第 2 表「脂肪酸総量 100 g 当たりの脂肪酸成分表（脂肪酸組成表）」
第 3 表「脂質 1 g 当たりの脂肪酸成分表」（ウェブサイトで公開）

b．アミノ酸成分表編

別冊「2020 年版（八訂）アミノ酸成分表編」には 1,954 食品が収載され，以下の 4 表に分かれているが，第 3 表と第 4 表はウェブサイトで公開されている．

第 1 表「可食部 100 g 当たりのアミノ酸成分表」
第 2 表「基準窒素 1 g 当たりのアミノ酸成分表」
第 3 表「アミノ酸組成によるタンパク質 1 g 当たりのアミノ酸成分表」
第 4 表「(基準窒素による) タンパク質 1 g 当たりのアミノ酸成分表」

アミノ酸は，18 種類（魚介類，肉類と調味料および香辛料類は 19 種類）が収載されている．その内訳は，必須アミノ酸として，イソロイシン，ロイシン，リシン（リジン），含硫アミノ酸（メチオニン，シスチン），芳香族アミノ酸（フェニルアラニン，チロシン），トレオニン（スレオニン），トリプトファン，バリン，ヒスチジン，その他のアミノ酸としてアルギニン，アラニン，アスパラギン酸，グルタミン酸，グリシン，プロリン，セリンである．魚介類などについてはヒドロキシプロリンも収載されている．アスパラギンおよびグルタミンは，アミノ酸分析の前処理におけるタンパク質の加水分解の際，それぞれアスパラギン酸，グルタミン酸に変化してしまうので，それぞれアスパラギン酸およびグルタミン酸に含めて示されている．また，シスチンの成分値は，システインとシスチン（2 分子のシステインが結合したもの）の合計で，1/2 シスチン量として表している．タンパク質を構成するアミノ酸と遊離のアミノ酸は区別されていない．

各アミノ酸の成分値は，脱水縮合時のアミノ酸残基の質量ではなく，アミノ酸としての質量を収載している．このため，各アミノ酸の成分値からアミノ酸組成によるタンパク質量を算出する際は，縮合脱水の差分を考慮する必要がある．

2015 年版からは，全窒素量から，硝酸態窒素量（野菜類や茶類），カフェイン由来の窒素量（茶類，コーヒー，ココアおよびチョコレート類）テオブロミン由来の窒素量（ココアおよびチョコレート類）を差し引いて求めたものを「基準窒素」としたが，追補 2016 年では，野菜類に含まれる硝酸態窒素量を引いたものを「基準窒素」とした．それらを含まない食品については，全窒素量と基準窒素量とは同じ値となる．

2015 年版からは，未分析食品のうち，海外の食品成分表などを参考にしたものや，推計が難しいものについては，調理によるアミノ酸組成の変化や日本と海外との食品の違いなどを考慮していないものであることから，（　）をつけて収載し，備考欄に推計値である旨が記載されるようになった．

c. 炭水化物成分表編

別冊「2020 年版（八訂）炭水化物成分表」には，1,080 食品が収載されている．炭水化物成分表は，炭水化物のうち，ヒトの酵素により消化され，吸収され，代謝される利用可能炭水化物と糖アルコールおよびヒトの酵素による消化はされないが腸内細菌による代謝産物が吸収され，代謝される食物繊維ならびに有機酸の標準的な成分値が収載されている．つまり，「本表」に可食部100 g当たりの利用可能炭水化物（デンプン，単糖類，二糖類）および糖アルコールの成分値が収載され，「別表1」に食物繊維の成分値，そして「別表2」に有機酸の成分値が収載されている．

単糖類は，ぶどう糖，果糖，ガラクトースが，二糖類は，ショ糖，麦芽糖，乳糖およびトレハロースが，糖アルコールは，ソルビトールおよびマンニトールが収載されている．

食物繊維は，従来法（プロスキー変法およびプロスキー法）による値とAOAC 2011.25法による値が併記して収載されている．従来法に基づく成分値としては，「水溶性食物繊維」，「不溶性食物繊維」および「食物繊維総量」を，AOAC 2011.25法に基づく成分値としては，「低分子量水溶性食物繊維」，「高分子量水溶性食物繊維」，「不溶性食物繊維」，「難消化性でん粉」および「食物繊維総量」が収載されている．なお，「難消化性でん粉」は「不溶性食物繊維」に含まれる内数として収載されているが，本表の利用可能炭水化物にあるデンプン量からこの値を差し引くことにより，易消化性デンプン量を計算できる．

有機酸については，FAO/INFOODSが定義する差引き法による炭水化物に含まれていることが考慮され，「別表2」として，ギ酸，酢酸，グリコール酸，乳酸，グルコン酸，シュウ酸，マロン酸，コハク酸，フマル酸，リンゴ酸，酒石酸，α-ケトグルタル酸，クエン酸，サリチル酸，p-クマル酸，コーヒー酸，フェルラ酸，クロロゲン酸，キナ酸，オロト酸，プロピオン酸およびピログルタミン酸の22種類が収載されている．収載されている有機酸は，カルボキシ基を1個から3個もつカルボン酸である．

Chapter 2

食品の一般成分

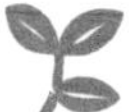

2.1 炭水化物

A. 炭水化物とは

炭水化物は，炭素（C），水素（H），酸素（O）からなり，その組成は$C_m(H_2O)_n$という一般式で示される．化学構造からみると，多価アルコールのカルボニル誘導体およびその縮合物で，グルコース（ブドウ糖）やスクロース（ショ糖）などの糖分，デンプン，セルロースおよびその関連化合物を含む物質群である．

炭水化物は植物の光合成によってつくられ，植物の主要な骨格成分，および貯蔵物質として重要な物質である．分子の大きさから単糖類，少糖類（オリゴ糖；二糖類，三糖類，四糖類など），多糖類に分けられる（**表2.1**）．

食品成分表では，炭水化物は，肉類，魚介類，卵類を除き，水分，タンパク質，脂質，および灰分の合計を全体から差し引いたいわゆる「差引き法に

表2.1　分子の大きさによる分類

分子の大きさ	炭素の数	例
単糖類	三炭糖	グリセルアルデヒド
	四炭糖	エリトロース，トレオースなど
	五炭糖	リボース，アラビノース，キシロース，デオキシリボースなど
	六炭糖	グルコース，マンノース，ガラクトース，フルクトースなど
少糖類	二糖類	スクロース（ショ糖），マルトース（麦芽糖），ラクトース（乳糖），トレハロース，パラチノース（イソマルツロース），ラクツロース
	三糖類	ラフィノース
	四糖類	スタキオース
	その他	フラクトオリゴ糖，カップリングシュガー，シクロデキストリン
多糖類	デンプン，グリコーゲン，セルロース，その他は表2.4参照	

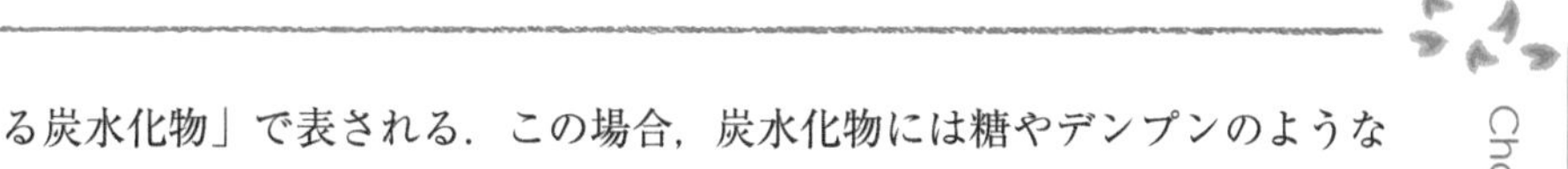

よる炭水化物」で表される．この場合，炭水化物には糖やデンプンのような糖質と食物繊維が含まれる．

B．単糖類

単糖類とは，それ以上加水分解されない糖としての最小単位である．一般に，水によく溶けて甘味があり，また還元性を示す．五炭糖，六炭糖が主で，単独でも存在するが，少糖類，多糖類の構成成分としても存在している．

a．単糖類の立体配置

単糖類にはアルデヒド基（−CHO）を有するアルドースとケトン基（>C=O）を有するケトースがある．アルドースとして最も簡単な構造は三炭糖のグリセルアルデヒドであり，D 型と L 型の 2 種類の異性体がある（**図 2.1**）．これを基準にして単糖類の立体配置が定められている．**図 2.2** に D 系列のアルドースを示した．天然に見いだされる糖は D 系列のものが多い．食品成分としては五炭糖と六炭糖が多く，中でも D-グルコース，D-ガラクトース，D-マンノースなどは重要である．ケトースとして重要なのは D-フルクトースである．

b．単糖類の環状構造

単糖類は，実際には鎖状（直鎖）構造よりもむしろ，アルデヒド基やケトン基が分子内のヒドロキシ基（水酸基，−OH）と結合した環状構造（ヘミアセタール，ヘミケタール）として存在する．このとき，新たに 2 つの光学異性体（アノマー）が生じる．このうち新しく生じたヒドロキシ基が，D，L の立体配置を決定する不斉炭素に結合しているヒドロキシ基と同じ方向にあるものを α 型アノマーとし，逆の方向にあるものを β 型アノマーとする

```
    CHO                  CHO
     |                    |
 H—*C—OH            HO—*C—H
     |                    |
    CH2OH                CH2OH
```

D-グリセルアルデヒド　　L-グリセルアルデヒド

図 2.1　グリセルアルデヒドの D 型と L 型

＊は不斉炭素：4 種の異なる原子や原子団が結合している炭素原子

アルデヒド基

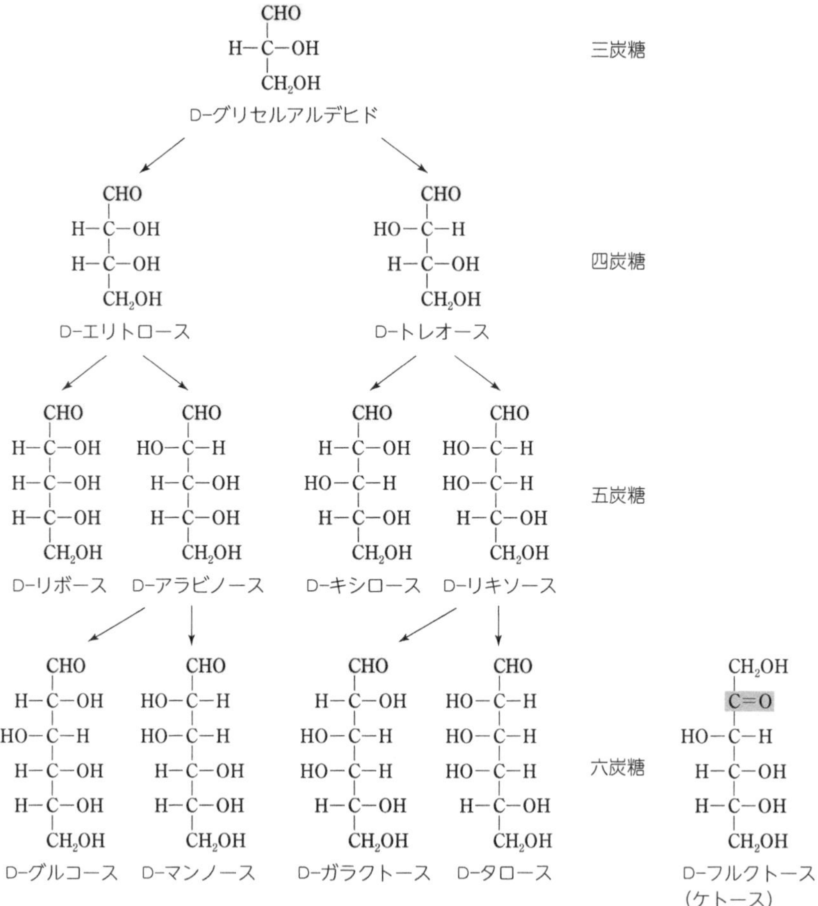

図 2.2　D 系列アルドースとケトースのフルクトース

アルデヒド基，　ケトン基

（**図 2.3**）．α 型アノマーと β 型アノマーはそれぞれ実際の分子構造に近い構造式（ハース投影式）でしばしば示される（**図 2.4**）．D-グルコースの場合，1 位のヒドロキシ基は α 型アノマーでは下側，β 型アノマーでは上側につく．なお，D-グルコースのような六員環構造の糖はピラノース，五員環構造の糖はフラノースとよばれる．

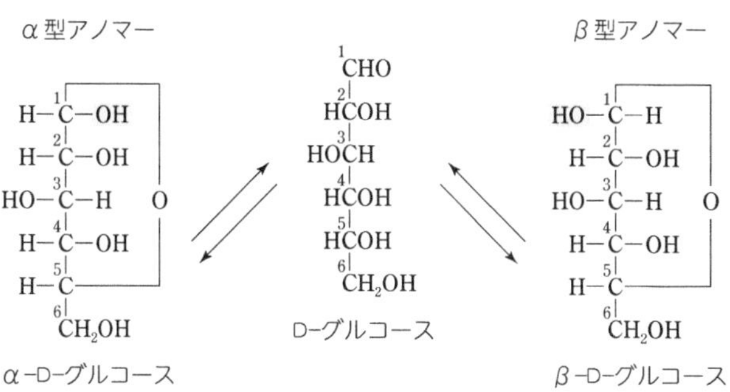

図 2.3　グルコースの構造（光学異性体）

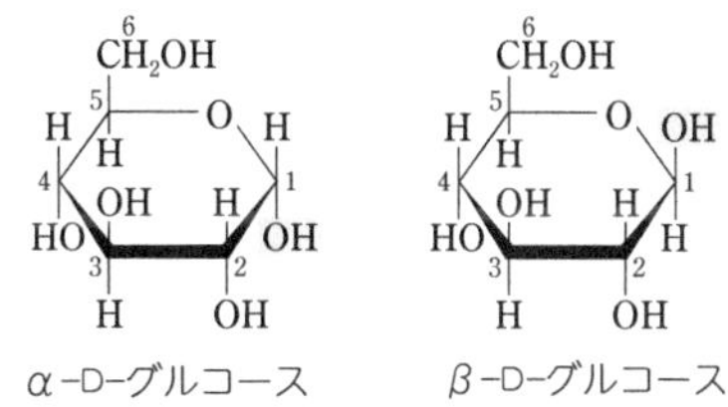

図 2.4　グルコースの環状構造（ハース投影式）

c. 単糖類の性質

グルコースの結晶（α型）を水に溶かすと一部が水溶液中で鎖状構造を介してβ型に変わり，α：β＝36：64で平衡に達する．このアノマー比は温度によっても変動する．α型とβ型のアノマーは甘味にも違いがあり，α型はβ型に比べ約1.5倍甘い．このため，D-グルコースの結晶（α型）を水に溶解すると，平衡に達するまで甘味はしだいに弱くなる．一方，D-フルクトースは，水溶液中（20℃）でおもにβ-フルクトピラノース（76%），β-フルクトフラノース（20%），α-フルクトフラノース（4%）の形で混在している．フルクトース（果糖）も異性体により甘味度が異なり，ピラノース型がフラノース型よりもはるかに甘い．D-フルクトース水溶液では低温ほど，より安定なβ-フルクトピラノースの割合が高くなり甘味は増す．リンゴやナシ，ビワ，ブドウなど，フルクトースを比較的多く含む果物を冷やして甘く感じるのはそのためである．

単糖類は鎖状構造をとるときアルデヒド基またはケトン基を持っている．

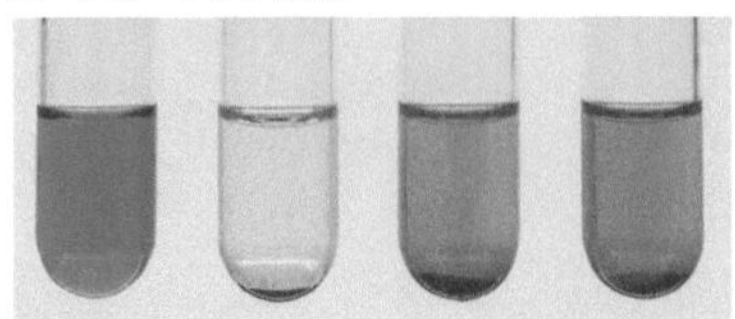

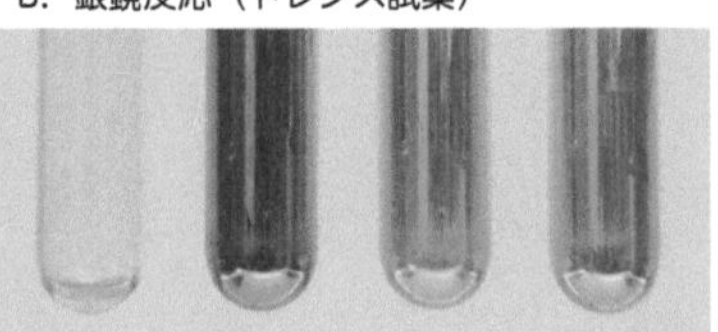

図 2. 5　還元糖の定性反応

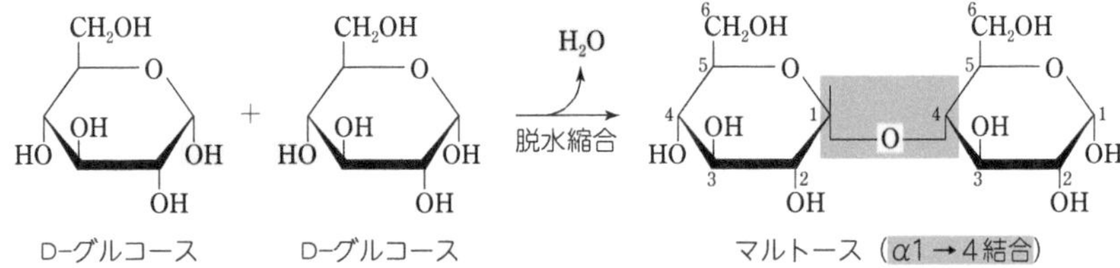

図 2. 6　グリコシド結合

これらのカルボニル基は還元性を示し，アルカリ性溶液中で銅イオン（Cu^{2+}）や銀イオン（Ag^{+}）などを還元する．この性質を有する糖を還元糖という．したがって，単糖類はすべて還元糖である．還元糖の定性反応として Cu^{2+} を用いたフェーリング反応，Ag^{+}を用いた銀鏡反応がある（**図 2. 5**）．また，糖類の還元性に基づいて糖類の定量（ソモギ-ネルソン法など）も行われる．

ヘミアセタール（ヘミケタール）は反応性であり，アルコールなどの有機化合物のヒドロキシ基と脱水縮合して結合する．この結合をグリコシド結合といい（**図 2. 6**），その生成物をグリコシド（配糖体）という．また，ヘミアセタール（ヘミケタール）が別の糖のヒドロキシ基と結合すると二糖類ができ，同様に三糖類や多糖類ができる．その際，還元性をもちうるヘミアセタール（ヘミケタール）性ヒドロキシ基どうしの結合では，還元性は消失する．

d. 単糖類の種類

六炭糖のグルコース（ブドウ糖）は，天然に最も広く分布する重要な糖で，果物やハチミツに多量に存在し，ヒトの血液にも約 0.1% 含まれている．マ

ルトース（麦芽糖），スクロース（ショ糖）やデンプン，セルロース，グリコーゲンなどの構成成分でもある．フルクトース（果糖）は果汁やハチミツに含まれる．またスクロースや多糖類イヌリンの構成成分でもある．ガラクトースはラクトース（乳糖）や寒天の成分として見いだされる．マンノースはグルコマンナン（コンニャクマンナン）の構成成分である．

五炭糖のリボース，デオキシリボースは核酸の構成成分であり，キシロースは稲わらなどの多糖類キシランの構成成分である．また，アラビノースは植物ゴム質，ヘミセルロースなどの成分である．

C. 二糖類（図 2.7）

a. スクロース（ショ糖）

D–グルコースと D–フルクトースが，$\alpha 1 \rightarrow 2\beta$ グリコシド結合した二糖類

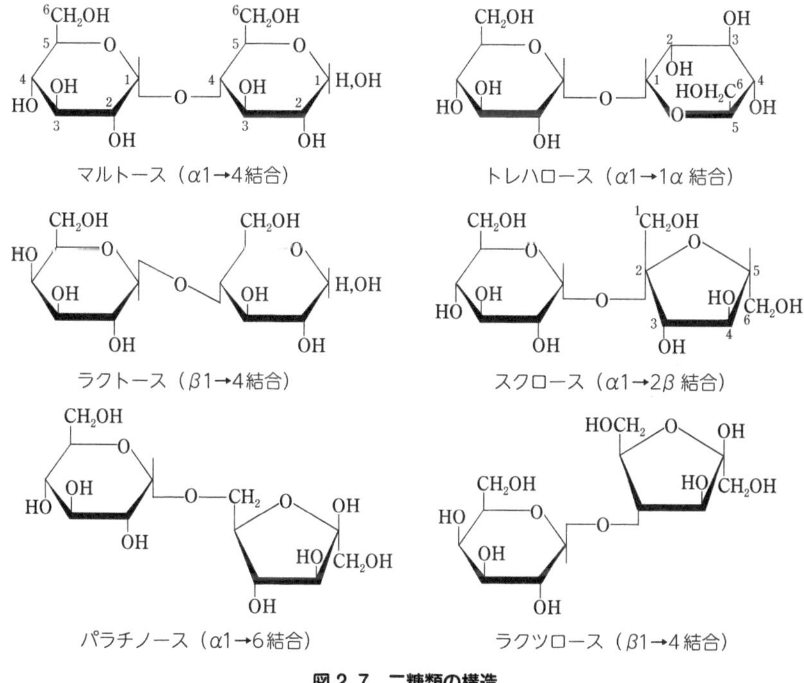

図 2.7 二糖類の構造

で，甘味料の砂糖として用いられる．スクロースは還元性を示さない非還元糖であり，水に溶解後の甘味が変化しない．また，温度による甘味の変化もない．そのため，甘味の指標となる甘味度はスクロースを基準にしている．サトウキビの茎，テンサイの根から得られる．

スクロースは，酸や酵素インベルターゼにより加水分解されて，グルコースとフルクトースの1：1混合物を生じる．その際，旋光性が右旋性から左旋性に転化する．この転化によるグルコースとフルクトースの1：1混合物を転化糖という．転化糖はスクロースよりも甘味が強い．

b. マルトース（麦芽糖）

2分子のD–グルコースがα1→4グリコシド結合した還元糖である．デンプンを酵素β–アミラーゼで加水分解（糖化）すると生じ，麦芽水飴の主要な成分である．甘味度はスクロースの約40％程度である．酵素マルターゼで加水分解されてグルコースを生じる．

c. ラクトース（乳糖）

D–ガラクトースとD–グルコースがβ1→4グリコシド結合した還元糖である．人乳に7%，牛乳に5％程度含まれているが，甘味度はスクロースの約1/6であるため牛乳はあまり甘く感じない．ラクトースは酵素ラクターゼにより加水分解されてD–ガラクトースとD–グルコースを生じる．

d. その他の二糖類

トレハロースは，D–グルコースどうしがα1→1αグリコシド結合した非還元糖で，天然にはきのこや昆虫などに存在するが，工業的にはデンプンに酵素を作用させて大量生産される．保湿性があり食品加工に利用される．

パラチノース（イソマルツロース）はD–グルコースとD–フルクトースがα1→6グリコシド結合した還元糖で，天然にはハチミツに微量含まれる程度であるが，工業的にはスクロースに転位酵素を作用させて合成される．非う蝕性であり，甘味料として利用される．

ラクツロースは，D–ガラクトースとD–フルクトースがβ1→4グリコシド結合した還元糖で，天然にはなく，ラクトースをアルカリ異性化して合成される．ラクツロースには腸内でビフィズス菌を増殖させ，アンモニアの産生を低下させてアンモニア吸収を抑制する作用があるため，高アンモニア血症や肝性脳症などの治療薬としても使用される.

D. その他の少糖類

a. ラフィノース, スタキオース

ラフィノースはテンサイや大豆などに含まれる三糖類で, スクロースのグルコース部分にD−ガラクトースがα1→6グリコシド結合した非還元糖である.

スタキオースはチョロギの根や大豆に含まれる四糖類で, ラフィノースのガラクトース部分にD−ガラクトースがα1→6グリコシド結合した非還元糖である.

いずれも難消化性でビフィズス菌を増殖させる作用がある.

b. フラクトオリゴ糖

フラクトオリゴ糖は, スクロースのフルクトース部分にD−フルクトースがβ1→2結合で1〜数個結合した化合物で, 天然にはタマネギやゴボウなどおもに野菜に含まれる. 工業的にはスクロースを原料に微生物が生産する転移酵素（β−フルクトフラノシダーゼ）を作用させてつくられる. 難消化性で, ビフィズス菌や乳酸菌に利用されやすいが, 大腸菌やウェルシュ菌には利用されにくいため腸内環境を改善する作用がある.

c. カップリングシュガー

スクロースのグルコース部分にD−グルコースまたはマルトースがα1→4グリコシド結合した構造を持つ. 工業的には, スクロースとデンプンの混合溶液に微生物が産生する酵素シクロマルトデキストリングルカノトランスフェラーゼを作用させてつくられる. 甘味度はスクロースの0.3〜0.5倍で, 消化・吸収されるためエネルギーとなる. 非う蝕性であるため, 菓子類をはじめ, パンや清涼飲料水などに広く利用される. ただし, 市販製品ではスクロースやグルコースも含まれているため, 必ずしも非う蝕性とはいえない.

d. シクロデキストリン

6〜8個のD−グルコースがα1→4グリコシド結合で環状に結合した非還元性のオリゴ糖である. 6個結合しているものはα−シクロデキストリン, 7個結合しているものはβ−シクロデキストリン, 8個結合しているものはγ−

シクロデキストリンとよばれる．工業的には，デンプンに酵素シクロマルトデキストリングルカノトランスフェラーゼを作用させてつくられる．水に可溶で，分子内に疎水性の空洞があり油性物質を取り込む（包接する）性質を示すため，取り込んだ物質を光や熱などから保護したり，可溶化したりする．この性質は，苦味物質などのマスキング，不溶物質の可溶化，ミルクダウンの抑制など食品分野で利用されるほか，医薬品，化粧品など多くの分野で利用されている．

E. 誘導糖

単糖類が，酸化還元やアミノ化などにより変化した構造を有するものを誘導糖という．誘導糖には還元糖のカルボニル基が還元された糖アルコール，アルドース主鎖の末端のヒドロキシメチル基が酸化されたウロン酸，ヒドロキシ基の１つ以上がアミノ基で置換されたアミノ糖などがある．グルコースを基本構造とする各種誘導糖を**図 2.8** に，誘導糖の具体例を**表 2.2** に示した．

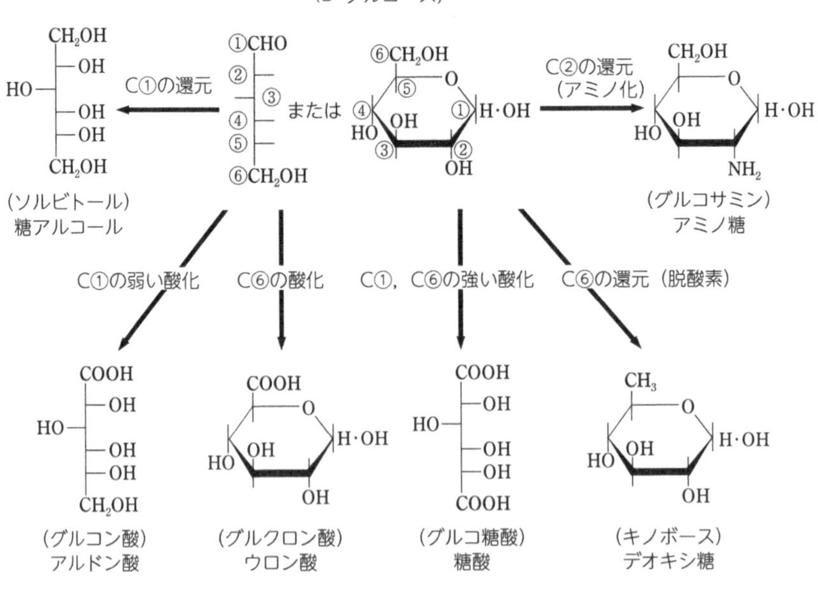

図 2.8　誘導糖（D-グルコースのおもな誘導体）

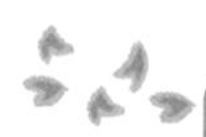

このうち糖アルコールは，熱安定性，難発酵性，保湿性などの性質があり，食品加工に利用されている．非う蝕性･低う蝕性があることも知られている．一般にソルビトールを始めとする糖アルコールは甘味度が低いが，キシリトールの甘味度はスクロースと同等であり，非う蝕性の甘味料として使用さ

表 2.2　代表的な誘導糖

分類	名称	生成	特徴
糖アルコール	ソルビトール	グルコースの還元	果実，紅藻類に含まれる．低エネルギー・低う蝕性甘味料，保湿剤，賦形剤
	マンニトール	マンノースの還元	コンブやワカメなどの褐藻類に含まれる．乾燥コンブや干し柿表面の白い粉 低エネルギー・低う蝕性甘味料，粘着防止剤（飴やガム類），賦形剤
	キシリトール	キシロースの還元	低エネルギー・非う蝕性甘味料（飴やガム類）
	エリスリトール	エリトロース（四炭糖）の還元	果実やきのこのほか，みそ，しょうゆ，清酒などの発酵食品に含まれる．低エネルギー・非う蝕性甘味料
	マルチトール	マルトースの還元	低エネルギー・非う蝕性甘味料
アルドン酸	グルコン酸	グルコースの酸化	しばしば環状エステルであるグルコノ-δ-ラクトンとして存在．ハチミツに含まれる．酸味料，pH 調整剤，膨張剤の酸性成分，豆腐の凝固剤
ウロン酸	グルクロン酸	グルコースの酸化	ヒアルロン酸やコンドロイチン硫酸など，動物体内のムコ多糖の構成糖の一つ
	マンヌロン酸	マンノースの酸化	褐藻類に含まれるアルギン酸の構成糖の一つ
	ガラクツロン酸	ガラクトースの酸化	ペクチンの構成糖
アミノ糖	グルコサミン	グルコースの還元（アミノ化）	ヒアルロン酸の構成糖の一つ．エビ，カニの殻に含まれるキチンの構成糖（おもに *N*-アセチルグルコサミンとして）
	ガラクトサミン	ガラクトースの還元（アミノ化）	コンドロイチン硫酸の構成糖の一つ．人乳のオリゴ糖の構成成分
デオキシ糖	デオキシリボース	リボースの還元（脱酸素）	デオキシリボ核酸（DNA）の構成糖
	フコース	ガラクトースの還元（脱酸素）	褐藻類に含まれるフコイダンの構成糖

れている．また，糖アルコールは血糖値を上げにくく，糖尿病患者向けの甘味料や医薬品の賦形剤に適している．特にエリスリトールは血糖値やインスリンにほとんど影響しないため，糖尿病患者に使用されている．エリスリトールは工業的にはソルビトールと同じくグルコースからつくられるが，ソルビトールがグルコースを還元した六炭糖の糖アルコールであるのに対し，エリスリトールはグルコースを酵母で発酵して得られる四炭糖の糖アルコールである．糖アルコールの中には過剰摂取により下痢を起こすものが多い．

F．多糖類

単糖類あるいはその誘導体がグリコシド結合で多数結合したものであり，1 種類の単糖類からできている単純多糖類（デンプン，グリコーゲン，セルロースなど）と，2 種類以上の単糖類あるいはその誘導体からできている複合多糖類（グルコマンナン，アガロースなど）がある．また，デンプン，グリコーゲンなどのようにエネルギーを貯蔵する貯蔵多糖類と，セルロース，ヘミセルロース，キチンなどのように組織を支持している構造多糖類に分けられる．

食品に含まれている多糖類には，デンプンなどのようにエネルギーを与えるものだけでなく，食物繊維などのように消化されにくいが健康上有用なものがある．

a．デンプン

植物が光合成によってつくるグルコースの重合体である．植物の貯蔵栄養物でいも類に 15～25%，穀類に 70～80%含まれている．ヒトにとっても重要な栄養素で，日本人はエネルギー摂取量の約 50%をデンプンから得ている．

デンプンはいも類，穀類などの細胞内でデンプン粒を形成している．デンプン粒は植物の種類によって形態的に特徴があるので，顕微鏡観察により元の植物を判別することができる（**図 2. 9**）．

デンプンはアミロースとアミロペクチンからできている．アミロースはD-グルコースが $\alpha1 \rightarrow 4$ グリコシド結合によって形成された構造をしている．アミロペクチンはこれに $\alpha1 \rightarrow 6$ グリコシド結合による枝分かれ構造が含ま

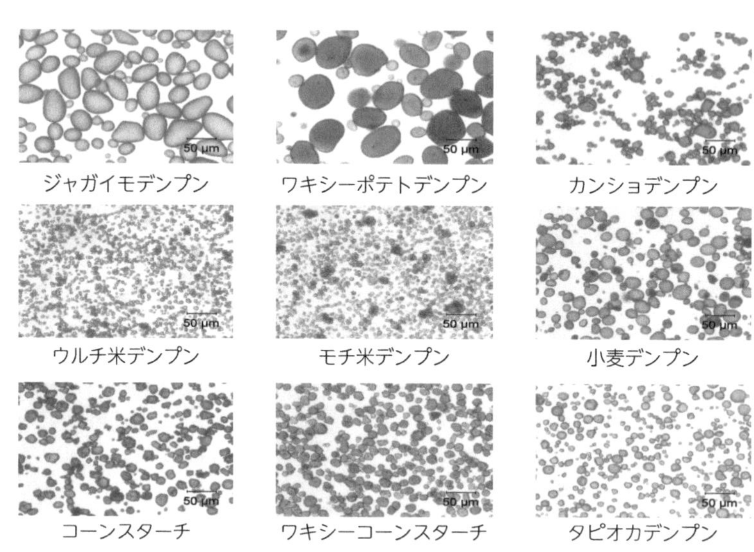

図 2.9 デンプン粒の形状
[写真提供：高城太一（松谷化学工業株式会社）]

れる（**図 2.10**）．多くのデンプンは20～25%のアミロースと75～80%のアミロペクチンより構成されるが，モチ米（糯米（もちごめ））のデンプンは100%アミロペクチンである（**表 2.3**）．

加熱前のデンプン（生デンプン）は，アミロースとアミロペクチンが規則正しく並ぶミセル構造を有しているが，デンプンに水を加え加熱していくと，粒子は膨潤してついにはミセル構造がなくなり，粘性の高い糊（のり）になる．この現象を糊（こ）化（アルファ化，α 化）といい，この状態のデンプンを糊化デンプンという．デンプンの糊化温度はデンプンの種類によって異なる．デンプンは糊化することにより消化酵素の作用を受けやすくなる．糊化デンプンをそのまま放置すると，しだいに離水して水に不溶の状態に変化する．この現象を老化（ベータ化，β 化）という．老化により粘性は低下し，元の生デンプンに似たミセルの結晶構造を回復するが，その結晶性は低い．また，老化したデンプン（老化デンプン）は，味，消化性ともに悪い．老化の進行は温度，水分，pH，デンプンの組成，糊化の程度，共存物質などにより影響

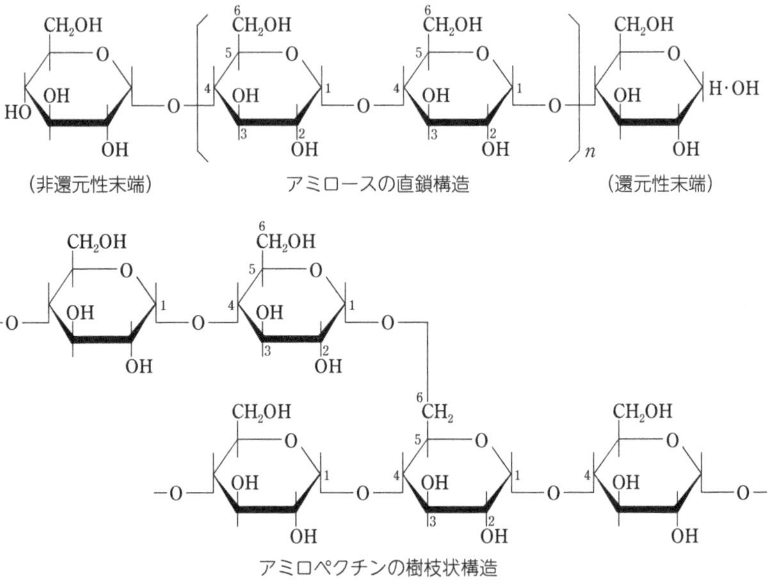

（非還元性末端）　アミロースの直鎖構造　（還元性末端）

アミロペクチンの樹枝状構造

図 2. 10　アミロース，アミロペクチンの構造（デンプンの分子式：$(C_6H_{10}O_5)_n$）

表 2. 3　アミロース対アミロペクチン含量比（%）

デンプン	アミロース	アミロペクチン
ウルチ米	17	83
モチ米	0	100
小麦	24	76
トウモロコシ	21	79
ジャガイモ	22	78
バナナ	21	79

を受ける（p. 116 参照）．

デンプンはヨウ素と反応して青～赤紫色を呈する．この反応をヨウ素デンプン反応という．これはらせん状に巻いているグルコース鎖の中心にヨウ素分子が入り込んで呈色するものと考えられ，色調はグルコース鎖の直鎖部分の長さに関係し，重合度 15～20 で赤，30 で赤紫，40 で青紫，60 以上で青となる（**図 2. 11**）．

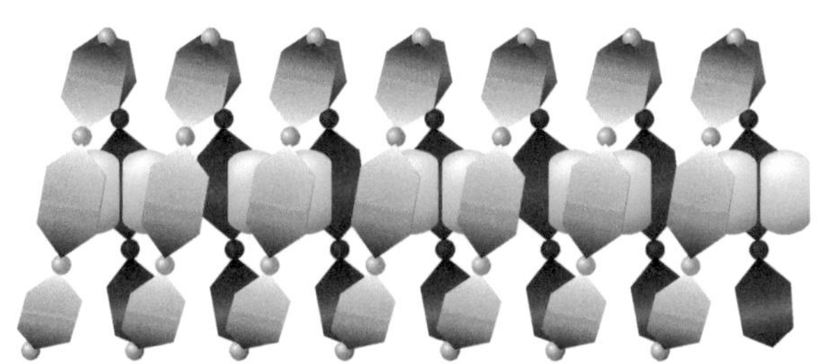

図 2.11　アミロースとヨウ素の複合体

デンプンの酸や酵素による部分的分解産物をデキストリンといい，分解の程度によって洗濯糊や切手などの接着剤に用いられている．

デンプン分解酵素には，α-アミラーゼ，β-アミラーゼ，グルコアミラーゼなどがある．α-アミラーゼは $\alpha 1 \rightarrow 4$ グリコシド結合を不規則に切り，β-アミラーゼは非還元末端から $\alpha 1 \rightarrow 4$ グリコシド結合をマルトース単位で切る．グルコアミラーゼは非還元性末端からグルコース単位で切り，分岐点の $\alpha 1 \rightarrow 6$ グリコシド結合にも作用してグルコースを生成する（p. 117 参照）．デンプンはこれらの酵素により完全にグルコースに分解される．グルコースからは工業的に異性化糖がつくられる．異性化糖はグルコースを酵素グルコースイソメラーゼにより異性化してできるグルコースとフルクトースの混合物で，グルコースが多い場合をブドウ糖果糖液糖，フルクトースが多い場合を果糖ブドウ糖液糖という．異性化糖はトウモロコシなどのデンプンからつくられ，清涼飲料水などの甘味料として使用されている．

b. グリコーゲン

動物に広く存在する貯蔵多糖類で，肝臓および骨格筋で合成され，肝臓，筋肉，貝類などに多い．ヒトでは肝臓に約 6%（100 g 程度），筋肉に約 1%（250 g 程度）のグリコーゲンを蓄積することができる．グリコーゲンの構造はアミロペクチンに似ているが，アミロペクチンよりもはるかに分岐が多い（**図 2.12**）．分子量は 10^6〜10^7（グルコース残基で 6,000〜60,000）で，アミロペクチン（分子量 1.5〜4×10^7，グルコース残基で 90,000〜250,000）よりもはるかに小さい．

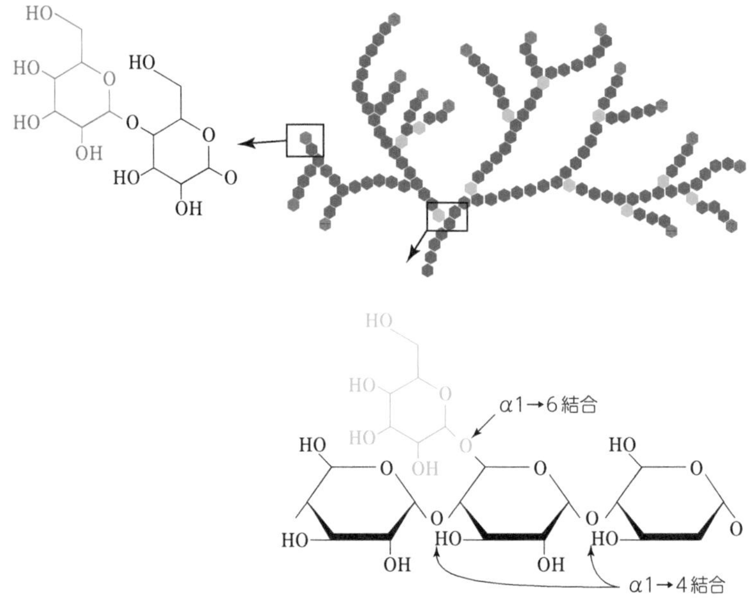

図 2.12 グリコーゲンの構造

c. デキストラン

スクロースを原料として，*Leuconostoc mesenteroides* や *L. dextranicum* などの乳酸菌によって産生される多糖類で，D−グルコースのみから構成され，$\alpha 1 \rightarrow 6$ グリコシド結合を多く含む．エネルギー源にはならないが，用途に応じて異なった分子量を持つ製品を製造することができ，冷水にも非常によく溶けるため，優れた血液増量剤，希釈剤として医療分野で使用されている．

d. セルロース

葉菜，根菜および果実のパルプ質の主成分は，セルロースとヘミセルロースである．セルロースは D−グルコースが $\beta 1 \rightarrow 4$ グリコシド結合した直鎖構造で，物理的，化学的に安定である（**図 2.13**）．酵素セルラーゼで，セロビオースやグルコースに分解されるが，ヒトはこの酵素をもたないのでセルロースを消化吸収できない．代表的な不溶性食物繊維で，腸のぜん動運動を促し便秘を防ぐ効果がある．

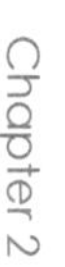

図 2.13　セルロースの構造

なお，セルロースの誘導体であるカルボキシメチルセルロース（CMC）は，セルロースを構成するヒドロキシ基の一部がカルボキシメチル基（$-CH_2-COOH$）で置き換わった化合物である．水に溶けて粘性を示すので，食品の増粘剤や乳化安定剤として使用されている．

e. ペクチン

ペクチンはガラクツロン酸とそのメチルエステルからなる多糖類である（**表 2.4**）．ガラクツロン酸は分子内にカルボキシ基（$-COOH$）を含み，そのメチルエステルはメトキシ基（$-OCH_3$）を含んでいる．ペクチンにはゲル化する性質があるが，その性質は，メトキシ基とカルボキシ基の割合により異なる．ペクチン分子中のメトキシ基が重量比で 7%以上占めるものを高メトキシペクチン(HM ペクチン)，7%未満のものを低メトキシペクチン(LM ペクチン）という．果実などに含まれる天然のペクチンは高メトキシペクチンであり，低メトキシペクチンは天然のペクチンからつくられる．高メトキシペクチンは，pH 2.8〜3.5，糖濃度 65%程度でゲル化する．これは，高メトキシペクチンにはカルボキシ基が比較的少ないため，酸性下ではほとんどイオン化できず，その状態で多量の糖が添加されると，結合水が糖に奪われ，ペクチン分子どうしが互いに結びつき網目状構造を形成するためである．この性質を利用してジャムなどがつくられる．一方，低メトキシペクチンは，カルシウムなどの 2 価の陽イオンと反応してゲル化する．これは，低メトキシペクチンにはイオン化したカルボキシ基が比較的多く，カルシウムイオン（Ca^{2+}）などの 2 価金属イオンが存在するとイオン結合によって架橋構造を形成するためである．ゲル化に糖や酸を必要としないため，低メトキシペク

CMC：carboxymethyl cellulose

表 2.4　デンプン，グリコーゲン，セルロース以外の食品中のおもな多糖類

生物界	多糖類の名称	構成糖	結合様式	分布	生理活性・応用例
植物	イヌリン	フルクトース	β2→1結合	キク科植物の根茎	イヌリン・クリアランス臨床試験
	ペクチン	ガラクツロン酸，カルボキシ基の一部がメチルエステル化	α1→4結合	野菜，果実の細胞壁	果実ゼリー，マーマレード，ジャムの原料，食品の可食性被膜剤，血糖値上昇抑制作用
	β-グルカン	グルコース	β1→3結合	植物の細胞壁	コレステロール値抑制作用
	グルコマンナン	グルコース：マンノース＝1：1.6	β1→4結合	コンニャクイモ	コンニャクの原料，血糖値上昇抑制作用
海藻	アガロース	3,6-アンヒドロ-L-ガラクトース	α1→3，β1→3，β1→4結合	紅藻テングサ	寒天の主成分
	カラギーナン	ガラクトース，アンヒドロガラクトース（一部に硫酸基を含む）	おもにα1→4，β1→3結合	紅藻スギノリ	ゲル化する．水ようかん，ゼリーなど
	フコイダン	おもにガラクトースとL-フコース（一部硫酸基を含む）	α1→2，α1→4結合	褐藻コンブ，ワカメ	抗腫瘍活性
	アルギン酸	D-マンヌロン酸（M）とL-グルロン酸（G）からなる．分子内にM，G，MGに富む領域がある	β1→4結合	褐藻類の細胞間粘質多糖	食品の増粘剤，安定化剤，医薬品
動物	キチン	*N*-アセチルグルコサミン	β1→4結合	甲殻類（エビ，カニ）の外殻	キチンを脱アセチル化したものがキトサン．抗腫瘍性，手術用縫合糸，人工皮膚，濾過膜
	コンドロイチン硫酸	グルクロン酸，*N*-アセチルガラクトサミン，硫酸基の結合位置の違いにより数種類存在	β1→3結合	イカやサメの軟骨，皮膚	医薬品（疼痛緩和，動脈粥状硬化症抑制など）
微生物	プルラン	グルコース	マルトトリオース（α1→4結合）単位でα1→6結合	*Aureobasidium pullulans* が生産する細胞外多糖	優れた付着性ととろ味性を水産加工，ドレッシングなどに利用

［岩城啓子，食品学総論 食べ物と健康 第２版（辻 英明ほか編），p. 44，講談社（2007）］

チンは甘さを抑えたジャムの製造などに利用される.

f. その他の多糖類

アガロースは寒天の主成分でテングサに含まれ，熱可逆性のゲルを形成する.

カラギーナンは，構造がアガロースに似ているが，分子内に硫酸基を有する．硫酸基の位置や数の違いから，カラギーナンは κ（カッパ）型，ι（イオタ）型，λ（ラムダ）型に分けられる．κ 型および ι 型カラギーナンは，アガロースのように熱可逆性のゲルをつくるが，λ 型カラギーナンはゲル化しない．寒天に比べゲル特性が優れており，3 種の組合せや混合割合でさまざまな食感にすることができるため応用範囲は広い.

グルコマンナンはコンニャクイモに含まれる．グルコマンナンは，水を吸収して膨潤し粘着性のコロイド状となる．これに水酸化カルシウムなどのアルカリを加えて加熱するとゲル化して弾力性のあるコンニャクになる.

イヌリンはD-フルクトースが多数縮合してできたフルクタンであり，キクイモなどキク科植物の根に含まれている．水溶性食物繊維で，腸内細菌により利用され腸内環境を改善する作用がある．また，摂取した糖の吸収を抑える作用も注目されている.

g. 食物繊維

食物繊維とはヒトの消化酵素で消化されにくい多糖類のことで，ペクチン，

表 2.5 食品中の食物繊維（g/ 可食部 100 g 中，Tr：微量）

	食物繊維				食物繊維		
	水溶性	不溶性	総量		水溶性	不溶性	総量
小麦粉(薄力粉1等)	1.2	1.3	2.5	ゴボウ	2.3	3.4	5.7
精白米	Tr	0.5	0.5	ニンジン	0.7	2.1	2.8
サツマイモ	0.6	1.6	2.2	レンコン	0.2	1.8	2.0
ジャガイモ	0.4	0.8	1.2	ホウレンソウ	0.7	2.1	2.8
クリ	0.3	3.9	4.2	ミカン	0.5	0.5	1.0
いり落花生	0.3	6.9	7.2	リンゴ	0.5	1.4	1.9
ゆでアズキ	0.8	11.3	12.1	干しシイタケ	2.7	44.0	46.7
エダマメ	0.4	4.6	5.0	ノリ	—	—	31.2

［日本食品標準成分表 2020 年版（八訂）炭水化物成分表編］

グルコマンナン，アルギン酸，イヌリンなどの水溶性食物繊維と，セルロース，ヘミセルロース，リグニン，キチン，キトサンなどの不溶性食物繊維があり，両者には生理作用の違いがある．食品成分表では，水溶性食物繊維，不溶性食物繊維，総量（両者の合計）が記載されている（**表 2.5** 参照）.

水溶性食物繊維には，一般に粘性と保水性があり，糖の吸収を緩やかにするため急激な血糖値の上昇を抑える作用がある．また，胆汁酸やコレステロールを吸着して排泄するため，適量用いると副作用も少なく血清コレステロール濃度低下作用を発揮する．大腸内で発酵・分解されると，ビフィズス菌などが増殖するため整腸作用がある．

一方，不溶性食物繊維は水に非常に溶けにくいが保水性は高いため，便の"かさ"を増して腸壁を刺激することにより腸のぜん動運動を盛んにし，排便を促す作用がある．そのため，腸内容物の移動を速め，腸内での発がん性物質などの有害物質の吸収を抑え，体外への排泄を促して，それらの有害作用を防ぐ作用がある．

h. レジスタントスターチ

レジスタントスターチとは，「ヒトの小腸管腔内において消化吸収されることのないデンプンおよびデンプンの部分加水分解物」のことで，アミラーゼ抵抗性デンプンともいい，老化デンプンやアミロース含量が高いデンプンなど，数種類のタイプが存在する．不溶性食物繊維および水溶性食物繊維と類似の機能を示す特徴がある．加熱調理後のレジスタントスターチ含有量は，高アミロースコーンスターチで20%前後と高く，ジャガイモで約10%，白インゲンなどの豆類で5%前後である．生バナナにも5%程度含まれる．

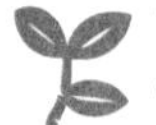

2.2 脂質

A. 脂質とは

脂質は，水に不溶の有機化合物である．脂質は通常，次のように分類される．

単純脂質：脂肪酸と各種アルコールのエステル（トリアシルグリセロール，ロウ，ステロールエステルなど）.

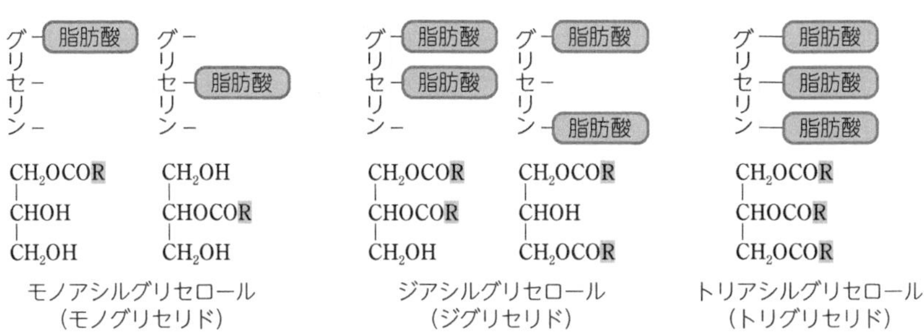

図 2.14　中性脂肪（R：脂肪酸）

複合脂質：脂肪酸とアルコールのほかにリン酸，糖，タンパク質などが結合したもの（リン脂質，糖脂質，リポタンパク質など）．

誘導脂質：単純脂質および複合脂質を構成する脂肪酸，脂肪族アルコール，ステロールなどの脂溶性成分．

一般に食品中の脂質は中性脂肪（**図 2.14**．そのうち特にトリアシルグリセロールまたはトリグリセリド）が大部分を占めるため，脂質のことを単に脂肪ということもある．一般に，常温で液体のものを“油”，固体のものを“脂”という．また，“油脂”という言葉が脂肪と同様の意味で使われる．

脂質は高い燃焼熱（約 9 kcal/g）をもち，エネルギー源として，また必須脂肪酸の供給源や脂溶性ビタミンの担体として重要な栄養素である．

B．脂肪酸

脂肪酸とは，脂肪族炭化水素の末端にカルボキシ基をもつ化合物である．食品中に含まれる脂質を構成している脂肪酸のほとんどは炭素数が偶数個で，炭素鎖長の違いにより，短鎖脂肪酸（C4〜6），中鎖脂肪酸（C8〜12）および長鎖脂肪酸（C14〜）に分けられる．また，炭化水素鎖中の二重結合の有無によって，不飽和脂肪酸と飽和脂肪酸（SFA）に大別される．不飽和脂肪酸はさらに，二重結合が 1 個の一価不飽和脂肪酸（モノエン酸，MUFA）と，2 個以上の多価不飽和脂肪酸（ポリエン酸，PUFA）に分けら

SFA：saturated fatty acid，MUFA：monounsaturated fatty acid，PUFA：polyunsaturated fatty acid

表 2.6　油脂類に含まれる脂肪酸の種類

		慣用名	略号*	系統名	おもな所在	融点（℃）
飽和脂肪酸		酪　酸	$C_{4:0}$	ブタン酸	（乳・乳製品）	−7.9
		カプロン酸	$C_{6:0}$	ヘキサン酸	（乳・乳製品）	−3.4
		カプリル酸	$C_{8:0}$	オクタン酸	ココナッツ油，パーム核油，（乳・乳製品）	16.7
		カプリン酸	$C_{10:0}$	デカン酸	ココナッツ油，パーム核油，（乳・乳製品）	31.6
		ラウリン酸	$C_{12:0}$	ドデカン酸	ココナッツ油，パーム核油，（乳・乳製品）	44.2
		ミリスチン酸	$C_{14:0}$	テトラデカン酸	ココナッツ油，パーム核油，（乳・乳製品）	53.9
		パルミチン酸	$C_{16:0}$	ヘキサデカン酸	一般動植物性油	63.1
		ステアリン酸	$C_{18:0}$	オクタデカン酸	一般動植物性油	69.6
		アラキジン酸	$C_{20:0}$	イコサン酸	ピーナッツ油	76.5
不飽和脂肪酸	モノエン酸	パルミトオレイン酸	$C_{16:1n-7}$	9-ヘキサデセン酸	マカデミアナッツ油	−0.5
		オレイン酸	$C_{18:1n-9}$	9-オクタデセン酸	一般動植物性油	13.4
		バクセン酸	$tC_{18:1n-7}$	トランス-11-オクタデセン酸	（牛乳・乳製品）	44.0
		エルカ酸	$C_{22:1n-9}$	13-ドコセン酸	ナタネ油〔在来種〕	34.7
	ポリエン酸	リノール酸	$C_{18:2n-6}$	9,12-オクタデカジエン酸	植物性油	−5.1
		α-リノレン酸	$C_{18:3n-3}$	9,12,15-オクタデカトリエン酸	エゴマ油，アマニ油，大豆油，ナタネ油	−10.7
		γ-リノレン酸	$C_{18:3n-6}$	6,9,12-オクタデカトリエン酸	月見草油	—
		アラキドン酸	$C_{20:4n-6}$	5,8,11,14-イコサテトラエン酸	（肝臓，肉類，魚介類，卵黄）	−49.5
		イコサペンタエン酸	$C_{20:5n-3}$	5,8,11,14,17-イコサペンタエン酸	魚油	−54.1
		ドコサヘキサエン酸	$C_{22:6n-3}$	4,7,10,13,16,19-ドコサヘキサエン酸	魚油	−44.3

* $C_{22:6n-3}$
炭素数（22）／二重結合の数（6）／二重結合の位置（n−3）

（　）内は食品

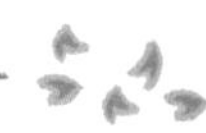

れる（**表 2.6**）. 天然に存在する不飽和脂肪酸の二重結合のほとんどはシス型である. その立体異性体であるトランス型二重結合を有する脂肪酸はトランス型脂肪酸（トランス酸）とよばれる.

各脂肪酸は慣用名のほか，略号や系統名でも表される（**表 2.6**）. 不飽和脂肪酸の二重結合の位置は，系統名ではカルボキシ基の炭素から順につけた番号で表される．略号では，生体内での脂肪酸代謝に着目して，メチル基側から数えた最初の二重結合の位置により，不飽和脂肪酸は n−9 系，n−6 系，n−3 系などに分類される.

a. 飽和脂肪酸（SFA）

食品中に含まれる飽和脂肪酸のほとんどは長鎖脂肪酸であり，そのうちおもなものはパルミチン酸（$C_{16:0}$）およびステアリン酸（$C_{18:0}$）である．脂肪酸の鎖長の違いは物性にも影響し，炭素鎖が長くなるほど水に不溶となり，融点は高くなる性質がある.

b. 不飽和脂肪酸

食品中に含まれる一価不飽和脂肪酸はオレイン酸（$C_{18:1\,n-9}$）が大部分である．多価不飽和脂肪酸としては，リノール酸（$C_{18:2\,n-6}$）が植物性油脂に含まれる．また，魚介類にはイコサペンタエン酸（IPA，$C_{20:5\,n-3}$）およびドコサヘキサエン酸（DHA，$C_{22:6\,n-3}$）が含まれる．トランス型脂肪酸は，天然には牛乳・乳製品に微量のバクセン酸（t11–$C_{18:1}$）が見られる程度である．工業的につくられる部分水素添加油には多種類のトランス型脂肪酸が含まれる.

脂肪酸炭化水素鎖の二重結合の数は融点に影響し，二重結合数が多いほど融点は低くなる．そのため，不飽和脂肪酸は，同一炭素数の飽和脂肪酸に比べ融点は著しく低く，常温で液状である．二重結合の様式も融点に影響する．シス型は二重結合部分で炭素鎖が折れ曲がるが，トランス型は飽和脂肪酸に似た直線的な構造をとるため，トランス型脂肪酸の融点はシス型に比べ高くなる．また，二重結合の数が多い（特に 2 個以上）ほど脂肪酸は酸化安定性が低く，自動酸化を起こしやすい．これらの特性は脂肪酸が結合している油

IPA：icosapentaenoic acid，DHA：docosahexaenoic acid

脂の物理的・化学的性質に影響する．

トランス型脂肪酸を日常の生活で多量摂取し続けると冠動脈疾患のリスクが高くなることが知られている．そのため，WHO/FAO はトランス型脂肪酸の摂取を総エネルギー摂取量の1%未満にするよう勧告している．トランス型脂肪酸摂取量が多い欧米では，表示義務やゼロ表示基準が設けられ，部分水素添加油への規制がかけられている国もある．日本では，トランス型脂肪酸の平均摂取量は0.3%程度と1%よりもかなり低いので，摂取基準も表示義務も設定されていない．

c. 必須脂肪酸

ヒトの体内で合成できず，食事から摂取しなければならない脂肪酸を必須脂肪酸といい，リノール酸に代表されるn−6系列の脂肪酸と α-リノレン酸に代表されるn−3系列の脂肪酸をさす．摂取したリノール酸や α-リノレン酸は生体内でアラキドン酸やイコサペンタエン酸などへ長鎖不飽和化され（**図 2. 15**），生体膜リン脂質のグリセロール骨格2位に組み込まれる．これらの脂肪酸は膜の流動性に影響し，生体膜の機能維持に寄与する．さらに，ジホモ-γ-リノレン酸，アラキドン酸およびイコサペンタエン酸は，必要に応じてホスホリパーゼ A_2 によりリン脂質から切り出され，これにシクロオキシゲナーゼが作用すると一連の代謝を経てプロスタグランジンやトロンボキサンが産生され，リポキシゲナーゼが作用するとロイコトリエンが産生される．これらイコサノイドは必要に応じて各組織でつくられ，作用を発揮するとすぐに分解する局所ホルモン様物質で，種類の違いによりさまざまな生理作用があり，生体機能を調節している．多価不飽和脂肪酸の代謝は，n−6系列とn−3系列で代謝経路が異なるうえ，互いに拮抗しており，イコサノイドとしての生理作用も異なるため，両者の摂取比率が重要で，4：1が望ましいとされている．また，α-リノレン酸からイコサペンタエン酸やドコサヘキサエン酸への代謝は必ずしも十分には進まないため，それらの脂肪酸の生理機能を期待するには，直接摂取することが推奨されている．

WHO：World Health Organization（世界保健機関）

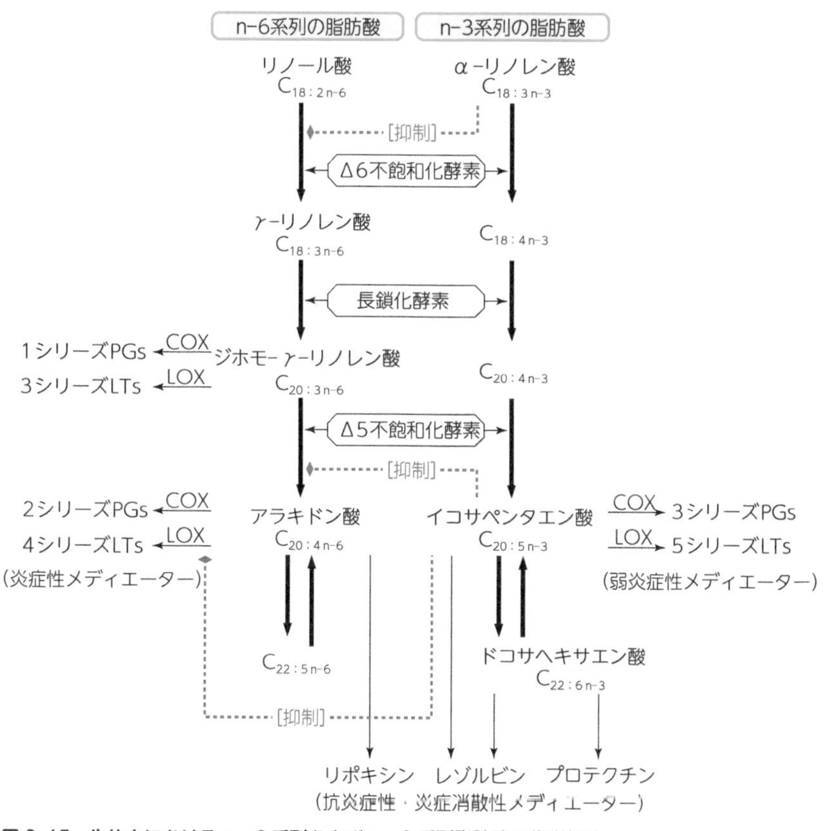

図 2.15　生体内におけるn−6系列およびn−3系列脂肪酸の代謝経路
PG：プロスタグランジン，LT：ロイコトリエン，COX：シクロオキシゲナーゼ，LOX：リポキシゲナーゼ

d．油脂の脂肪酸組成など

表 2.7 に示すように，油脂類には動物性，植物性を問わず広くオレイン酸が含まれる．植物性油脂は一般に，オレイン酸，リノール酸に富むものが多い．リノール酸含量はサフラワー油（在来種）で高く 80％にも及ぶことがある．ココナッツ油は炭素数 12，14 の飽和脂肪酸に加え，炭素数 8，10 の中鎖脂肪酸を比較的多く含み常温で固体である．また，植物性油脂はもともと脂溶性のビタミン E，カロテンなどを含んでいるが，これらは食用油脂

表 2.7　おもな油脂類の脂肪酸組成

	油脂	飽和脂肪酸								不飽和脂肪酸						
										モノエン酸		ポリエン酸				
		4：0	6：0	8：0	10：0	12：0	14：0	16：0	18：0	16：1	18：1	18：2 n−6	18：3 n−3	20：4 n−6	20：5 n−3	22：6 n−3
植物性	オリーブ油	—	—	—	—	—	—	10.4	3.1	0.7	77.3	7.0	0.6	—	—	—
	ゴマ油	—	—	—	—	—	—	9.4	5.8	0.1	39.8	43.6	0.3	—	—	—
	ココナッツ油	—	0.6	8.3	6.1	46.8	17.3	9.3	2.9	—	7.1	1.7	—	—	—	—
	米ぬか油	—	—	—	—	—	0.3	16.9	1.9	0.2	42.6	35.0	1.3	—	—	—
	サフラワー油															
	在来種	—	—	—	—	—	0.1	6.8	2.4	0.1	13.5	75.7	0.2	—	—	—
	高オレイン酸種	—	—	—	—	—	0.1	4.7	2.0	0.1	77.1	14.2	0.2	—	—	—
	大豆油	—	—	—	—	—	0.1	10.6	4.3	0.1	23.5	53.5	6.6	—	—	—
	トウモロコシ油	—	—	—	—	—	—	11.3	2.0	0.1	29.8	54.9	0.8	—	—	—
	菜種油															
	低エルカ酸種	—	—	—	—	0.1	0.1	4.3	2.0	0.2	62.7	19.9	8.1	—	—	—
	パーム油	—	—	—	—	0.5	1.1	44.0	4.4	0.2	39.2	9.7	0.2	—	—	—
	パーム核油	—	0.2	4.1	3.6	48.0	15.4	8.2	2.4	—	15.3	2.6	—	—	—	—
	ピーナッツ油	—	—	—	—	—	—	11.7	3.3	0.1	45.5	31.2	0.2	—	—	—
	綿実油	—	—	—	—	—	0.6	19.2	2.4	0.5	18.2	57.9	0.4	—	—	—
動物性	乳脂肪（普通牛乳）	3.7	2.4	1.4	3.0	3.3	10.9	30.0	12.0	1.5	23.0	2.7	0.4	0.2	—	—
	バター	3.8	2.4	1.4	3.0	3.6	11.7	31.8	10.8	1.6	22.2	2.4	0.4	0.2	—	—
	ラード	—	—	—	0.1	0.2	1.7	25.1	14.4	2.5	43.2	9.6	0.5	0.1	—	—
	牛脂	—	—	—	—	0.1	2.5	26.1	15.7	3.0	45.5	3.7	0.2	—	—	—
	魚油（マイワシ）	—	—	—	—	0.1	6.7	22.4	5.0	5.9	15.1	1.3	0.9	1.5	11.2	12.6

[日本食品標準成分表 2020 年版（八訂）脂肪酸成分表編]

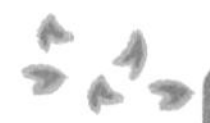

の精製工程でかなり除去される．

動物性油脂の中で，陸産動物油脂である牛脂やラード（豚脂）などに含まれるおもな脂肪酸は，オレイン酸，パルミチン酸，ステアリン酸である．一方，水産動物油脂である魚油には，イコサペンタエン酸およびドコサヘキサエン酸といった高度不飽和脂肪酸が比較的多く含まれる．イコサペンタエン酸とドコサヘキサエン酸には優れた機能が期待される一方，自動酸化を起こしやすいため保蔵上の注意が必要である．動物性油脂はいずれもビタミンA，Dや色素を含んでいる．

C. 中性脂肪（トリアシルグリセロール，トリグリセリド）

食品に含まれる脂質の大部分は，通常3分子の脂肪酸が，1分子のグリセロールとエステル結合したトリアシルグリセロールである（**図 2. 16**）．構成成分である脂肪酸の組成は，油脂の物理的･化学的性質や栄養価に影響する．なお，食品中にはグリセロールに脂肪酸が1分子あるいは2分子結合したモノアシルグリセロール（モノグリセリド）あるいはジアシルグリセロール（ジグリセリド）も，少量存在する．これらには界面活性作用があり，乳化剤として使用される．

D. リン脂質

リン酸エステルの部位を持つ脂質をリン脂質という．生体膜の構成成分として，あるいは脳，神経に多く含まれ重要な生理機能をになっている．食品

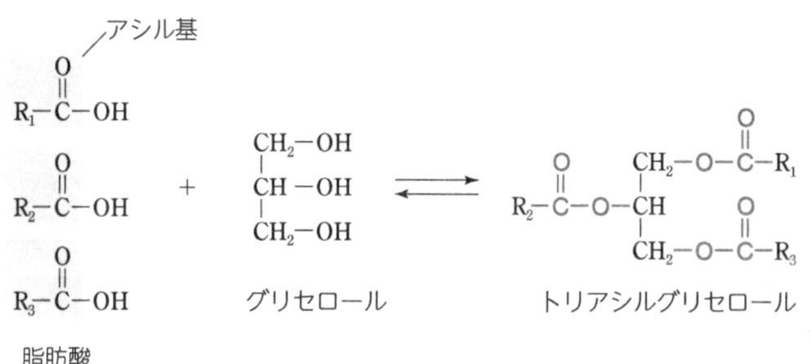

図 2. 16 トリアシルグリセロールの構造（R：側鎖）

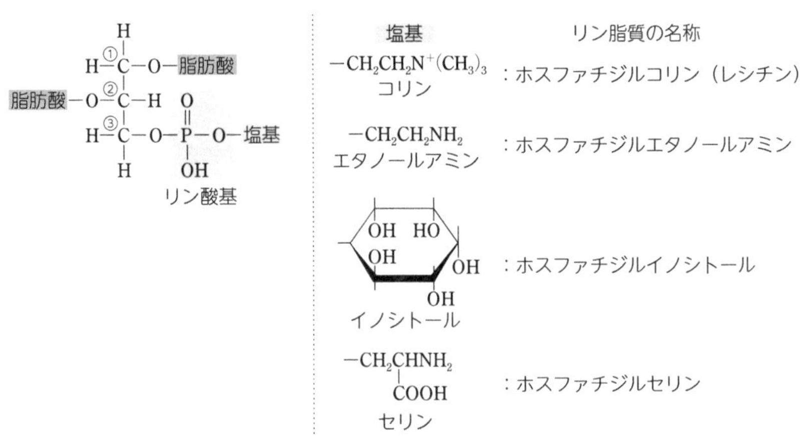

図 2. 17 グリセロリン脂質の構造

成分として重要なのはグリセロールを基本骨格とするグリセロリン脂質で，リン酸基に結合する塩基の違いにより種々のリン脂質がある（図 2. 17）．食品中ではコリン残基を含むホスファチジルコリン（レシチン）が量的に多く，特に卵黄，大豆などに多く含まれている．分子内に非極性部位（脂肪酸）と極性部位（リン酸基）を含むため界面活性作用があり，エマルション（p. 103 参照）を形成するので，乳化剤として使用される．

E. ステロール

ステロールはステロイド核の 3 位にヒドロキシ基を有する化合物で，ステロール骨格につく側鎖の違いにより種々のステロールがある（図 2. 18）．このヒドロキシ基は脂肪酸とエステルを形成する．動物にはコレステロール，植物には β-シトステロールに代表される植物性ステロールが含まれる．植物性ステロールは吸収されにくく，またコレステロールの吸収を抑える作用がある．コレステロールは動物細胞の生体膜にとって不可欠の成分であるばかりでなく，胆汁酸やステロイドホルモンの基質としても働く．動物性油脂中のステロールはほとんどがコレステロールであり，肝臓，卵黄，バターなどに比較的多く含まれている．

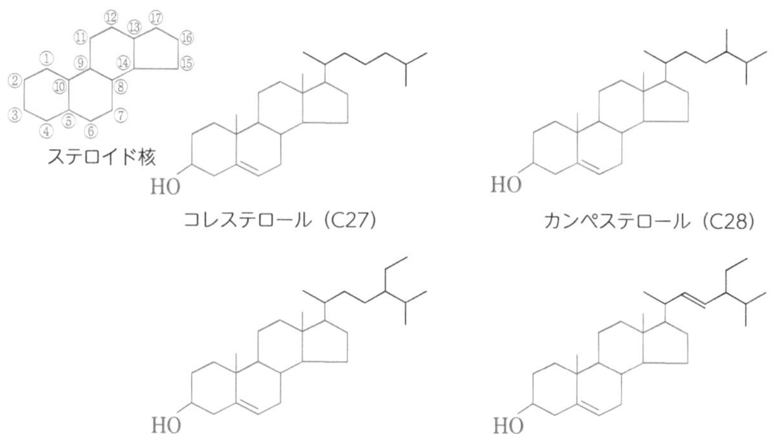

図 2. 18　おもなステロールの構造

F. 油脂の性質

油脂は脂肪酸組成や分子種組成によりかなり性質が異なり，その物理的および化学的性質により評価される．油脂の物理的性質は，比重，融点，発煙点，引火点，粘度などで評価され，化学的性質は以下のいくつかの指標で評価される．

(1) 酸価（AV：acid value）　油脂 1 g に含まれる遊離脂肪酸を中和するのに要する水酸化カリウムの mg 数で表される．精製された油脂では 0.3 以下である．

(2) ケン化価（SV：saponification value）　油脂 1 g をケン化するのに必要な水酸化カリウムの mg 数で表される．構成脂肪酸の平均分子量が小さくなるほどケン化価は大きくなる．

(3) ヨウ素価（IV：iodine value）　油脂を構成する脂肪酸の不飽和度を表す指標で，油脂 100 g に付加するヨウ素の g 数で表される．ヨウ素価が 130 以上のものを乾性油，100～130 のものを半乾性油，100 以下のものを不乾性油という．

(4) 過酸化物価（POV：peroxide value）　油脂 1 kg に含まれる過酸化物のミリ当量数で表される．油脂の自動酸化の初期段階の酸敗の程度を示す指標となる．新鮮な食用油では，この値は 3.0 以下である．この他の油脂の酸敗の指標として，カルボニル価（CV：carbonyl value），チオバルビツール酸価（TBA 価：thiobarbiturate value）などがある．これらは油脂の自動酸化の二次生産物であるカルボニル化合物の量を示す値であり，複数の油脂の酸敗の指標から油脂劣化の程度が判定される（p. 118 参照）．

2.3 タンパク質

A. タンパク質とは

タンパク質とはアミノ酸が鎖状につながった高分子化合物であり，タンパク質を構成する元素は，炭素（C），水素（H），酸素（O），窒素（N）およ

表 2.8 窒素–タンパク質換算係数

食品群	食品名	換算係数
穀類	アマランサス	5.30
	エン麦（オートミール）	5.83
	大麦	5.83
	小麦（玄穀，全粒粉）	5.83
	小麦（小麦粉，フランスパン，ウドン・ソウメン類，中華めん類，マカロニ・スパゲッティ類，ふ類，小麦タンパク，ギョウザの皮，シュウマイの皮）	5.70
	小麦（小麦胚芽）	5.80
	米，米製品（赤飯を除く）	5.95
	ライ麦	5.83
豆類	大豆，大豆製品（豆腐竹輪を除く）	5.71
種実類	アーモンド	5.18
	ブラジルナッツ，落花生	5.46
	その他のナッツ類	5.30
種実類	アサ，エゴマ，カボチャ，ケシ，ゴマ，スイカ，ハス，ヒシ，ヒマワリ	5.30
野菜類	エダマメ，大豆モヤシ	5.71
	落花生（未熟豆）	5.46
魚介類	フカヒレ	5.55
肉類	ゼラチン，腱（牛），豚足，軟骨（豚，鶏）	5.55
乳類	乳，チーズを含む乳製品，その他（シャーベットを除く）	6.38
油脂類	バター類，マーガリン類	6.38
調味料および香辛料類	しょうゆ類，みそ類	5.71
上記以外の食品		6.25

［日本食品標準成分表 2020 年版（八訂）］

び少量の硫黄(S)である.

多くの食品についてアミノ酸組成がわかっているので，食品成分表にはアミノ酸組成から求めるタンパク質含有量が収載されている．また，タンパク質に含まれている窒素の割合は食品タンパク質の種類ごとにほぼ一定なので，窒素-タンパク質換算係数 6.25 を用いてその食品のタンパク質含有量を大まかに推定することもできる．窒素量をもとに，この係数を用いて推定したタンパク質量を粗タンパク質量とよぶ．多くの食品について，固有の係数が調べられている（**表 2. 8**）が，係数が未知の食品については，6.25 を代用として用いる.

B. アミノ酸

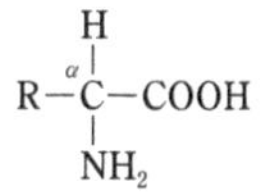

$$\begin{array}{c} \mathrm{H} \\ | \\ \mathrm{R}-\overset{\alpha}{\mathrm{C}}-\mathrm{COOH} \\ | \\ \mathrm{NH_2} \end{array}$$

図 2. 19　α-アミノ酸の基本構造
R：側鎖

食品のタンパク質を構成しているアミノ酸は派生体を含めれば 22 種類あり，いずれも α 位の炭素にアミノ基（$-NH_2$）とカルボキシ基（$-COOH$）が結合した α-アミノ酸である（**図 2. 19**）．グリシン以外のアミノ酸には，不斉炭素が存在し，L 体と D 体の光学異性体がある．自然界に存在するアミノ酸のほとんどが，L 体の α-アミノ酸である.

アミノ酸はその化学的性質をもとに**表 2. 9** に示されるように分類される．この中でバリン，トレオニン（スレオニン），ロイシン，イソロイシン，フェニルアラニン，トリプトファン，メチオニン，リシン（リジン），ヒスチジンの 9 種は，ヒトの体内で合成されず食品から摂取しなければならないもので，必須アミノ酸（不可欠アミノ酸）とよばれている．これらに対して，ほかのアミノ酸はヒトの体内で合成されるので，非必須アミノ酸（可欠アミノ酸）とされている.

必須アミノ酸であるロイシン，イソロイシン，バリンは，分枝のある脂肪族側鎖を有するため，分枝アミノ酸（BCAA）とよばれている．BCAA は，慢性の肝性脳症の改善，運動中の筋肉消耗の低減などの有効性があることが報告されている.

BCAA：branched-chain amino acid

表 2.9　タンパク質を構成するアミノ酸

1. 中性アミノ酸	
グリシン glycine（Gly, G）	$\mathrm{H-\underset{NH_2}{CH}-COOH}$
アラニン alanine（Ala, A）	$\mathrm{CH_3-\underset{NH_2}{CH}-COOH}$
バリン* valine（Val, V）	$\mathrm{CH_3-\underset{CH_3}{CH}-\underset{NH_2}{CH}-COOH}$
ロイシン* leucine（Leu, L）	$\mathrm{CH_3-\underset{CH_3}{CH}-CH_2-\underset{NH_2}{CH}-COOH}$
イソロイシン* isoleucine（Ile, I）	$\mathrm{CH_3-CH_2-\underset{CH_3}{CH}-\underset{NH_2}{CH}-COOH}$
2. オキシアミノ酸	
セリン serine（Ser, S）	$\mathrm{\underset{OH}{CH_2}-\underset{NH_2}{CH}-COOH}$
スレオニン* threonine（Thr, T）	$\mathrm{CH_3-\underset{OH}{CH}-\underset{NH_2}{CH}-COOH}$
3. 含硫アミノ酸	
システイン cysteine（Cys, C）	$\mathrm{HS-CH_2-\underset{NH_2}{CH}-COOH}$
シスチン† cysteine（Cys-Cys）	$\mathrm{HOOC-\underset{NH_2}{CH}-CH_2-S-S-CH_2-\underset{NH_2}{CH}-COOH}$
メチオニン* methionine（Met, M）	$\mathrm{CH_3-S-CH_2-CH_2-\underset{NH_2}{CH}-COOH}$
4. 酸性アミノ酸およびそのアミド	
アスパラギン酸 aspartic acid（Asp, D）	$\mathrm{HOOC-CH_2-\underset{NH_2}{CH}-COOH}$
グルタミン酸 glutamic acid（Glu, E）	$\mathrm{HOOC-CH_2-CH_2-\underset{NH_2}{CH}-COOH}$
アスパラギン asparagine（Asn, N）	$\mathrm{H_2NOC-CH_2-\underset{NH_2}{CH}-COOH}$
グルタミン glutamine（Gln, Q）	$\mathrm{H_2NOC-CH_2-CH_2-\underset{NH_2}{CH}-COOH}$

表 2.9　つづき

名称	構造
5．塩基性アミノ酸	
リジン* lysine（Lys，K）	$\mathrm{H_2N{-}CH_2{-}CH_2{-}CH_2{-}CH_2{-}CH(NH_2){-}COOH}$
アルギニン arginine（Arg，R）	$\mathrm{H_2N{-}C({=}NH){-}NH{-}CH_2{-}CH_2{-}CH_2{-}CH(NH_2){-}COOH}$
ヒスチジン* histidine（His，H）	HC＝C(–CH₂–CH(NH₂)–COOH)–N＝CH–NH（イミダゾール環）
6．芳香族アミノ酸	
フェニルアラニン* phenylalanine (Phe, F)	$\mathrm{C_6H_5{-}CH_2{-}CH(NH_2){-}COOH}$
チロシン tyrosine（Tyr，Y）	$\mathrm{HO{-}C_6H_4{-}CH_2{-}CH(NH_2){-}COOH}$
トリプトファン* tryptophan（Trp, W）	インドール環（N–H）$\mathrm{{-}CH_2{-}CH(NH_2){-}COOH}$
7．イミノ酸	
プロリン proline（Pro，P）	$\mathrm{H_2C{-}CH_2}$, $\mathrm{H_2C}$, CHCOOH, N–H（五員環）
ヒドロキシプロリン† hydroxyproline (Hyp)	$\mathrm{OH_2C{-}CH_2}$, $\mathrm{H_2C}$, CHCOOH, N–H（五員環）

*は必須アミノ酸，†は派生体．（　）内は略記で三文字表記と一文字表記で示した．シスチンはシステインから，ヒドロキシプロリンはプロリンから派生したアミノ酸であり，一般にこの２つのアミノ酸は派生体とよばれる．特殊アミノ酸（セレノシステイン，ピロリシンなど）は食品中に見出されていないため，表中に記載していない．

ヒスチジンは乳児期にとっては必須アミノ酸で，それ以降の年齢では体内で生成可能であるとして非必須アミノ酸として扱われていた．しかし，成人でもヒスチジンが不足すると，皮膚疾患や神経系に異常が現れることが確認されたため，成人でも必須アミノ酸として捉えられている．

アミノ酸は一般に無色で水溶性を示すが，チロシン，フェニルアラニン，シスチン，ロイシンなど難溶性のものもある．アミノ酸の中には旨味，甘味，苦味など味に関係のあるものが少なくない．たとえば，グリシンやスレオニンは甘味，アルギニンやトリプトファンは苦味，グルタミン酸やアスパラギン酸は旨味と酸味を示す．

アミノ酸は1つの分子構造の中に酸の性質を示すカルボキシ基と塩基の性質を示すアミノ基が共存（両性電解質）するので，条件によって酸としても塩基としても反応する．

C. タンパク質の構造

タンパク質は多数のアミノ酸の縮合物で多糖類と同様に高分子化合物に属し，その分子量は数千から数十万またはそれ以上に及んでいる．タンパク質は，1次構造から高次構造である2～4次構造を形成して成り立っている．

1つのアミノ酸のカルボキシ基（−COOH）と他のアミノ酸のアミノ基（$-NH_2$）から1分子の水がとれて縮合し，ペプチドを生ずる．ペプチド中のこの−CO−NH−をペプチド結合という（**図2.20**）．

このようにして2つ，3つあるいは多数のアミノ酸が結合したものを，それぞれジペプチド，トリペプチド，ポリペプチドという．タンパク質は，多数のアミノ酸が一定の配列順序でペプチド結合したポリペプチドを主体とす

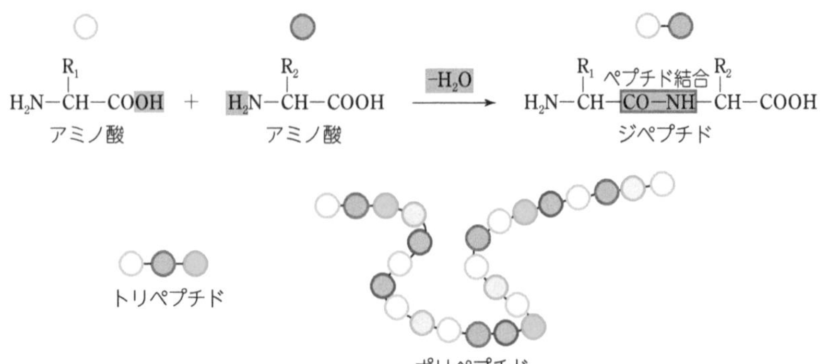

図2.20 アミノ酸の結合
ジペプチドの生成と1次構造

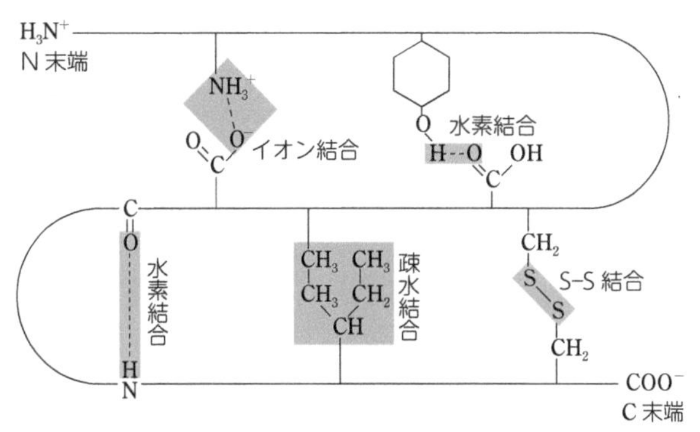

図 2.21　ペプチド間の各種結合

る高分子化合物であり，この構造を 1 次構造という．

多くのタンパク質は，ポリペプチド鎖がところどころらせん状に巻いたり（α または β–ヘリックス構造），平面構造がジグザグに折れ曲がったり（α または β–シート構造），樽状（α または β–バレル構造）の構造を形成したりしている．これらタンパク質極部の構造を特徴的な 2 次構造という．また，タンパク質分子内のアミノ酸どうしの結合，つまり，ジスルフィド（S–S）結合，水素結合，疎水結合，イオン結合などで 3 次構造を形成し，より安定した立体構造を形づくっている（**図 2.21**）．さらに，ポリペプチド鎖が 1 つの単位（サブユニット）となって 2 個以上会合してできた構造を 4 次構造とよび，これによりさまざまな機能性を発揮するタンパク質が多い．サブユニットが 1 つのものをモノマー（単量体）といい，ミオグロビンがその例となる．また，インスリンのように 2 つの異なるサブユニットが会合したものをヘテロダイマー（二量体），コラーゲンのように 3 つ会合したものをヘテロトリマー（三量体），そして，ヘモグロビンのように 4 つ会合したものをヘテロテトラマー（四量体）という．

D. タンパク質の種類

食品タンパク質は，その構造上の特性から，一般に単純タンパク質，複合タンパク質，誘導タンパク質の 3 種類に大別される．

表 2.10　単純タンパク質

タンパク質	性状	名称	所在
アルブミン	水，酸，アルカリ，塩類溶液に溶ける．熱により凝固する	オボアルブミン ラクトアルブミン	卵白 乳
グロブリン	水に溶けず，酸，アルカリ塩類溶液に溶ける．熱により凝固する	オボグロブリン ラクトグロブリン	卵白 乳
グルテリン	水，塩類溶液に溶けず，希酸，希アルカリに溶ける	グルテニン オリゼニン	小麦 米
プロラミン	水，塩類溶液に溶けず，70%～80%アルコールに溶ける．穀類に存在している	グリアジン ホルデイン ツェイン	小麦 大麦 トウモロコシ
ヒストン	水，希酸に溶ける．アンモニアに溶けない．塩基性を示す	ヒストン	胸腺
プロタミン	水，アンモニアに溶ける．塩基性を示す	サルミン	サケの白子
アルブミノイド	通常の溶媒には溶けない	コラーゲン エラスチン ケラチン	骨，皮，腱 腱 髪，つめ

表 2.11　複合タンパク質

タンパク質	性状	名称	所在
核タンパク質	核酸を含む	ヌクレオヒストン ヌクレオプロタミン	胸腺 魚類の精のう
リンタンパク質	リン酸を含む	カゼイン ビテリン	乳 卵黄
リポタンパク質	脂質を含む	リポビテリン	卵黄
糖タンパク質	糖質を含む	オボムコイド	卵白
色素タンパク質 (金属タンパク質)	Fe，Cu などを含有する色素を含む	ヘモグロビン ミオグロビン シトクロム カタラーゼ	血液 筋肉 筋肉 肝臓

表 2.12　誘導タンパク質

タンパク質	性状
ゼラチン	コラーゲンを長時間水と煮沸すると生ずる．温水に溶けるが，冷水には溶けない
凝固タンパク質	熱，アルコール，振とうなどにより変性したもの
プロテオース	タンパク質の加水分解の中間産物
ペプトン	タンパク質の加水分解の中間産物
ペプチド	アミノ酸が数個から 10 数個結合したもの

単純タンパク質は主としてアミノ酸のみから成り，植物タンパク質の多くがこれに属する．水，酸，アルカリ，塩類などに対する溶解性により**表 2.10** のように分類される．

複合タンパク質は単純タンパク質に核酸，リン酸，脂質，糖類，色素などの補欠分子族が結合したものであり，動物タンパク質に多い．生体内で細胞の機能に直接関係しており，生化学的に重要なものが多い（**表 2.11**）．

誘導タンパク質は，単純タンパク質または複合タンパク質を光や熱などの物理的方法あるいは酸，アルカリ，酵素などの化学的方法によって変化させてできたものである（**表 2.12**）．

タンパク質の機能によって分類する方法もあるが，食品では用いられることが少ない．

E. タンパク質の性質

a. 高分子的性質

一般の有機化合物の分子量は 500 以下のものが大部分であるが，タンパク質の分子量は通常数千から数十万で数百万のものもまれではない．このようにタンパク質は分子量が大きいことに基づく，いわゆる高分子化合物特有の性質を有している．たとえば，タンパク質の溶液はコロイド溶液で，セロハンなどの半透膜を通過することができない．

b. 等電点

タンパク質を構成するアミノ酸は，1 つの分子の中にアミノ基（$-NH_2$）とカルボキシ基（$-COOH$）をもつ．これらは水に溶けて NH_3^+ と COO^- の正イオンと負イオンの両方の電荷をもつ両性イオンとなる．ある pH において，タンパク質分子中の正イオンと負イオンの数が相等しくなり，分子の荷電は相殺されてゼロとなる．このような場合の溶液の pH を等電点（pI）とよぶ（**図 2.22**）．多くのタンパク質溶液は，pI において沈殿を生じる．これを等電点沈殿という．ヨーグルトは牛乳が凝固してできたものであるが，これは乳酸菌の繁殖により生じた乳酸が強い酸性を示すため，牛乳タンパク質

pI：isoelectric point

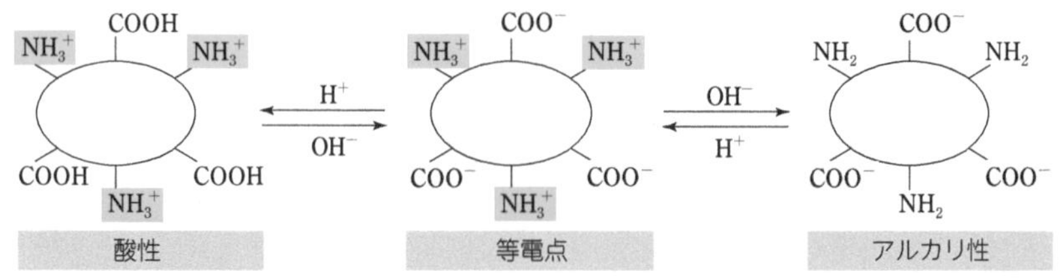

図 2. 22　タンパク質の電荷

カゼインが pH 4.6 付近で等電点沈殿を起こしたものである.

c. 変性

タンパク質は熱，酸，アルカリ，塩，有機溶媒，圧力，超音波，撹拌などにより，タンパク質の高次構造が崩れ，性質が変化する．これをタンパク質の変性という．たとえば，ゆで卵は熱変性，ヨーグルトは酸変性，ピータンはアルカリ変性，メレンゲは表面変性を利用した食品である．変性したタンパク質はすき間の多い構造になるので，消化酵素の影響を受けやすくなり，消化が良くなる.

F. タンパク質の栄養

タンパク質は体の構成成分の材料として重要なものである．そのため食品は，体タンパク質をつくるのに必要なアミノ酸を十分に供給できるものでなければならない．ヒトは必須アミノ酸を合成することができないので，これらを食品中のタンパク質から補給しなければならない.

必須アミノ酸が 1 種類でも欠けると，体タンパク質の合成は制限され，タンパク質代謝の動的平衡がくずれて各種の障害が起こるようになる．そこで，必須アミノ酸の必要量を基にして理想的な必須アミノ酸のパターンを組み立てたのが，FAO，WHO および UNU（国際連合大学）の提唱した標準タンパク質のアミノ酸評点パターンである（**表 2. 13**）．食品中のタンパク質のアミノ酸組成をこの標準と比較して，相対的に不足するアミノ酸を制限アミノ酸といい，このうち最も不足するアミノ酸を第一制限アミノ酸という．この

UNU：United Nations University

表 2. 13 アミノ酸の評点パターン

必須アミノ酸（略号）	タンパク質当たりの必須アミノ酸量（mg/g タンパク質）									窒素 1g 当たりの必須アミノ酸（mg）（基準アミノ酸パターン）
	1973（FAO/WHO）	1985（FAO/WHO/UNU）		2007（WHO/FAO/UNU）						
	一般	就学前児童	成人	0.5 歳	1～2 歳	3～10 歳	11～14 歳	15～18 歳	成人	1～2 歳
Ile	40	28	15	32	31	31	30	30	30	190
Leu	70	66	21	66	63	61	60	60	59	390
Lys	55	58	18	57	52	48	48	47	45	330
SAA (Met + Cys)	35	25	20	28	26	24	23	23	22	160
AAA (Phe + Tyr)	60	63	21	52	46	41	41	40	38	290
Thr	40	34	11	31	27	25	25	24	23	170
Trp	10	11	5	8.5	7.4	6.6	6.5	6.3	6.0	50
Val	50	35	15	43	42	40	40	40	39	260
His		19	15	20	18	16	16	16	15	110

SAA：sulfur-containing amino acids，含硫アミノ酸．AAA：aromatic amino acids，芳香族アミノ酸．アミノ酸の略号は，表 2.9 参照．
[2007 年 WHO/FAO/UNU 合同専門協議会報告]

制限アミノ酸の理想値に対する比率をアミノ酸価（アミノ酸スコア）といっている．食品中のすべての必須アミノ酸が理想値以上含まれている場合は，アミノ酸価は 100 となる．主要食品タンパク質の必須アミノ酸組成およびアミノ酸価は**表 2. 14** のとおりである．

一般に動物性食品は植物性食品と比較してアミノ酸価が高く，栄養価値が優れていることを示している．動物性タンパク質と植物性タンパク質を混合して摂取することは望ましいことである．このように，ある食品に不足する必須アミノ酸を別の食品で補うことをアミノ酸の補足効果という．たとえば，穀類はリジンが制限アミノ酸になっているため，リジンを多く含む大豆と一緒に摂取することでリジン不足を補うことができる．

なお，食品タンパク質の栄養価値はそのアミノ酸組成だけでなく，そのタンパク質が実際に人体に利用される度合いからも考慮されなければならない．体内における食品タンパク質の利用率を生物価といい，体内に吸収され

表 2.14　主要食品のアミノ酸価

食品名	Ile	Leu	Lys	SAA	AAA	Thr	Trp	Val	His	制限アミノ酸	アミノ酸価
精白米	100	114	65	132	153	84	145	123		Lys	65
	139	122	61	188	149	100	124	173	133	Lys	61
	121	123	64	175	186	124	162	131	145	Lys	64
小麦粉(薄力粉)	88	98	44	118	124	64	110	81		Lys	44
	122	105	42	163	121	76	94	114	117	Lys	42
	111	108	39	163	166	100	144	96	127	Lys	39
トウモロコシ	96	218	32	145	155	80	55	97		Lys	32
	133	234	31	200	151	95	47	136	158	Lys	31
	126	246	30	194	203	118	66	115	173	Lys	30
大豆	116	107	115	86	142	92	132	97		SAA	86
	161	115	108	119	138	110	113	136	142		100
	142	118	115	113	179	141	168	112	145		100
エンドウ	104	100	129	68	126	92	90	94		SAA	68
	144	107	122	94	123	110	77	132	133	Trp	77
	126	110	124	100	179	147	138	127	145		100
牛乳	136	141	153	105	142	104	138	132			100
	189	151	144	144	138	124	119	186	150		100
	179	159	158	138	186	153	166	158	164		100
鶏卵	136	125	132	168	153	116	157	135			100
	189	134	125	231	149	138	134	191	133		100
	174	146	146	250	203	206	182	162	173		100
牛肉	120	123	174	118	124	120	118	100			100
	167	132	164	163	121	143	101	141	217		100
	158	138	179	163	166	176	142	119	236		100
豚肉	124	116	168	114	124	116	127	106			100
	172	124	158	156	121	138	109	150	267		100
	163	131	173	156	162	171	152	127	291		100
マイワシ	116	111	165	109	124	116	117	106			100
	161	120	156	150	121	138	100	150	267		100
	153	126	170	150	162	171	140	127	291		100

上段：1973 年 FAO/WHO パターン（一般用）による．中段：1985 年 FAO/WHO/UNU パターン（2～5 歳）による．下段：2007 年 WHO/FAO/UNU 合同専門協議会報告（1～2 歳）による．SAA（メチオニン＋シスチン），AAA（フェニルアラニン＋チロシン）．
注：トウモロコシはコーングリッツ，牛肉はサーロイン皮下脂肪無，豚肉はロース皮下脂肪無生を計算．

た窒素に対する体内に保留された窒素の百分率で表される．一般に，動物性食品の生物価が高く，植物性食品では米，大豆の生物価が比較的高いものの，他の植物性食品の生物価は低い．

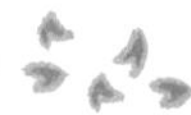

G. 酵素

動植物の生細胞内にはタンパク質の一種である各種の酵素が含まれており，新陳代謝など複雑な化学変化を触媒している．

酵素はタンパク質なので，タンパク質を変性させる各種の薬剤や熱などで沈殿したり変性したりして，その触媒作用を失う．それぞれの酵素にはその触媒作用を発揮するための最適温度と最適 pH がある．酵素により作用を受ける物質を基質というが，酵素はそれぞれ特定の基質のみに作用する．このような酵素の性質を基質特異性という．酵素には非常に多くの種類があるが，その反応によって加水分解酵素（ヒドロラーゼ），酸化還元酵素（オキシドレダクターゼ），転移酵素（トランスフェラーゼ），異性化酵素（イソメラーゼ），付加分解酵素（リアーゼ）および合成酵素（シンターゼ，シンテターゼ）の6つに分けられている．

たとえば，加水分解酵素にはデンプンをマルトースなどに分解するアミラーゼ，酸化還元酵素にはリンゴの褐変に関与するポリフェノールオキシダーゼ（ポリフェノール酸化酵素），異性化酵素にはグルコースを甘味の強いフルクトースに変えるグルコースイソメラーゼなどがある．

2.4 無機質（ミネラル）

A. 無機質（ミネラル）とは

無機質（ミネラル）とは，人体を構成する元素のうち酸素（O），炭素（C），水素（H），窒素（N）以外の元素のことである．食品成分表で示される「灰分」は，無機質の総量を反映しているが，厳密には「灰分＝無機質」とはならない．その理由は，灰分には，無機質が酸化物や炭酸塩などの形で残ったものが含まれること，また，硫黄（S）や塩素（Cl）のように燃焼灰化中に失われる元素があるからである．

人体の構成や代謝調節機能に不可欠な無機質のことを「必須ミネラル」といい，その中でも体内に多く含まれるものを「多量ミネラル」，体内に10 g

以下の微量存在し，過剰に摂取すると有害な「微量ミネラル」とに分けられる．食品成分表と日本人の食事摂取基準では、必須ミネラル16種類のうち，硫黄，塩素，コバルト（Co）を除く13種類について記載されている．これらを**表2.15**に欠乏症，過剰症とあわせて示した．

表2.15　必須ミネラルとそのおもな欠乏症，過剰症

分類	元素名		欠乏症	過剰症
多量ミネラル	カルシウム	Ca	骨粗鬆症，テタニー，くる病，骨軟化症	高カルシウム血症（腎石灰化），軟骨組織石灰化症，ミルク・アルカリ症候群
	リン	P	骨軟化症，溶血性貧血，食欲不振	低カルシウム血症
	カリウム	K	低カリウム血症（食欲不振，不整脈，低血圧など）	高カリウム血症（疲労感，精神・神経障害など）
	硫黄	S*	ほとんどみられない	不明
	ナトリウム	Na	倦怠感，食欲不振，血液濃縮	浮腫，高血圧や胃がんを悪化させる
	塩素	Cl*	食欲減退，低塩素性アルカローシス（浸透圧に影響）	不明
	マグネシウム	Mg	虚血性心疾患，神経過敏症，テタニー，不整脈，低カルシウム血症，低カリウム血症	倦怠感，嘔吐，筋力低下，言語障害
微量ミネラル	鉄	Fe	鉄欠乏性貧血，作業能力の低下	鉄沈着症（長期摂取の場合），ヘモクロマトーシス
	亜鉛	Zn	皮膚障害，味覚障害，免疫力低下	LDL-コレステロールの増加，HDL-コレステロールの低下
	銅	Cu	メンケス症候群，低色素性貧血	ウィルソン病
	ヨウ素	I	甲状腺腫，クレチン症（新生児）	甲状腺腫，甲状腺機能亢進症
	マンガン	Mn	成長障害，骨代謝障害	疲労感，歩行障害など
	セレン	Se	克山病，成長障害，心筋症	呼吸困難，心筋梗塞
	クロム	Cr	耐糖能低下，動脈硬化	呼吸障害など
	モリブデン	Mo	成長遅延，頻脈	銅欠乏症，硫黄代謝異常
	コバルト	Co*	悪性貧血	甲状腺肥大症

LDL : low-density lipoprotein, HDL : hight-density lipoprotein
＊食品成分表に記載がなく，食事摂取基準も設定されていないもの．

B. 各種無機質

a. カルシウム（Ca）

Caは，私たちの体内の無機元素としては最も多く（1.5～2%），その99%は，骨や歯を形成し，残り1%は血液や組織液，細胞などに含まれる．血液中のCa濃度はホルモン（パラトルモン，カルシトニン）によって一定に保たれ，血液の凝固や筋肉の収縮，正常な神経機能の維持などに関与している．血液中のCa濃度が不足すると，おもに骨からCaを溶出して血中濃度を維持するよう調節される．骨は，Caの吸収（骨からのCaの溶出）と形成（骨へのCaなどの沈着）を絶えず繰り返している．

Caは広く食品中に含まれているが，吸収率は食品によって異なり，牛乳や乳製品は60%程度であるが植物性食品では30%程度である．Caの小腸からの吸収は活性型ビタミンD，CPP（カゼインホスホペプチド），乳糖，胆汁酸，PGA（ポリ-γ-グルタミン酸）によって促進される．逆に，ホウレンソウに含まれるシュウ酸や，穀類，大豆に多いフィチン酸は，Caと不溶性の塩を形成し，Caの吸収を阻害する．日本人は，Caが不足しやすいので意識的に摂取するよう心がける必要がある．食事摂取基準による推奨量は，18～29歳の男性789 mg/日，女性661 mg/日とされている．

b. リン（P）

Pは，Caに次いで体内に多く含まれ人体の約1%を占める．リン酸の形態で機能し，細胞内のリン酸化を必要とするエネルギー代謝に必須である．成人では約85%がCaやMgのリン酸塩の形で骨や歯などの硬組織に，約14%は軟組織や細胞膜に，約1%が細胞外液に存在する．血清中のP濃度の許容範囲は広く，調理による損失を考慮しても日常食から摂取するPの量が不足になることはない．

Pは，幅広い食品に含まれるが，特に魚介類，肉類，乳・乳製品，穀類，大豆などに多い．Pの摂取はCaと関係が深く，過剰な摂取はCaの吸収を妨げる．食肉加工品の保水性向上，結着性の増強，乳化安定性の向上などの

CPP：casein phosphopeptide，PGA：poly-γ-glutamic acid

目的で利用される重合リン酸塩（ポリリン酸塩）が食品添加物として多用されており，Pの過剰摂取の原因となっている．その摂取量比は，Ca：P＝2：1〜1：1が望ましいとされる．

c. ナトリウム（Na）と塩素（Cl）

Naは，細胞外液の陽イオン（Na^+）として，細胞外液量の維持，体液の酸・塩基平衡，浸透圧調節などの役割を果たしている．Naは，肉加工品，魚介類，海藻類に多く含まれ，植物性食品には少ない．また，グルタミン酸ナトリウムや核酸系の調味料をはじめ，多くの食品添加物は溶解性などの点からナトリウム塩の形で利用されており，私たちは食塩以外からもNaを摂取している．

過剰摂取による生活習慣病のリスク上昇を回避し，重症化を予防するために，1日の食塩相当量摂取は，18〜29歳の男性7.5g未満，女性6.5g未満が目標量とされている．

食塩相当量とは，Na量に2.54を乗じてNaCl量に換算したものである．これは，通常の食事によるおもなNaの摂取源が食塩（NaCl）であることに基づく換算方法である．

d. カリウム（K）

Kは，細胞内液の主要な陰イオンで，Naとともに体液の浸透圧調節，酸・塩基平衡を維持している．Kは，大豆，いも類，野菜類，果物類などの植物性食品に多く含まれる．Kは，Naの尿中排泄を促進する作用があり，日本人は諸外国と比較してNa摂取量が多いことから，積極的にKを摂取することが望まれる．

e. 鉄（Fe）

体内のFeの約65%が赤血球のヘモグロビン，約3〜5%が筋肉のミオグロビンにヘム鉄として存在し，約30%は貯蔵鉄としてフェリチンやヘモシデリンの形で肝臓や脾臓，骨髄に貯蔵されている．約0.2%は，カタラーゼ，ペルオキシダーゼ（過酸化酵素）などの鉄含有酵素の成分として酸化還元反応などに関与している．重要な欠乏症として鉄欠乏性貧血があり，特に女性において月経血による損失が大きい．食事摂取基準による推奨量は，18〜29歳において，男性7.5mg/日，女性月経なし6.5mg/日，月経あり10.5mg/日

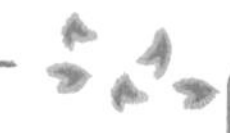

とされている．また，妊娠・授乳期の必要量が大きい．

Fe は，食肉，肝臓，赤身の魚肉，シジミ，海藻，ゴマ，大豆，小麦胚芽，緑黄色野菜などに多く含まれる．肉類に多いヘモグロビン，ミオグロビンなどのヘム鉄は吸収率が 20 ～ 30％と高いが，その他の非ヘム鉄については 5％程度と少ない．食品から摂取される Fe の約 90％は非ヘム鉄である．ビタミン C は，Fe^{3+}を吸収率の高い Fe^{2+}に還元する．穀類に含まれるフィチン酸，茶に含まれるタンニン，卵黄中のホスビチンは，Fe と強く結合して吸収を阻害する．

f. マグネシウム（Mg）

Mg は，約 50 ～ 60％が骨に存在し，残りの約 40％が歯，筋肉，脳，神経，体液に含まれる．エネルギー産生や代謝，神経の興奮，筋肉の収縮，ホルモンの分泌などに関与する．Mg が欠乏すると，腎臓での Mg の再吸収が促進されるとともに，骨からも Mg が遊離し利用される．Mg の欠乏は Ca 欠乏を誘発し，摂取不足は，骨粗鬆症，心疾患，糖尿病のような生活習慣病のリスクを上昇させる．クロロフィルのポルフィリン環にキレートされている金属であり，緑黄色野菜，海藻類，穀類，ナッツ類などに多く含まれる．

g. 硫黄（S）

S は，人体ではおもに含流アミノ酸（メチオニン，システイン，シスチン）として存在し，毛髪や爪の発育に必要な栄養素である．S のおもな供給源はタンパク質中の含流アミノ酸である．このほか，ネギ，ニンニク，ダイコン，カラシ油などの食品には，特異な刺激臭をもつ硫黄化合物が含まれる．

h. 銅（Cu）

Cu は，おもに骨，骨格筋，血液に存在し，造血機能に関与する．食品では，牛・豚肝臓，牡蠣（カキ）などに多く含まれる．

i. ヨウ素（I）

I は，甲状腺ホルモン（チロキシン）の成分である．海水に多く含まれており，海藻類，魚介類がよい摂取源となる．日本人の場合，必要量は十分に満たされているとされている．

j. その他の無機質

その他，食品や人体にはマンガン（Mn），亜鉛（Zn），セレン（Se），クロム（Cr），モリブデン（Mo），コバルト（Co）などが極めて微量存在している．Mn は各種酵素の活性化やインスリンの合成に関わっている．Zn は貝類，特に牡蠣に多く含まれるが，食品添加物のポリリン酸塩が Zn の吸収を妨げるため潜在的な亜鉛欠乏症が増えている．Se は抗酸化作用に寄与している．Cr は自然界で 3 価で存在し，耐糖因子の成分であり糖尿病の発症に関わる．Mo は尿酸代謝などの酵素の成分である．Co はビタミン B_{12} の構成成分として造血作用にかかわる．

C. 酸性食品とアルカリ性食品

灰化後の食品の pH によって，食品を酸性食品とアルカリ性食品に分類することがある．その身体への影響についてはさまざまな見解がある．無機質の中で Na^+，K^+，Ca^{2+}，Mg^{2+} などの陽イオンはアルカリ性を呈し，PO_3^{3-}，SO_4^{2-}，Cl^- などの陰イオンは酸性を呈する．

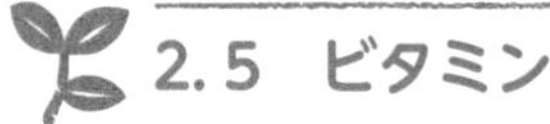

2.5 ビタミン

A. ビタミンとは

ビタミンは微量で体内の代謝に重要な働きをしているにもかかわらず，体内で作ることができないため，食物から摂取しなければならない化合物である．ビタミンはエネルギー源や生体の主要な構成成分とはなりえず，むしろ生体の調節因子として機能している栄養素である．

ビタミンの発見の歴史的背景から，ほぼ発見順にアルファベット命名法が採用されてきたが，化学構造や特異的な代謝上の機能が明らかにされ，性状をよりよく表示する化学名に置き換わってきている．

ビタミンはその溶解性から脂溶性ビタミンと水溶性ビタミンに大別される．一般の食品に広く含まれているが，分布に偏りがあるため，多くの種類の食品を使ってバランスのとれた食事を摂ることが必要である．しかし，そのバランスが崩れたときには，欠乏症や過剰症を引き起こしてしまう（**表 2.16**）．局在性があり，適切な食品の組み合わせをしないと必要量を満たす

表 2.16 ビタミンのおもな欠乏症，過剰症

分類	ビタミン名	欠乏症	過剰症
脂溶性ビタミン	ビタミンA	夜盲症，皮膚乾燥症，角膜軟化症，成長阻害	脱毛，皮膚乾燥，食欲不振，肝障害，胎児催奇形
	ビタミンD	くる病，骨軟化症，骨粗鬆症	高カルシウム血症，石灰沈着，腎障害，食欲不振
	ビタミンE	溶血性貧血，神経障害，筋無力症，不妊	頭痛，吐き気，下痢
	ビタミンK	乳児の出血症，血液凝固阻害	−
水溶性ビタミン	ビタミンB_1	脚気，ウェルニッケ脳症，多発性神経炎	−
	ビタミンB_2	口角炎，口内炎，脂漏性皮膚炎	−
	ナイアシン	ペラグラ	皮膚発赤作用，頭痛，吐き気，下痢
	ビタミンB_6	貧血，皮膚炎，多発性末梢神経炎	神経障害，シュウ酸腎臓結石
	ビタミンB_{12}	悪性貧血	−
	葉酸	悪性貧血，胎児の二分脊椎症（神経管閉鎖障害）	亜鉛の吸収阻害，ビタミンB_{12}欠乏症のマスキング
	パントテン酸	四肢のしびれ感，足の灼熱感	−
	ビオチン	脂漏性皮膚炎，筋肉痛	−
	ビタミンC	壊血病	−

ことができないことが多い．

B. 脂溶性ビタミン

a. ビタミンA

ビタミンA活性を示す物質にはビタミンA_1，ビタミンA_2のほか，カロテノイド類がある（**図 2.23**）．ビタミンA_1（レチノール，retinol）は哺乳類，鳥類，海産魚などに含まれるが植物にはほとんど存在しない．ビタミンA_2（3-デヒドロレチノール）は淡水魚に多く含まれる．これらのビタミンAは植物が合成したカロテノイド（carotenoid）を動物が食物連鎖を通して取り込み変換したものである．カロテノイド類の中でβ-イオノン核をもつα-，β-，γ-カロテン（carotene）およびβ-クリプトキサンチン（cryptoxanthin，**表 3.1** 参照）は，動物体内でビタミンA_1に変化するのでプロビタミンAといわれている．このうちβ-カロテンは2個のβ-イオノン核をもつので，

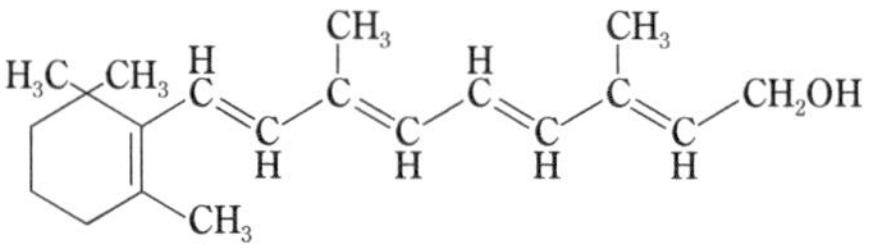

ビタミン A_1（レチノール）

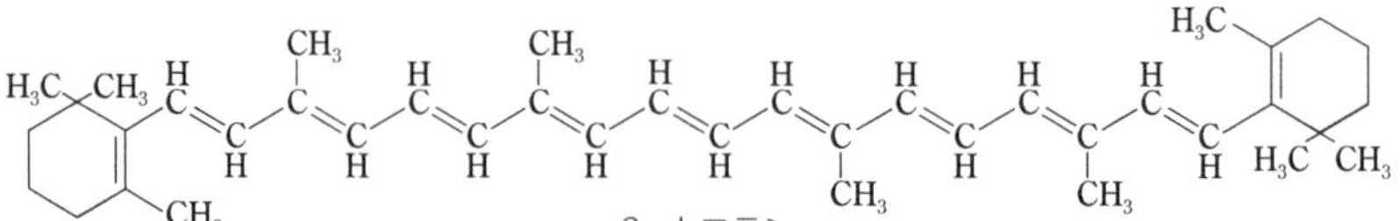

β-カロテン

図 2.23 ビタミン A とプロビタミン A

他のカロテノイド類に比べ 2 倍のビタミン A 活性がある．ビタミン A 活性はレチノール活性当量（μg）で示されている．

ビタミン A, カロテンはいずれも酸化されやすく，光により破壊されるが，抗酸化剤が共存すると酸化は抑えられる．熱にはそれほど不安定ではない．ビタミン A は上皮組織を完全な状態に保つために必要で，不足すれば肌が荒れ，さらには夜盲症など視覚障害を起こす（**表 2.16**）．日本人はビタミン A の約半分をカロテン含量の多いニンジン，ホウレンソウなどの緑黄色野菜からとっている．そのほかビタミン A 源として重要なものは，卵黄，バター，ウナギ，肝臓（特に魚肝臓）などである．

b. ビタミン D

ビタミン D 効力を有する物質にはビタミン D_2（エルゴカルシフェロール，ergocalciferol）と D_3（コレカルシフェロール，cholecalciferol），およびそれらの前駆体（プロビタミン D_2, D_3）がある．天然ではプロビタミン D の形で広く存在しており，プロビタミン D_2（エル

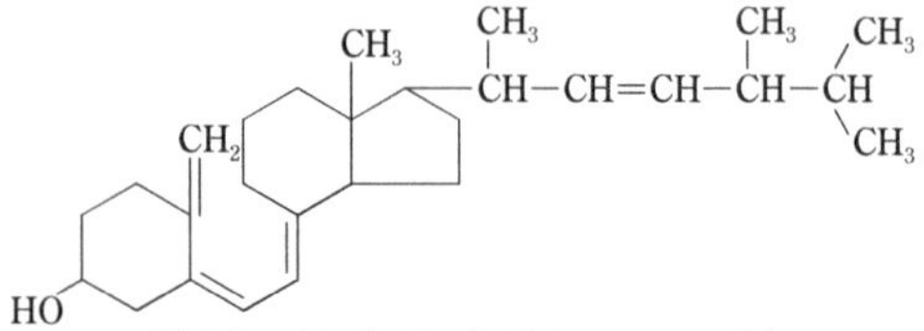

ビタミン D_2（エルゴカルシフェロール）

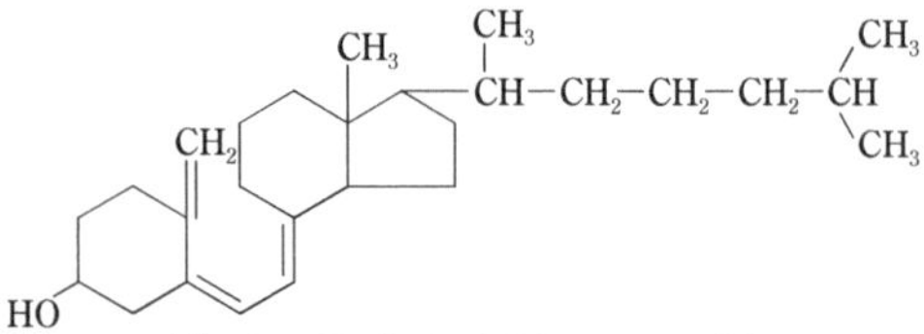

ビタミン D_3（コレカルシフェロール）

図 2.24 ビタミン D

ゴステロール）はきのこ類，プロビタミンD_3（7–デヒドロコレステロール）は魚類の肝臓に多く含まれ，紫外線照射によりビタミンDとなる．ビタミンDの化学構造は，ステロイド誘導体として示されている（**図 2. 24**）．プロビタミンD，ビタミンDともに酸化や熱（中性溶液）に対して比較的安定である．ビタミンDのおもな生理作用はCa，Pの腸管からの吸収と体内代謝ならびに骨や歯の硬化に関与する点にある．欠乏すれば，小児期ではくる病が，成人期では骨軟化症になる危険性がある．しかし，とりすぎると肝臓，動脈などにCaの異常沈着がみられるので過剰摂取に注意する必要がある．

ビタミンDは，肝臓，魚，卵黄などに多く，ほかの食品では極めて少ない．

c．ビタミンE

ビタミンEは，トコフェロール（tocopherol）とトコトリエノール（tocotrienol）に大別され，それぞれにα，β，γ，δの4つの同族体がある．このうち，*in vitro* で最も高い抗酸化活性を示すのはα–トコフェロールであり，食品添加物（酸化防止剤）として広く利用されている（**図 2. 25**）．ビタミンEは熱には比較的耐性を示すが，酸化されやすく，酸化されるとその活性を失う．

ビタミンEは抗酸化作用を有し，不飽和脂肪酸，ビタミンA，カロテンなど二重結合を有するものの酸化を防止する．また，脂質過酸化の阻止，生体膜の機能維持に関与し，欠乏症として溶血性貧血，神経機能低下，筋無力症，不妊などがある．

食用植物油はビタミンEの供給源として優れたものであり，特に小麦胚芽油，大豆油，米ぬか油，綿実油に多い．動物性食品では一般に少ないが，肝臓には多い．また牛乳には少ないが，バターにはやや多い．

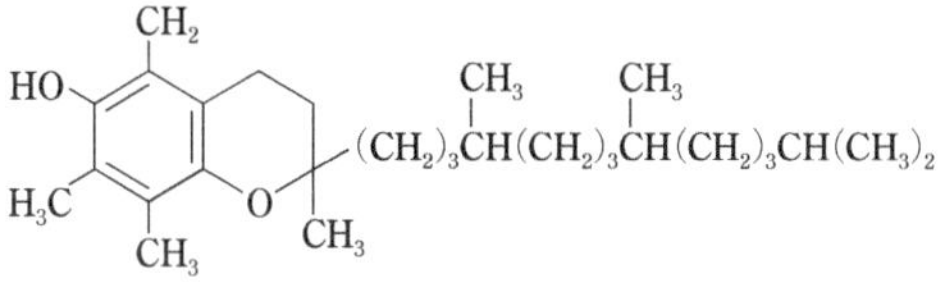

図 2. 25　ビタミンE

d. ビタミンK

ビタミンK活性を有する物質はナフトキノン誘導体である（図2. 26）．天然のビタミンKにはビタミンK_1（フィロキノン，phylloquinone）とビタミンK_2（メナキノン，menaquinone）の2種類が見いだされている．熱にはかなり安定だが，光，アルカリで容易に分解する．

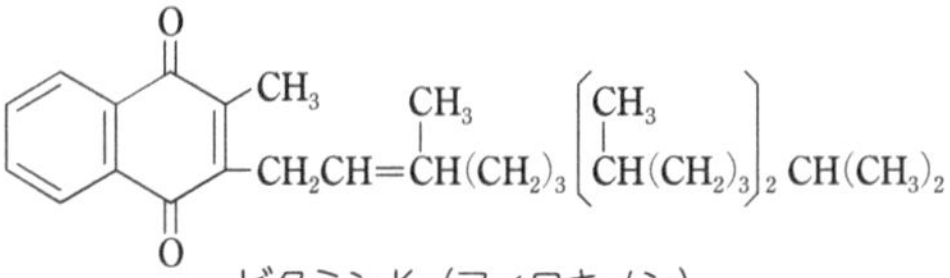

図2. 26　ビタミンK

最もよく知られている生理的機能は，肝臓におけるプロトロンビンの合成への関与であり，欠乏すれば血液凝固が遅延する．

緑葉野菜はビタミンK_1のよい供給源である．アルファルファ，ホウレンソウに特に多く含まれている．ビタミンK_2はバクテリアの代謝産物で，高等動物の腸内でもつくられるので，通常は不足の心配はない．動物性食品では牛乳，肝臓，魚粉に少量含まれるほかは極めて少ない．

C. 水溶性ビタミン

a. ビタミンB_1

ビタミンB_1はチアミン（thiamine）ともよばれている（図2. 27）．ビタミンB_1の溶液は，酸性では比較的耐熱性を示すが，中性やアルカリ性では不安定で加熱分解されやすい．

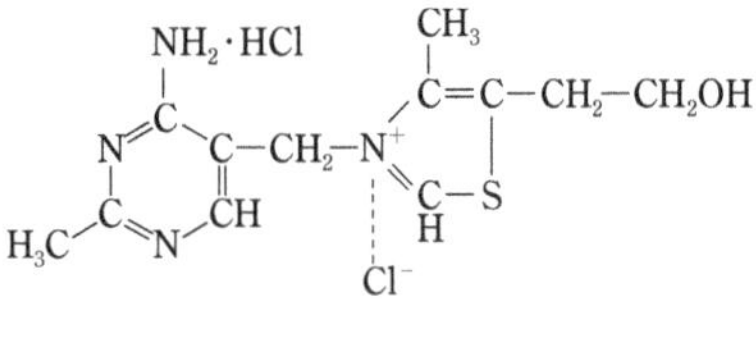

図2. 27　ビタミンB_1

ビタミンB_1は体内ではチアミンピロリン酸（TPP）として存在している．TPPは，糖代謝の中間産物であるピルビン酸を酸化的脱炭酸してアセチルCoA（アセチルコエンザイムA）に変えるピルビン酸脱水素酵素の補酵素で

TPP：thiamin pyrophosphate

ある．ビタミン B_1 の欠乏は主として末梢神経，消化管，心血管系を侵し，脚気となる．

穀類はビタミン B_1 を豊富に含むが，胚芽，外皮に多いため精白したものでは少ない．酵母，豆類はよい供給源である．動物性食品では肝臓，豚肉に多い．魚類では血合(ちあい)肉に多く，そのほか卵やシラコにもかなり多く含まれる．

現在では多くのビタミン B_1 誘導体が合成されている．これらは一般に水に対する溶解性が低く，貯蔵，加工，調理による損失が極めて少ないなどの利点がある．また，脂肪に溶解するので油脂食品の強化にも使用できる．

b. ビタミン B_2

ビタミン B_2 はリボフラビン（riboflavin）ともいわれ，橙黄色の物質で水溶液は黄緑色の蛍光を発する．熱に対してはアルカリ性で分解されやすいが，中性，酸性では安定である．光により分解されやすい点が B_2 の特徴である（**図 2. 28**）．

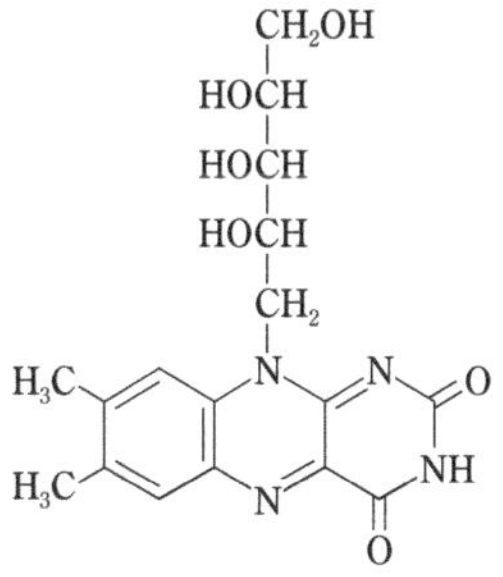

生体内では B_2 は，2 種のリン酸エステル（FMN および FAD）の形で酸化還元反応の補酵素として働いている．欠乏すると口，鼻，眼に炎症が起こり，口角炎が顕著に現れる．

図 2. 28　ビタミン B_2

ビタミン B_2 は食品中に広く分布しているが，多く含むものは少ない．動物性食品では肝臓，卵，乳汁，チーズに，植物性食品では胚芽，米ぬか，緑葉野菜に多い．特に落花生，酵母に豊富に含まれている．普通の調理による損失は少ない．脂溶性のビタミン B_2 も合成されており，種々の加工食品に強化されている．

c. ビタミン B_6

ビタミン B_6 は天然にはピリドキシン（pyridoxine），ピリドキサール（pyridoxal），ピリドキサミン（pyridoxamine）の 3 種類がある（**図 2. 29**）．熱，アルカリ，酸に安定であるが，光，酸化剤には弱く簡単に分解す

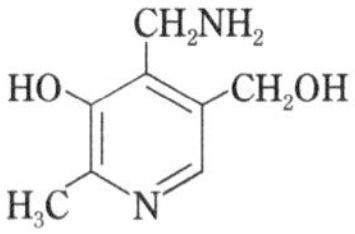

図 2. 29　ビタミン B_6（ピリドキサミン）

FMN：flavin mononucleotide，FAD：flavin adenine dinucleotide

る．

ビタミンB_6はピリドキサールリン酸（PALP）となり，アミノ酸代謝に関与する種々の酵素の補酵素として作用する．欠乏すると皮膚炎が見られるが，ヒトにおいては腸内細菌によって合成されており，通常は欠乏症状が見られない．必要量はタンパク質摂取量に左右される．

ビタミンB_6は酵母，米ぬかに多いが，そのほか卵黄，大豆もよい供給源である．肝臓，肉，魚にも含まれるが，牛乳には少ない．

d. ナイアシン

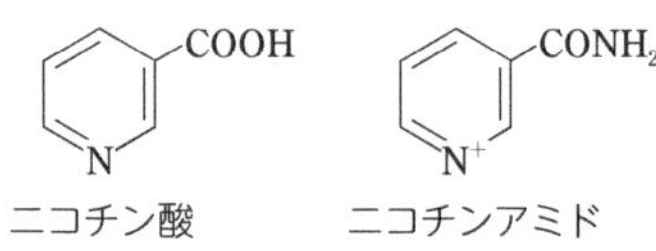

図 2. 30　ナイアシン

ナイアシン（niacin）は，ニコチン酸（nicotinic acids）およびニコチンアミド（nicotinamide）の総称である（**図 2. 30**）．生体内ではヌクレオチドと結合してNADおよびNADPとなり，脱水素酵素の補酵素として働いている．ナイアシンは高等動物ではトリプトファンから生成される．その際，60 mg のトリプトファンから，1 mg のニコチン酸がつくられる．極めて安定な物質であり，通常の調理における損失はほとんどない．

ナイアシンの欠乏は，特異的な皮膚炎ペラグラ症を起こす．食事のタンパク質量によって必要量が異なってくる．脂肪の少ない肉や肝臓，腎臓，落花生，豆類などがよい供給源である．牛乳や緑葉野菜は優れた供給源ではないが，ナイアシン欠乏症の予防には十分な量を供給してくれる．トウモロコシなどにはそのままでは利用されにくい状態で存在しているが，石灰などアルカリで処理すると利用されやすいものになることが知られている．メキシコなどで食されるトルティーヤはその加工の一例である．

e. パントテン酸

パントテン酸（panthothenic acid）は生体内では，アデノシン 3′-リン酸，β-メルカプトエチルアミンなどと結合し，CoA（補酵素(コエンザイム) A）として存在し

PALP：pyridoxal phosphate，NAD：nicotinamide adenine dinucleotide，NADP：nicotinamide adenine dinucleotide phosphate

ている（**図 2. 31**）．CoA はアセチル化反応などの補酵素として作用し，栄養素の代謝に広く関与しているが普通の食事で十分とれる．酵母，肝臓，卵，米ぬか，落花生に多い．牛乳，肉，サツマイモなどもよい供給源である．

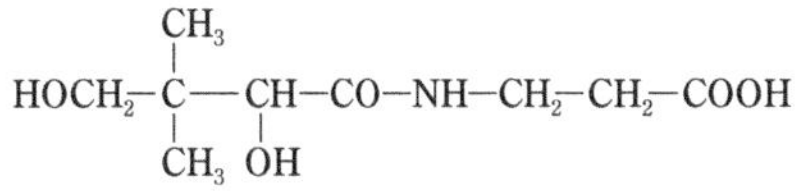

$$HOCH_2-C(CH_3)_2-CH(OH)-CO-NH-CH_2-CH_2-COOH$$

図 2. 31　パントテン酸

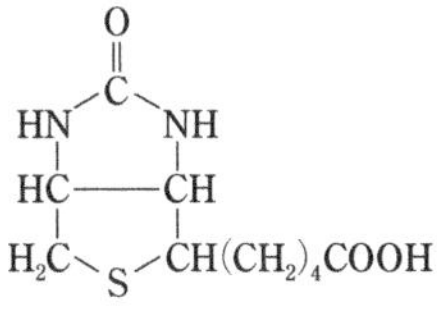

図 2. 32　ビオチン

f. ビオチン

ビオチン活性を有する物質としてビオチン（biotin）とビオシチン（biocytin）がある．ビオチンは生体内では炭酸固定反応や脱炭酸反応に関与する酵素の補酵素として作用し，特に脂肪酸の合成に関係が深い（**図 2. 32**）．ビオチンは成長促進，健康維持に必要なビタミンといわれている．

腸内細菌も生成するので普通の食事で十分摂取できる．食品に広く分布し，卵黄，肝臓，牛乳，酵母に豊富である．野菜，海藻にも相当量含まれる．熱，酸，光に安定であり，普通の調理ではほとんど損失はない．

卵白の糖タンパク質であるアビジンはビオチンと強く結合し，ビオチンを不活性化させる．したがって生卵の摂取量がかなり多くなると，皮膚が黒くなったり，乾燥したりするなどの欠乏症が現れる．

g. 葉酸

抗貧血因子である葉酸は，プテロイルグルタミン酸（pteroylglutamic acid）として示されており，プテリジン，*p*-アミノ安息香酸，グルタミン酸より構成されている（**図 2. 33**）．

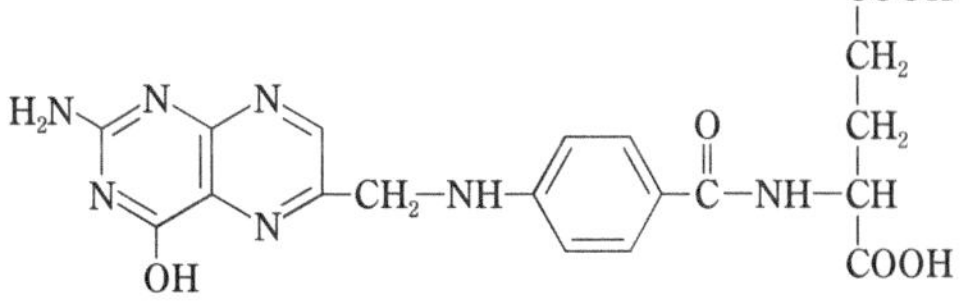

図 2. 33　葉酸

葉酸は弱アルカリ性では熱にかなり安定であるが酸性では容易に分解する．調理による損失は比較的大きい．葉酸は炭素数1個の化合物の転移，利用反応に関与する酵素の補酵素として作用する．腸内細菌が合成するので欠乏症状は現れにくいが，欠乏すれば悪性貧血を起こすとされている．また，葉酸は女性にとって，二分脊椎などの神経管閉鎖障害を持つ子どもが生まれるリスクを低減するとして，特定保健用食品の疾病リスク低減表示が認められている．必要量は微量なので普通の食事で，十分摂取できる量である．ホウレンソウなどの緑葉野菜や肝臓，魚肉などに豊富に存在する．

h. ビタミン B_{12}

葉酸とは別の抗悪性貧血因子として見いだされたビタミン B_{12} は，コバルトを1分子結合していてコバラミン，あるいはシアノコバラミン（cyanocobalamin）ともよばれる（**図 2. 34**）．ビタミン B_{12} の大部分は補酵素（ビタミン B_{12}-補酵素）の形で存在している．熱には安定であるがアルカリには不安定である．

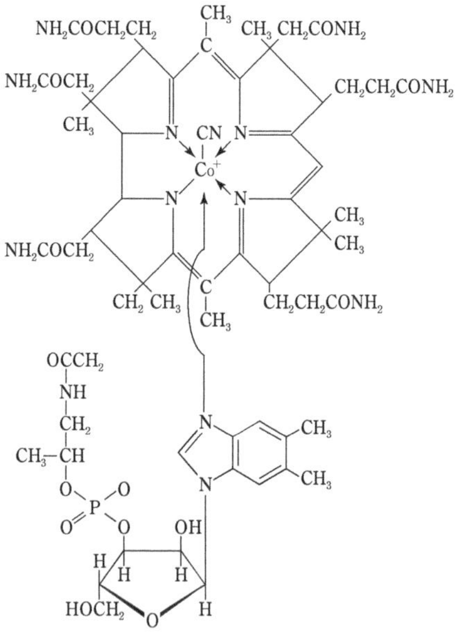

図 2. 34　ビタミン B_{12}

食品中のビタミン B_{12} はタンパク質と結合しており，経口摂取されて胃に入ると胃酸やペプシンによって遊離状態となる．遊離したビタミン B_{12} は，胃壁細胞から分泌される糖タンパクの内因子（IF）と結合し，内因子-ビタミン B_{12} 複合体となって腸管を下降し，回腸で吸収される．吸収されたビタミン B_{12} は，血中の輸送タンパク質（トランスコバラミン）と結合し，肝臓や末梢組

IF：intrinsic factor

織・器官へ運搬される．

ビタミン B_{12} はメチル基転移反応や核酸の合成に関与し，悪性貧血に対して治癒効果を示す．また微生物の増殖促進，動物の発育成長促進などの作用を示す．必要量は極めて微量であるが，不足しやすいので摂取に努めるよう心がける必要がある．ビタミン B_{12} は動物性タンパク質因子ともいわれていたように，動物性食品に特異的なものであり，植物には存在しない．肝臓，腎臓などに多く含まれており，肉，牛乳，チーズ，卵などもよい供給源である．

i. ビタミンC

ビタミンCはその抗壊血病作用からアスコルビン酸（ascorbic acid）とよばれる．アスコルビン酸は強い還元性を示すので，生理機能は細胞内の酸化還元状態を一定に保つことと考えられている．また，コラーゲンの生成にも関与している．

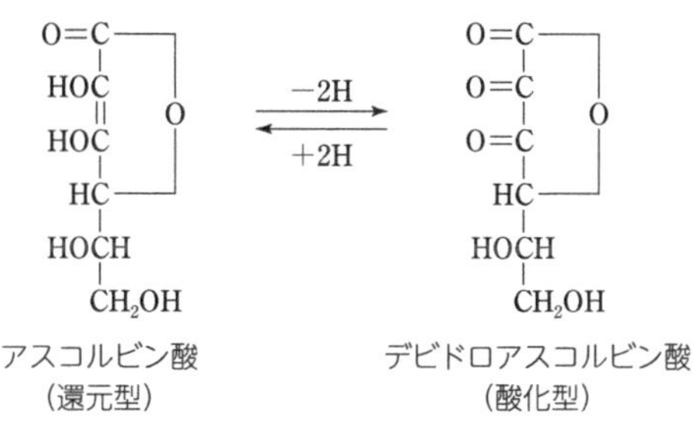

図 2.35　ビタミンC

野菜，果物に多く含まれ，緑茶，いも類もよい供給源である．欠乏すれば壊血病となる．

結晶は比較的安定であるが，水溶液は熱およびアルカリに不安定である．空気中の酸素によって容易に酸化され，デヒドロアスコルビン酸（酸化型アスコルビン酸）になる（**図 2.35**）．デヒドロアスコルビン酸はアスコルビン酸と同等の効果をもつとされているが，容易に加水分解され，効力のないジケトグロン酸となる．

アスコルビン酸の酸化は，調理や食品加工での問題点の一つである．普通の調理で 25 ～ 40％の損失が起こるが，アスコルビン酸オキシダーゼ（アスコルビン酸酸化酵素）や重曹が存在するとその分解はさらに著しくなる．カボチャ，キュウリ，ニンジンなどにはアスコルビン酸オキシダーゼがある．

j. その他のビタミン様物質

現在はっきりとビタミンとして分類できないビタミン様物質が，いくつか知られている．毛細血管の浸透圧調節作用を示すビタミンP，泌乳作用を示すビタミンL，抗潰瘍因子としてのビタミンUおよびリポ酸などがある．そのほかに抗脂肪肝因子として知られているイノシトール（メソイノシトール）やコリンがある（**図 2.36**）．これらは重要な生理機能を担っているものの，生体内に多量存在しており，また体内で合成されることなどから，ビタミンの名をつけてよばれてはいるがビタミンの定義にはあてはまらないものである．

ピルビン酸酸化因子として見いだされたリポ酸は，ピルビン酸あるいはα-ケトグルタル酸などのα-ケト酸の酸化的脱炭酸酵素の補酵素としてチアミンピロリン酸（TPP）とともに作用している（**図 2.37**）．動植物界に広く分布し，微量で活性を示す．

イノシトール

$HOCH_2-CH_2-{}^{+}N(CH_3)_3$

コリン

図 2.36　イノシトールとコリン

図 2.37　リポ酸

2.6　核酸

A.　核酸とは

核酸は，細胞内の遺伝情報物質であり，デオキシリボ核酸（DNA）とリボ核酸（RNA）の2種類がある．核酸は生体内で合成されるので，栄養素として摂取する必要はない．

DNAとRNAの構成単位を**図 2.38**に示した．五炭糖と塩基が結合したものをヌクレオシド，ヌクレオシドにリン酸が結合したものをヌクレオチドという．核酸は，ヌクレオチドの五炭糖とリン酸の部位で複数結合したポリヌクレオチドである．DNAは2本のポリヌクレオチド鎖が塩基の部分で水素

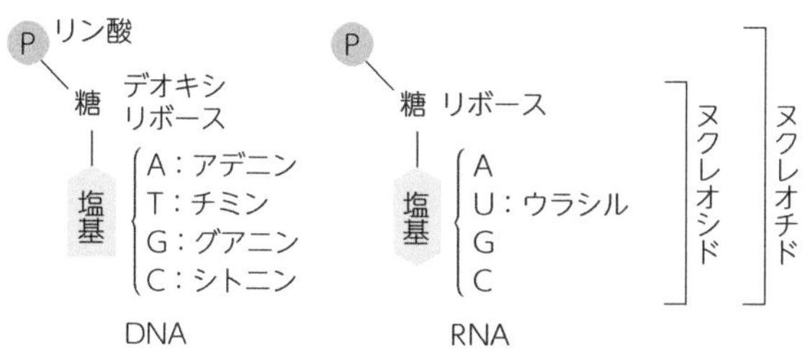

図 2. 38　核酸の基本単位の構造

2′-デオキシリボース
アデニン
（プリン塩基）
チミン
（ピリミジン塩基）
2′-デオキシリボース
グアニン
（プリン塩基）
シトシン
（ピリミジン塩基）

図 2. 39　DNA の塩基対

結合（**図 2. 39**）した二重らせん構造をとる．

B. 食品と核酸

食品には，5′-イノシン酸や 5′-グアニル酸などの呈味物質をはじめとして多くの種類の核酸関連物質が含まれている．核酸を多量に摂取すると，プリン塩基のアデニンとグアニンに由来する尿酸が血液中に増加し，結晶化して激痛を伴う関節炎などを引き起こす．また，腎障害や，尿酸が析出することによる尿路結石を引き起こす．

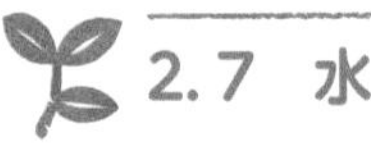

2.7 水

A. 食品中の水分とその作用

食品として利用されるすべての動植物には必ず水が含まれている．水は食品中で量的に最も多い成分である．肉類では60～70％の水分を含み，乾燥された穀類や豆類でも13～15％の水分を含んでいる．生体内の水は，化学物質や酵素の反応の場として，また，血液やリンパ液，細胞間液，細胞内液として各種物質の輸送や保持に重要な役割を果たしている．一方，食品中の水分は，食品の物性や食感，保存性，加工適性などに大きな影響を与えている．

B. 結合水と自由水

食品中の水は，その存在状態より，自由水と結合水とに分けられる．結合水は，食品の構成成分と水素結合した水であり，微生物に利用されにくい．結合水の分子は食品成分の表面にすき間なく結合して並び1つの層を成している（**図2.40**）．結合水の層は，第2層，第3層となるにつれて，食品成分との結合力が弱まり，結合している水分子はまばらになっていく．それに対して自由水は，食品中で自由に運動している．熱力学的運動が可能な水で，容易に気化する特徴をもち，凍結しやすい．微生物の増殖や酵素作用に利用されるほか，非酵素的褐変や脂質の酸化などの化学的変化を促進する．食

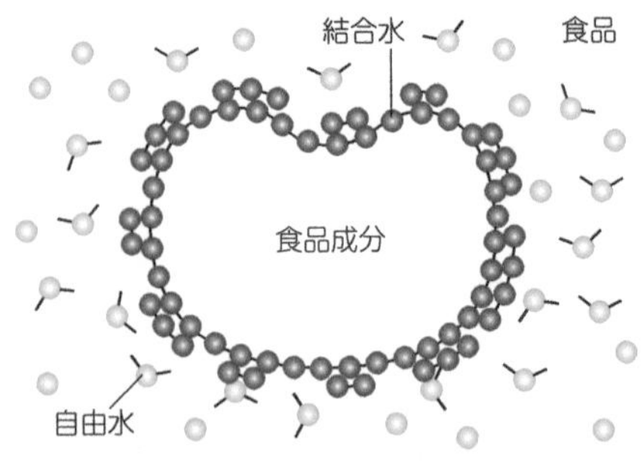

図2.40　結合水と自由水

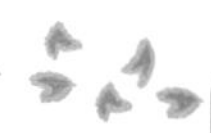

品成分表に示される水分は自由水と結合水の双方の含量を示す．噴霧乾燥法（spray dry）など加熱によって蒸発する水分は結合水と自由水の双方であり，凍結乾燥法（freeze dry）によって蒸発する水分は自由水である．

C．水分活性（Aw）

食品の自由水含量を示す指標として，水分活性（Aw：water activity）が利用される．水分活性は，食品の示す水蒸気圧（P）とその温度における最大水蒸気圧（P_0）との比（$Aw = P/P_0$）と定義される．したがって，水分活性は 0 ～ 1 の数値で示される．食品の水分活性は専用の装置を用いて短時間に測定できる．水分活性が高ければ，自由水が多いことを示し，かつ，微生物が増殖しやすい，つまり食品が腐敗しやすいことを意味する．したがって，食品産業では，水分活性が食品の腐敗のしやすさを示す指標として活用されている．

微生物の増殖に最低限必要な水分活性は，細菌で 0.91，酵母で 0.88，カビで 0.80 程度である．水分活性が 0.6 未満の食品については，ほとんどの微生物が増殖できない．

食品を水分活性の高低によって分類すると，多水分食品，中間水分食品，低水分食品のようになる（**表 2. 17**）．

表 2. 17　食品の水分活性

	水分活性（Aw）	水分含量（%）	該当する食品
多水分食品	0.87 以上 多くは 0.95 以上	50 以上	肉，魚介類，野菜，チーズ，ハム，ソーセージ，パンなど
中間水分食品（IMF）	0.85 ～ 0.65	40 ～ 15	サラミソーセージ，ジャム，ドライフルーツ，つくだ煮，塩干魚，調理済み食品など
低水分食品	0.65 以下	15 以下 （多くは 5 以下）	乾めん，ビスケット，チョコレート，キャンディーなど

a. 多水分食品

多水分食品とは，水分含量50％以上，Aw 0.87以上（多くは0.95以上）の食品であり，生鮮食品やパン，かまぼこなどがこれに該当する．保存性は低い．

b. 中間水分食品

中間水分食品（IMF）とは，水分含量40～15％，Aw 0.85～0.65の食品である．微生物の増殖は起こりにくい．比較的に水分含量が高く，腐敗しにくいので，宇宙食がこの程度の水分活性に調整されていることが知られている．サラミソーセージ，ジャム，ドライフルーツなどや，調理済み食品の多くがこれに該当する．

c. 低水分食品（乾燥食品）

低水分食品は，水分含量15％以下（多くは5％以下），Aw 0.65以下の食品である．吸湿しないようにすれば，微生物の増殖は起こらず，長期間の保存が可能である．ただし，空気中の酸素による脂質の酸化や非酵素的褐変などの劣化が起こりやすい．乾めん，ビスケット，チョコレートなどがこれに該当する．

IMF：intermediate moisture foods

Chapter 3 食品の嗜好成分および その他の成分

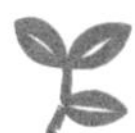

3.1 食品の嗜好に関する要素

A. 品質と感覚

食品では安全性や栄養といった条件のほかに，おいしさもたいへん重要である．おいしくなければ，その食品がたとえ栄養価が高くても，ヒトはなかなか口にしようとはしない．近年では食品成分の生理調節機能（p. 104）が注目され，さまざまな特定保健用食品（p. 209）や機能性表示食品（p. 211）が開発されているが，高い機能をもっていてもおいしくなければ継続的に利用することは難しい．おいしさは，日常に食品を選ぶ際に最も大きな選択の基準となっている．おいしさはさまざまな味の要因により構成されている．狭い意味の味は，舌に存在する味覚細胞を食品中の呈味物質が刺激することによって起こる知覚であるが，広い意味の味は食品の色，味，香り，テクスチャーなどが合わさって感じられるものであり，生理状態や精神状態，周囲の環境，さらには食習慣や食文化の影響も受ける．おいしさに深く関係しているのが嗜好に関する食品成分（嗜好成分）である．この章では特に，食品の色，味，香りおよびテクスチャーに関係する嗜好成分について述べる．

B. 刺激と感覚

私たちは食品のもつ色，味，香り，テクスチャーを刺激として感じ知覚する．色や形は物質の分光反射能や分光透過能が視覚を刺激することにより，味は食品の中の呈味物質が舌の表面に存在する味覚細胞を刺激することにより，香りは食品に含まれる揮発性物質が鼻腔粘膜に存在する嗅覚細胞を刺激することにより生じる感覚である．このように，人間が意識した内容を感覚といい，感覚を引き起こすことになった要因を刺激という．

1つの感覚を引き起こすには，刺激はある大きさを越えなければならない．この値を刺激域といい，その最小値を閾値（いきち）という．しかし，同じ種類の同じ大きさの刺激があっても，だれもが同じように感じているわけではない．感覚は個人によっても異なるし，また同一人物であっても環境や体調など，種々の条件によって異なってくる．また，同じ刺激が続くとその刺激に対して段々感覚がにぶくなってきたり（順応効果），甘味に少し塩味が加味されると甘味を強く感じるようになったりする（対比効果）．

3.2 食品の色

A. 食品の色と嗜好

食品の色や形は他の品質にさきがけて認識される．それぞれの食品には固有の色があり，退色の具合や変色により品質の劣化の程度を知ることができる．いわば食品の色や形はその食品の顔といってもよい．

私たちは食品で反射された光や食品を透過してきた光により，食品の色を

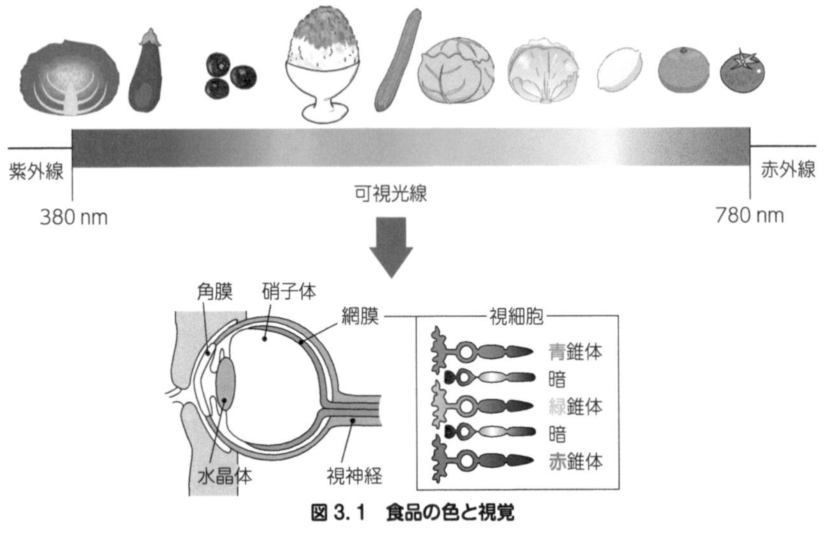

図 3.1　食品の色と視覚

認識している．私たちが目にすることができる光（可視光線）の範囲は，波長が 380〜780 nm といわれるが，食品中の色素成分はこの可視光線の一部を吸収し，吸収されなかった残りの光を私たちは食品の色として認識する（**図 3.1**）．色は光源である照明によっても随分変わり，どんなにおいしそうに色どりよく盛り付けられた料理でも，照明によってはまったく食欲をそそらなくなることもある．人により差はあるが，いちばん食欲をそそる色は黄色から赤の範囲であるといわれている．また色は味にもかなり影響をあたえる．クエン酸と砂糖で甘酢っぱい液をつくり，一方は赤い色に，もう一方は緑色に着色したところ，赤いほうが甘いと答えた人が 80％もいたという報告もある．

B．食品の色素

食品の色はそのなかに含まれる色素によって決定される．そのおもなものを化学構造から大別すると，カロテノイド系色素，フラボノイド系色素，ポルフィリン系色素などである．食品には 1 つの色素だけしかないということはなく，多くの色素がいろいろな割合で存在することにより多彩な食品固有の色となるのである．

a．カロテノイド系色素

カロテノイドは動物や植物に広く分布している黄，橙，赤などの色素である．カロテノイドには，石油エーテルによく溶けるがアルコールには溶けにくいカロテン類と，逆に石油エーテルには溶けにくいがアルコールにはよく溶けるキサントフィル類とがある．多くの種類があるが，**図 3.2** の基本構造をもっている．

カロテノイドは一般に熱，酸，アルカリに対して安定であるが，光や酸化により退色することがある．カロテン類には，カボチャ，ニンジンなどに含

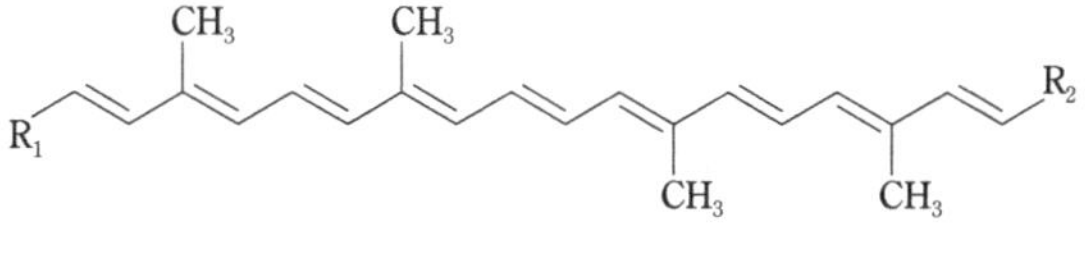

CH_3 CH_3 R_1 R_2 CH_3 CH_3

図 3.2　カロテノイドの基本構造

まれるα-，β-，γ-カロテン（橙色）やトマトに含まれるリコピン（リコペンともいう，赤色）がある．キサントフィル類には，ウンシュウミカン・トウモロコシなどに含まれるクリプトキサンチン（黄色），カボチャ，トウモロコシ，卵黄などに含まれるルテイン，ゼアキサンチン（黄色），トウガラシ，パプリカなどに含まれるカプサンチン（赤色），エビやカニの甲殻，サケ（身）などに含まれるアスタキサンチン（赤色）がある．エビやカニの

表 3.1　おもなカロテノイドの構造

カロテノイド		おもな所在	構造式
カロテン類	α-カロテン	ニンジン，茶，かんきつ類	
	β-カロテン	ニンジン，トウガラシ，サツマイモ，かんきつ類，チーズ	
	γ-カロテン	サツマイモ，かんきつ類，アンズ	
	リコペン	トマト，スイカ，カキ	
キサントフィル類	ルテイン	カボチャ，トウモロコシ，卵黄，黄葉	HO　OH
	クリプトキサンチン	ポンカン，パパイヤ，ウンシュウミカン	HO
	アスタキサンチン	カニ，エビの甲殻，サケ（身）	HO　O　OH　O
	カプサンチン	トウガラシ	HO　O　HO

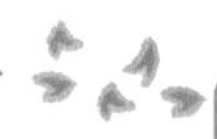

甲殻は，生の状態ではアスタキサンチンがタンパク質と結合して暗緑色をしているが，加熱したり酢を加えたりすると，タンパク質が変性して離れ，アスタシンになり美しい赤色を示す．また，α-，β-，γ-カロテンとクリプトキサンチンは体内でビタミンAに変換されて効力を発揮するため，プロビタミンAとよばれる．

おもなカロテノイドの構造を**表 3.1** に示す．

b. フラボノイド系色素

フラボノイド類は**図 3.3** の構造を共通にもっている色素の総称で，フラボン・フラボノール類，アントシアン類，タンニン類などがある．

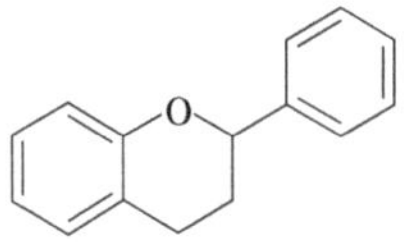

図 3.3 フラボノイド系色素の基本構造（フラバン）

フラボン・フラボノール類は野菜，果物，穀類などに広く含まれており，おもなものには野菜のルテオリン，タマネギ外皮のケルセチンなどある（**図 3.4**）が，フラボノイド系色素は配糖体として存在している場合が多く，ソバや茶に含まれるルチンはケルセチンの3位に糖ルチノースが付加した配糖体である．ほとんどのものが340 nmよりも長波長に吸収極大をもち，淡黄色・黄色の

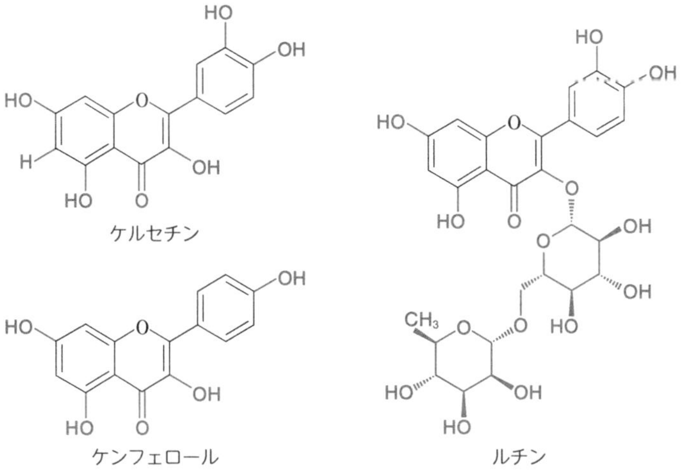

ケルセチン　ケンフェロール　ルチン

図 3.4 フラボン・フラボノール類

色を呈する．フラボノイド系色素は，アルカリ性にすると黄色が鮮やかになる．アルカリ性のかん水でつくられる中華めんの色が黄色になるのはこの例である．

アントシアン類はイチゴ，ナス，シソ，黒豆（黒大豆），ブドウなど，美しい赤色や紫色を呈する色素で，多くは配糖体として存在する（**図 3. 19** 参照）．配糖体をアントシアニン，アグリコン（配糖体から糖がとれたもの）をアントシアニジンという．アントシアンはこれらの総称である．アントシアン色素は pH により色が変化する．酸性で赤，アルカリ性では青や緑になる．また金属と錯塩をつくって色が変化する．新ショウガを酸につけると赤くなったり，シソの葉がウメの酸により鮮やかな赤色になること，ナスの漬けものに古くぎを入れると紫色が鮮やかになったり，黒豆を鉄鍋で煮ると色がよくなることなどは，古くから経験的に知られている．

タンニンとは，動物の皮をなめす性質がある成分の総称として用いられており，一般に渋味を呈する．比較的高分子のポリフェノールを意味する場合が多いが，本来フラバン-3-オール類に属するカテキン類もタンニンとされる場合がある（**図 3. 20** 参照）．果実や野菜を傷つけたときに起こる褐変はタンニン類によるものである．たとえば，紅茶やウーロン茶は酵素ポリフェノールオキシダーゼによる茶葉の発酵を利用して製造されるが，このときカテキン類の酸化重合によるタンニンの生成により茶葉が褐変する．（酵素的褐変，p. 121）．

c. ポルフィリン系色素

ポルフィリンの色素はピロールが 4 個結合した構造（ポルフィリン環）で，植物のクロロフィルや動物のヘム色素などがある（**図 3. 5**）．ポルフィリン環は，光エネルギーを吸収して反応性の高い状態となり，酸素にエネルギーを与え活性酸素を生じさせることが知られており，これが原因でヒトでは皮膚において脂質やタンパク質の過酸化障害が起きる可能性も指摘されている（光過敏症）．

クロロフィルは植物細胞の葉緑体中に存在し，タンパク質と複合体を形成していて，光合成に重要な役割を果たしている．植物性食品の緑色を表す脂溶性色素で，ポルフィリン環中にマグネシウム（Mg）を結合している．ク

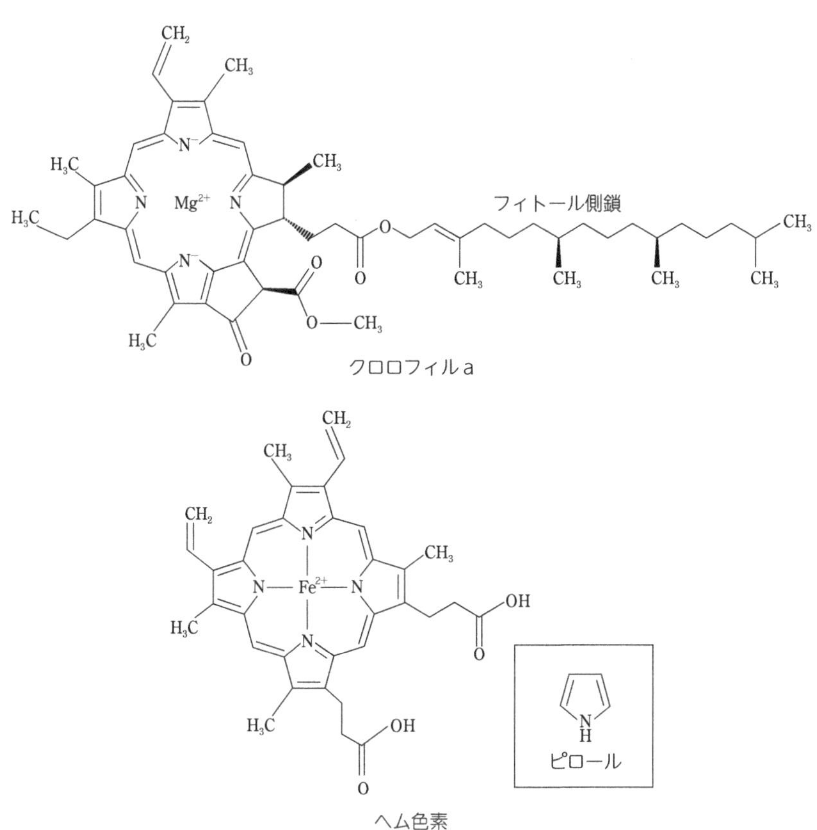

図 3.5　ポルフィン系色素

ロロフィルは，酸性条件ではMgがとれて黄褐色になり，反応が進むと褐色になる．生野菜中のクロロフィルはタンパク質に守られているが，野菜をゆでると保護していたタンパク質が変性し退色が進行する．青菜などをゆでるとき，塩（Na）を加えると緑色が鮮やかになるが，これはクロロフィルのフィトールやメタノールがとれてクロロフィリンができるためである（**図 3.6**）．アルカリで処理しても同様の反応が起こるが，この場合はビタミンの損失が大きいので調理法としては望ましくない．うすい酸で処理したり，鍋のふたをして長く加熱すると，野菜に含まれる有機酸が揮散しないので緑褐色の

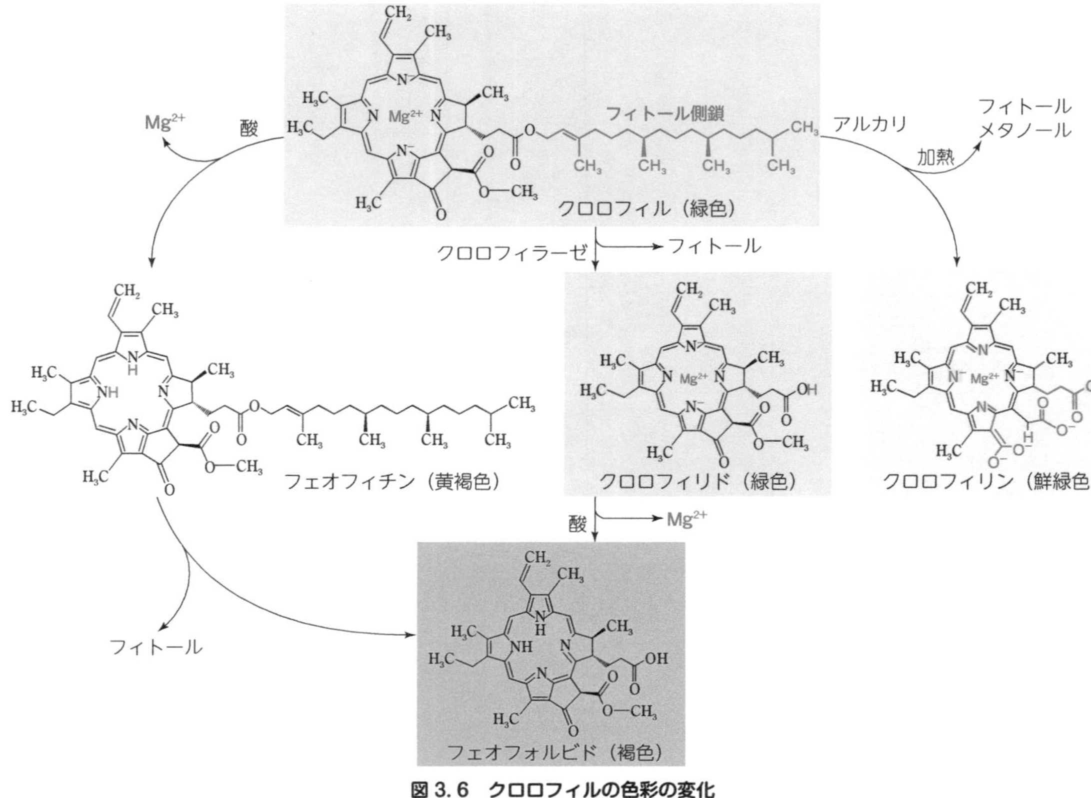

図 3.6　クロロフィルの色彩の変化

フェオフィチンとなる．この変化は漬けものや煮物でよく観察される．

ポルフィリン環中に鉄（Fe）をもつヘム色素はタンパク質と結合して赤い色を呈す．血色素であるヘモグロビン（四量体）は動物の赤血球に存在し，肉色素であるミオグロビン（単量体）は筋肉に存在する．両タンパク質ともに，ヘム鉄が二価の状態（Fe^{2+}）で酸素と結合し，三価の状態（Fe^{3+}）で酸素を放出する性質をもち，生体内では酸素の運搬に重要な役割を果たしている．

食肉においてはミオグロビンが主要な赤色色素であり，牛肉と豚肉で赤色度合いが異なるのはミオグロビン含量の違いによる．ミオグロビンは，肉の内部で酸素と触れていない状態では鉄イオンが二価の状態（Fe^{2+}）で暗い赤（紫）色であるが，酸素と触れると速やかに鮮赤色のオキシミオグロビン（Fe^{2+}と酸素が結合）になる．その後，オキシミオグロビンは徐々に酸化され，鉄イオンが三価（Fe^{3+}）となり，褐色のメトミオグロビン（Fe^{3+}）になる．肉を加熱すると，ミオグロビンはメトミオクロモーゲンに変化し灰褐色に変化する．肉の褐色化は，消費者にマイナスのイメージとなるため，ハムやソーセージでは亜硝酸塩の添加によりミオグロビンがニトロソミオグロビン（ニトロシルミオグロビン）に変えられ赤色が安定化されている．ハムやソーセー

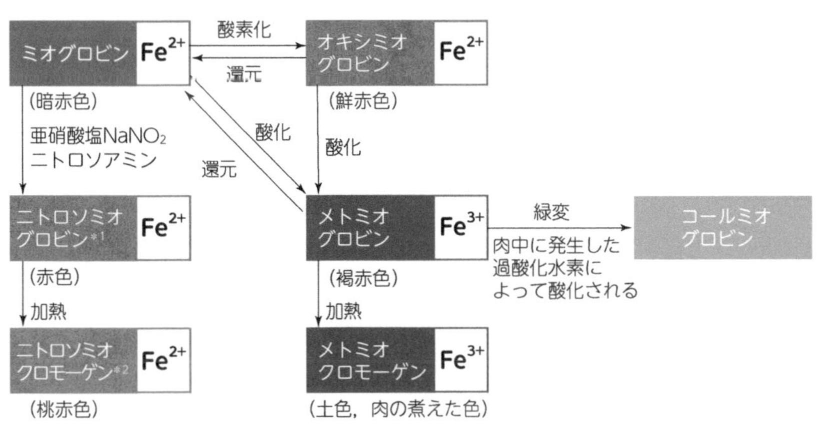

図 3.7 ミオグロビンの色調変化

ジを加熱すると，ニトロソミオグロビンはニトロソミオクロモーゲン（ニトロシルヘモクロム）に変化するが色は赤色のままである（**図 3.7**）．

3.3　食品の味

A．食品の味と嗜好

食品を口に含んだときの感覚を総称して味とよぶ．このときの快感が“うまい”と表現され，不快感が“まずい”といわれる．

味には甘味，酸味，塩味，苦(く)味の 4 つの基本味がある．この四原味のいろいろの組み合わせにより味が構成されていると考えられている．このほか旨(うま)味も純粋の化学感覚を生じ，基本味に加える．辛味，渋味，えぐ味などは化学感覚だけではなく，痛覚などの皮膚感覚が混じったものである．

B．味の生理

味は，舌の表面に存在する乳頭の孔の側面にある味細胞(み)が集まってできた味蕾(みらい)を，呈味物質が刺激することにより知覚される（**図 3.8**）．

甘味，苦味，うま味を呈する物質は，味細胞先端の特定の受容体を介して，塩味，酸味は，味細胞表面のイオンチャンネルを介して知覚される．甘，酸，

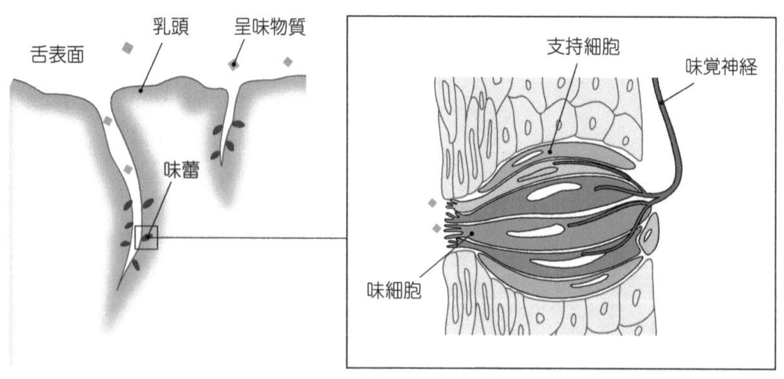

図 3.8　味蕾の構造

表 3.2　代表的呈味物質の閾値

味	物質	分子量	閾値(モル濃度)	分子の数のイメージ（これだけあると感じる量）
甘	スクロース	342	0.015	500 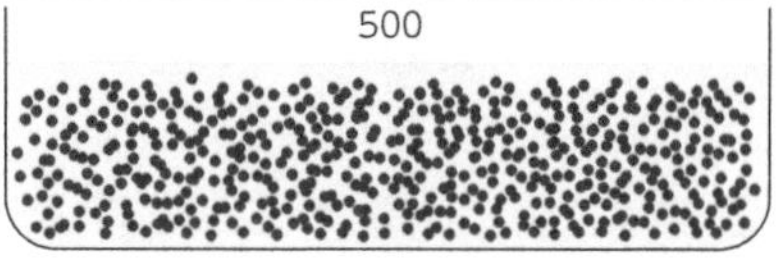
酸	食酢	60	0.0018	60 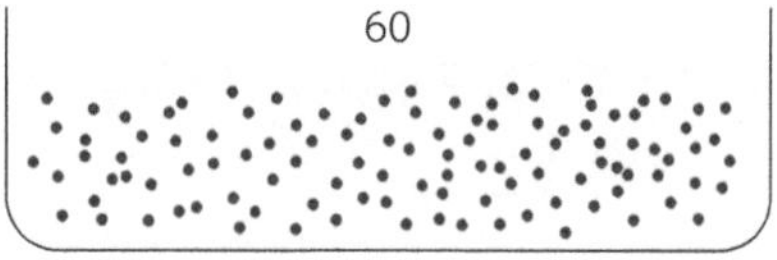
塩	食塩	58.5	0.01	333 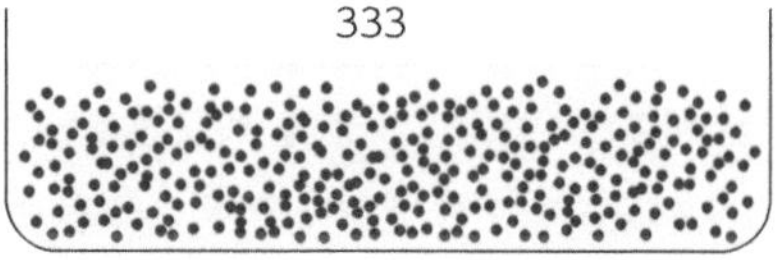
苦	塩酸キニーネ	361	0.00003	3 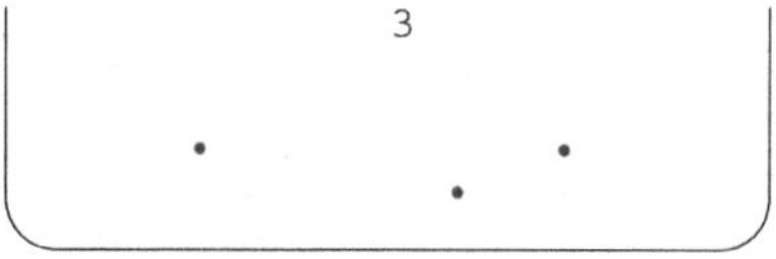

塩，苦味それぞれの代表的な物質であるスクロース，酢酸，食塩，塩酸キニーネの閾値を**表 3.2** に示す．ヒトは苦味に対して非常に敏感であり，次いで酸味に対して鋭敏であることがわかる．これは植物に含まれる猛毒のアルカロイドなどには苦味があり，食物が腐敗したときにはしばしば酸味を呈することから，これらの味に対して検出力がよくなっているものと考えられている．甘味を呈する糖類や塩味を呈する塩類は，逆に摂取を必要とする場合が多いので閾値も高くなっているのであろう．味覚の閾値は年齢とともに高くなる傾向にあるが，経験を積み，習練によって鋭敏になる場合もある．

C. おもな味とその呈味物質

a. 甘味

甘味は最もヒトに好まれる味であり，その代表的なものは糖類でスクロース，グルコース，フルクトースなどがある．糖類の甘味(かんみ)度（甘さの度合い）

は，温度による変化を受けやすいといわれているが，スクロースの甘味度は温度による影響を受けにくいため，甘味の基準物質として扱われている（**図 3.9**）．糖類のほかにもソルビトール，マルチトール，キシリトールなどの糖アルコールやグリセリンも甘味を呈し，アルデヒド，アミド，エステル，アミノ酸などにも甘味を呈するものがある．その他，タマネギのプロピルメルカプタン，青ジソのペリラルチン，甘茶のフィロズルチン，甘草のグリチルリチン，パラグアイ原産の野草中に存在する

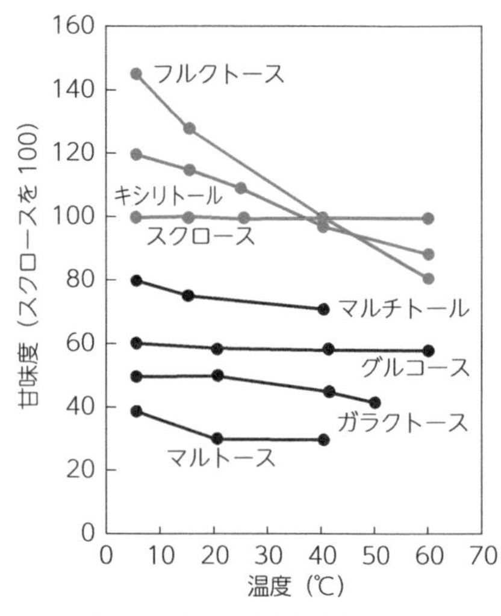

図 3.9　温度による甘味度の変化
［北畑寿美雄ほか，化学総説，**40**，52（1999）］

表 3.3　おもな甘味物質の甘味度

	物質	所在	甘味度*
糖	スクロース	砂糖，サトウキビ，甜菜	1.00
	フルクトース	果実，ハチミツ	1.20～1.50
	グルコース	果実，ハチミツ	0.60～0.70
	マルトース	水飴，やきイモ	0.35～0.40
	ラクトース	乳汁	0.15～0.40
	転化糖		1.00
糖アルコール	マルチトール	(マルトース)	0.8～0.9
	ソルビトール	干し柿の白い粉（グルコース）	0.6～0.7
	マンニトール	コンブの白い粉（マンノース）	0.6
	キシリトール	カバノキ	0.6
	(グリセリン)		0.6
天然物	ペリラルチン	青ジソ	2000
	フィロズルチン	甜茶	400～500
	グリチルリチン	甘草	50～100
	プロピルメルカプタン	タマネギ	50～70
	ステビオシド	ステビア	100～150
合成品	サッカリン（Na 塩）		200～700
	アスパルテーム		100～200
	アセスルファムカリウム		200
	スクラロース		600

*スクロースを 1.00 としたときの甘味度

ステビオシドなどもよく知られている．合成の甘味物質としては，アスパルテーム，サッカリンなどが現在，食品添加物として許可されている（**表 3.3**）．

b. 酸味

酸味を呈する物質はすべて水中で解離して水素イオンを生じ，逆にいえば酸味を呈するもので水素イオンを生成しないものはない．同じ濃度の酸では解離度の大きい酸のほうが酸味が強く，たとえば塩酸＞酢酸である．しかし，pH と酸味は必ずしも比例関係はなく，同一の pH では酸味の強さは酢酸＞ギ酸＞乳酸＞シュウ酸＞塩酸の順になる．食品に含まれる酸味物質は酢酸，リンゴ酸，酒石酸，クエン酸，フマル酸などの有機酸であるが，これらはそれぞれ特有の味をもっているので，加工食品においてはいくつかの有機酸を混合して，目的にかなった酸味をつくりだしている．

c. 塩味

一般にアルカリのハロゲン化物は塩味を呈するが，その代表的なものは食塩（NaCl）で，純粋な塩味を呈する．そのほかの塩類には苦味などほかの味が混じっている．塩味は食物の味として欠くことのできない基本的なもので，食品の味つけにはほとんどすべての場合食塩が用いられ，食塩の添加によって旨味や甘味が引き立つことが多い．

有機塩の中では，NaCl に近い塩味をもつものとしてリンゴ酸ナトリウム，グルコン酸ナトリウム，塩化カリウム（KCl）などがある．近年，ナトリウム摂取過多による高血圧，腎疾患，心疾患が問題となっているが，これらの対策として，塩化カリウムを使用した「減塩」，「無塩」調味料が数多く販売されている．

d. 苦味

一般に苦味は食物の味としては嫌われることが多いが，ある程度の苦味を推奨されるものに茶，コーヒー，ビールなどがある．また苦味は食欲を増進させることも知られている．茶，コーヒーの苦味はカフェインで，ココア，チョコレートの苦味はテオブロミンであり，両者とも興奮作用をもっている．ビールの苦味は製造時に加えるホップ（カラハナ草の毬花（きゅうか））に由来するフムロンが主体である．その他，ナリンギン（夏ミカン），ヘスペリジン（ミカンなどのかんきつ類），ククルビタシン（キュウリ）なども重要な苦味物質である．

表 3.4　おもな苦味物質の閾値

物質	分子量*	閾値(モル濃度)
硫酸キニーネ	746.9	0.000008
塩酸キニーネ	360.9	0.00003
ニコチン	162.2	0.000019
カフェイン	176.1	0.0007
フェニルチオ硫酸（健常者）	152.2	0.00002
フェニルチオ硫酸（味盲者）		0.008
硫酸マグネシウム	120.4	0.0046

*分子量は無水物

苦味を呈するおもな物質の閾値を**表 3.4** に示す．ほかの呈味成分と比較すると極端にその濃度が低いのが特徴である．毒性を示す化合物は苦味を呈することが多い．苦味に対する閾値が低いのは，ヒトが微量の毒物を見分けるために保持している能力の一つと考えられている．

フェニルチオ尿素は大多数の人々には苦く感じられるが，少数の人にはほとんど，あるいはまったく無味であることが発見された．こういう現象を味(み)盲(もう)という．このほかにもいくつかの味盲物質が見いだされている．味盲という言葉は誤解をまねきやすいが，特別な物質に対する味覚能力がないだけで，ほかの味に対しては正常で日常生活にはまったく支障はない．

e. 旨味

四原味のほかに，1 つの独立した味と考えられているものに旨味がある．

旨味を呈するおもな物質は，アミノ酸系，核酸系，有機酸系に分けられる．アミノ酸系ではグルタミン酸ナトリウム（コンブの旨味）やL-テアニン（玉露茶），核酸系では 5′-イノシン酸ナトリウム（畜肉，魚肉，カツオ節の旨味）と 5′-グアニル酸ナトリウム（シイタケの旨味）などがあり，有機酸系には貝類に多く含まれるコハク酸がある．5′-イノシン酸ナトリウムあるいは 5′-グアニル酸ナトリウムはグルタミン酸ナトリウムといっしょに使用すると，旨味がそれぞれの旨さの和以上に増加する．この現象を味の相乗効果といい，調味料に応用されている．

f. 辛味，渋味，えぐ味

辛味は味だけでなく，痛覚を伴った感覚である．トウガラシのカプサイシ

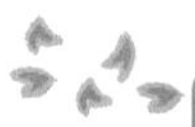

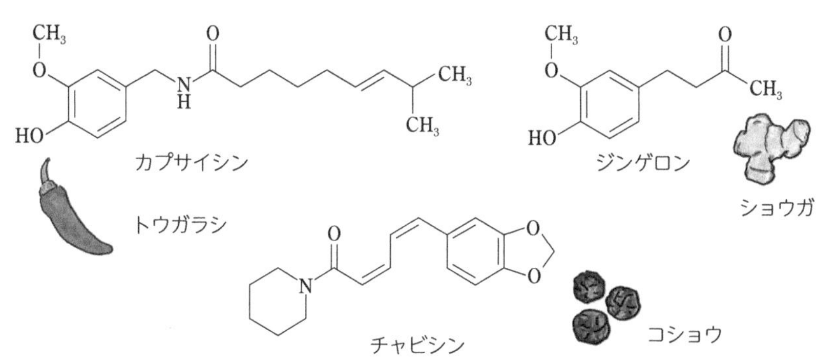

図 3. 10　辛味，渋味，えぐ味に関する成分

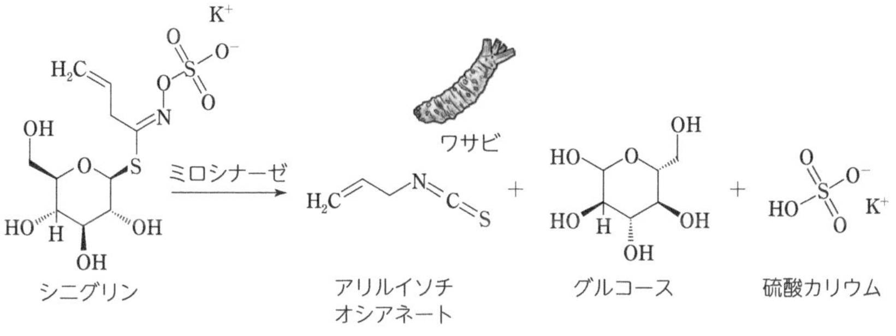

図 3. 11　辛味成分

ン，ショウガのジンゲロン，ショウガオール，コショウのチャビシンなどがその代表である（図 3. 10）．

カラシやワサビなどアブラナ科植物のカラシ油類は植物中では配糖体として存在し，そのままでは辛味はないが，細胞を磨砕すると酵素ミロシナーゼが作用してカラシ油を遊離して辛味を呈する．たとえば，シニグリン（クロガラシの種子やワサビの根茎）は酵素作用により，強い辛味と香気をもつアリルイソチオシアネートを生じる（図 3. 11）．

渋味は，ポリフェノール類による舌の粘膜タンパク質の凝固（収れん作用）によって生ずる感覚である．一般に好まれない味であるが，茶やワインでは大切な味であり，カテキン，タンニン類がその代表である．茶葉中のカテキン類ではエピガロカテキンガレート（EGCg）などが強い渋味を呈する．渋柿では水溶性タンニンが強い渋味を呈するが，タンニンが不溶化すると渋味を呈さなくなる．渋柿を干した干し柿が渋くないのはこのためである．そのほか，コーヒーのクロロゲン酸なども渋味成分に含まれる．

タケノコ，ナス，フキ，ゴボウなどのえぐ味はホモゲンチジン酸である．無機のカリウム塩が多いときにはあく味が感じられ，ゆでると溶出除去される．ホウレンソウのえぐ味の原因はシュウ酸であるが，シュウ酸はカルシウムと結合しやすく，シュウ酸カルシウムがえぐ味の原因ともいわれる．シュウ酸は，生体内でカルシウムと強く結合し，小腸でのカルシウムの吸収を阻害することも知られている．

3.4 食品の香り

A. 食品のにおいと嗜好

においは食品を口に入れる前に知覚され，食物を選択するうえで重要な役割を果たす．"におい"は，好まれるか否かによって用語としても使い分けられている．すなわち，好ましいにおいに対しては，"匂(にお)い"，"香り"といった用語が用いられ，好ましくない場合には"臭(にお)い"，"異臭"，"悪臭"といった用語が用いられる．好ましい香りは食欲を増進させ，反対に嫌な臭いは食欲を失わせる．食品の調理や加工でも，よい香りは生かすように，好ましくない臭いは減少させるように工夫される．香りは，調理や加工の間にも変化することが多く，香りによってその進度や終点を判断することができる．さらに，食品が古くなると異臭を発するようになるので，それによって腐敗や変敗を知ることができる．

食品の香りを構成している揮発性成分を香気成分とよぶが，香気成分は想像以上に多種多様である．たとえばブドウの香気成分として，少なくとも78種の化合物が同定されている．1つの化合物でその食品固有の香りを呈す

EGCg：epigallocatechin gallate

るものもあり，また量に多少の差はあっても数多くの食品に含まれているようなものもあって，1つ1つの成分の香りと食品全体の香りとの関係は複雑である．単独ではいやな臭いを呈する成分も食品の香りに深みを与えるうえで重要な役割を果たしている場合も多い．

B. 香りの生理

香りは空気中に分散する揮発性物質によって，鼻腔粘膜の上皮にある嗅覚細胞が刺激されて生じる感覚である（**図 3. 12**）．

香りに対するヒトの感覚は非常に疲労しやすく，同じものを続けてかぐとすぐに感じなくなる．この場合でも別の香り，臭いは十分感じ取ることができる．また，この感覚は個人差が大きく，通常の人が強く感じるのに，ほとんど感じない人もいる．さらに，同一人でも健康状態などによってかなり異なることがある．

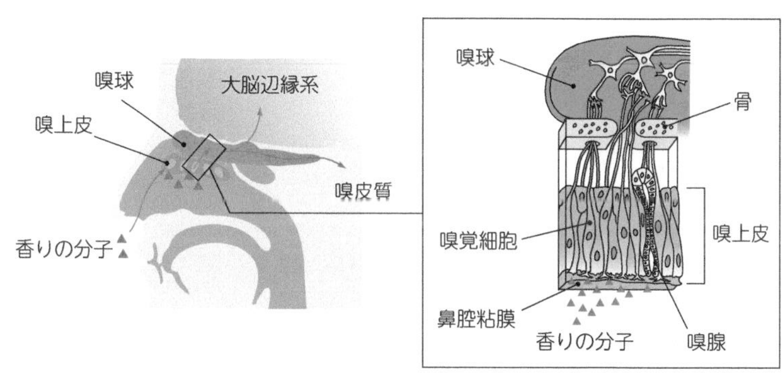

図 3. 12　香りを感じるしくみ

C. 食品の香りと臭いの成分

a. 植物性食品の香り

果実類の香りのおもなものはテルペン類と脂肪酸エステルで，化学的に合成され着香料として菓子や洋酒に加えられるものも多い．さまざまな果物の

表 3.5 果物の香りの調合比

香りの種類	イチゴ	ウメ	パイナップル	ナシ	モモ	オレンジ	メロン	レモン	ブドウ	サクランボ	リンゴ
亜硝酸エチル	1							1			1
アルデヒド		5	1		2	2	2	2	2		2
酢酸エチル	5	5	5	5	5	5		10		5	1
吉草酸アミル（リンゴ・バナナ香）											10
酪酸アミル（バナナ香）	2										
酢酸アミル（アンズ・ナシ香）	3		10	10		1					
アミルアルコール					2						
酪酸エチル（パイナップル香）	5	2			5	1	4				
吉草酸エチル					5		5				
安息香酸エチル（香・防腐）						1				5	
ギ酸エチル（モモ香）	1	1			5	1	1		2		
グリセリン（甘味）	2	8	8	10	5	10	3	5	10	3	4
アンズ仁油（ベンズアルデヒド）		4			5					1	
ダイダイ皮精油						10		10			
エナントエーテル									10		
酒石酸（酸味）						1		10	5	1	
コハク酸（旨味）								1	3		

香りと調合割合の例を**表 3.5** に示す.

ブドウには特有の成分としてアントラニル酸メチルがあり，モモにはピーチアルデヒドとよばれるγ-ウンデカラクトンがある．バナナの特徴的な成分には酢酸イソアミルがあり，バラ科のウメ，モモ，アンズの種子にはベンズアルデヒドが含まれている．かんきつ類の共通の香りはテルペン類のリモネン，リナロールなどで，このほかシトラール，シトロネロールが含まれ，グレープフルーツに特有のヌートカトンなどがある（**図 3.13**）.

野菜類では，青菜の臭いの本体は青葉アルコールや青葉アルデヒドであり，キュウリ独特の青臭い臭いの成分はキュウリアルコールとキュウリアルデヒドである（**図 3.14**）．これらのアルコール，アルデヒドの生成には酵素リポキシゲナーゼによる脂肪酸の酸化反応が関係している．ダイコン，カブ，アスパラガス，キャベツなどの臭いの成分としては種々の含硫化合物があり，そのなかにはビタミンU作用を示すものもある．ネギ類に共通の臭いも各種の硫化物で，たとえば，ニンニクの強い臭気の成分であるアリシンは，ア

ブドウ
アントラニル酸メチル
モモ
γ-ウンデカラクトン
ウメ
アンズ
ベンズアルデヒド
かんきつ類
d-リモネン
リナロール
シトラール
グレープ
フルーツ
ヌートカトン
メントール

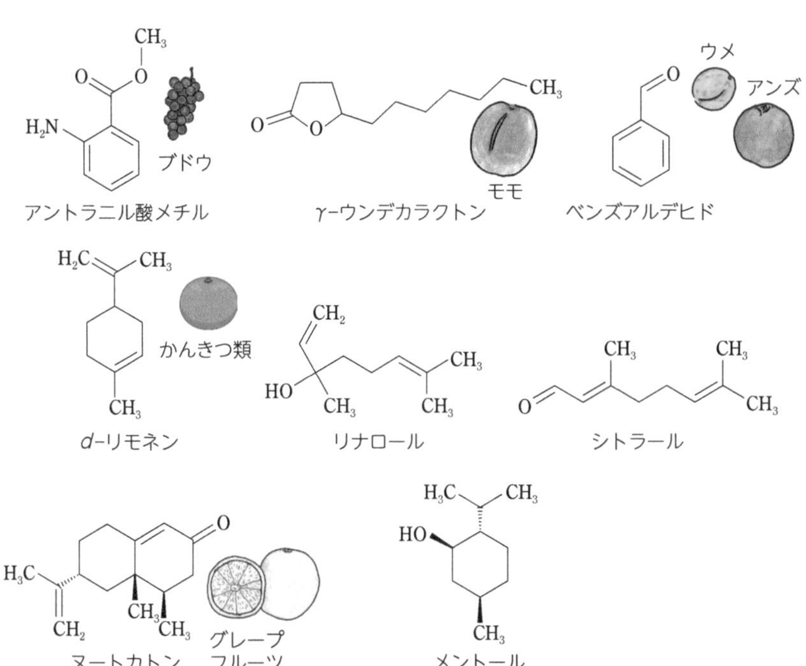

図 3.13 ブドウ，モモ，かんきつ類の香り成分

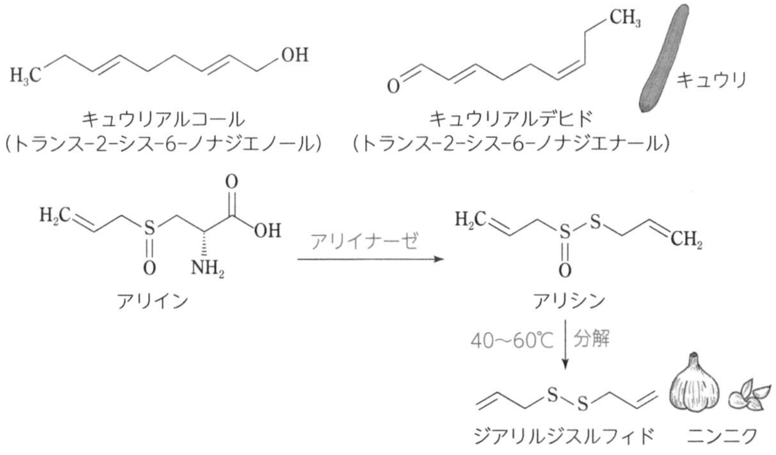

キュウリ
キュウリアルコール
（トランス-2-シス-6-ノナジエノール）
キュウリアルデヒド
（トランス-2-シス-6-ノナジエナール）
アリイナーゼ
アリイン
アリシン
40〜60℃
分解
ジアリルジスルフィド
ニンニク

図 3.14 キュウリ，ニンニクの臭い成分

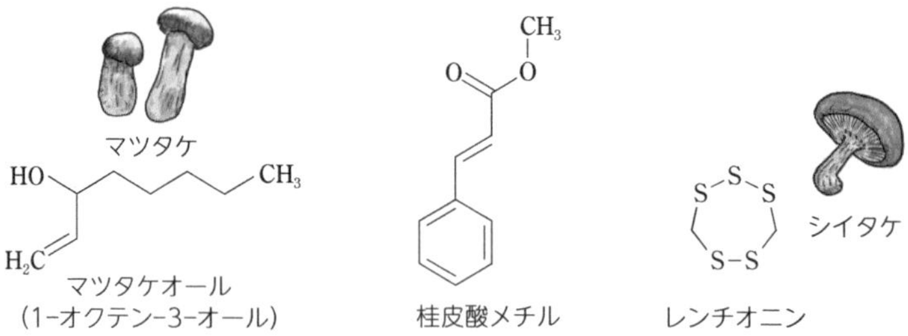

マツタケ

マツタケオール
(1-オクテン-3-オール)

桂皮酸メチル

シイタケ

レンチオニン

図 3.15　きのこ類の香り成分

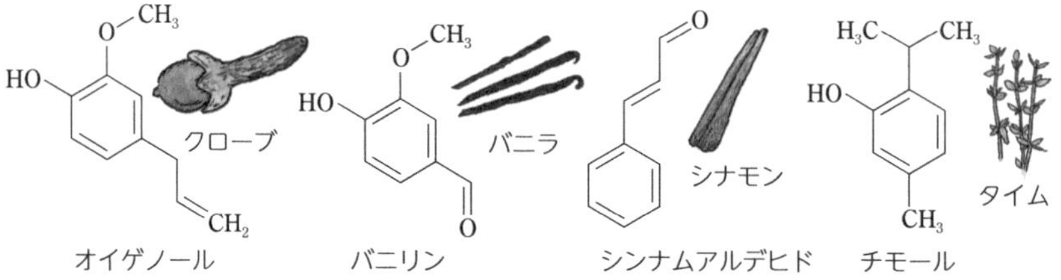

クローブ

オイゲノール

バニラ

バニリン

シナモン

シンナムアルデヒド

タイム

チモール

図 3.16　香辛料の香り成分

リインから酵素アリイナーゼの作用によって生じたものである（**図 3.14**）．アリシンとビタミン B_1 が結合したアリチアミンは，ビタミン B_1 分解酵素に安定で消化管からの吸収もよい．

きのこ類の香りとしては，マツタケのマツタケオールや桂皮酸メチル，シイタケのレンチオニンが有名である（**図 3.15**）．

香辛料・ハーブ類の香りとしては，オイゲノール（クローブ），バニリン（バニラ豆），シンナムアルデヒド（シナモン），チモール（タイム）などがある（**図 3.16**）．

b. 動物性食品の臭い

海産魚に特有の生臭い臭いは，魚体中に大量に存在する無臭のトリメチルアミンオキシド（TMAO）が死後，細菌によって分解されて生じたトリメチルアミン（TMA）が主体である．淡水魚にはトリメチルアミンオキシドはほとんどないが，ピペリジンが生臭い臭いのもととなる．古くなった魚には

TMAO：trimethylamine N-oxide，TMA：trimethylamine

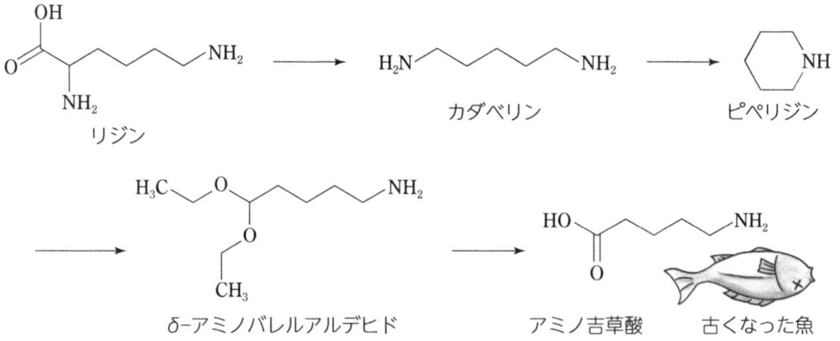

リジン　カダベリン　ピペリジン

δ-アミノバレルアルデヒド　アミノ吉草酸　古くなった魚

図 3.17　鮮度低下に伴う臭い

そのほかにメチルメルカプタン，硫化水素，スカトール（3-メチルインドール），δ-アミノバレルアルデヒドやδ-アミノ吉草酸などができて臭いが悪くなる（**図 3.17**）．なお，スカトールと類似した構造をもつインドールは，高濃度では悪臭を呈するが低濃度では花様（ジャスミン）の香りを呈し，濃度によってにおいの質が変化することで有名である．サメ類は，トリメチルアミンオキシドのほかに2%にもおよぶ尿素を含んでいるので，アンモニアが発生してさらに悪臭となる．

新鮮な獣肉の臭いはアルデヒド系であるとされているが，鮮度が低下してくると，δ-アミノ吉草酸やアンモニア，硫化水素，メルカプタン類ができて臭いを悪くする．

バターなど発酵乳製品の臭いの主体を成すのは，乳酸，クエン酸などから微生物の作用によってつくられるジアセチル，アセトインである．そのほか，乳製品には低級脂肪酸，アルデヒド類，硫化物などが見いだされている．

c. 食品の加熱香気

食品を加熱すると生のときには感じられなかった臭いがするようになる．これは食品に含まれている成分が酸化・分解したり，成分間で反応したりすることによって新しい揮発性成分ができるためである．その代表的なものが，アミノ酸と糖が反応し褐色物質をつくるアミノカルボニル反応の副反応であるストレッカー分解によるものである（**図 4.5** 参照）．これはアミノカルボニル反応で生じたジカルボニル化合物がアミノ酸と脱水縮合し，さらに酸化

表 3.6　アミノ酸とグルコースの加熱香気

アミノ酸	100℃ 加熱	180℃ 加熱
(グルコースのみ)	なし	カラメルのにおい
アルギニン	ポップコーンのにおい	焦げた砂糖のにおい
リジン	なし	パンのにおい
ヒスチジン	なし	トウモロコシパンのにおい
ロイシン	甘いチョコレートのにおい	焦げたチーズのにおい
イソロイシン	古くさいにおい	焦げたチーズのにおい
バリン	黒パンのにおい	チョコレートのにおい
スレオニン	チョコレートのにおい	焦げくさいにおい
メチオニン	ジャガイモのにおい	ジャガイモのにおい
アスパラギン酸	キャンデーのにおい	カラメルのにおい
グルタミン酸	チョコレートのにおい	バターボールのにおい
フェニルアラニン	スミレのにおい	スミレ，リラのにおい
プロリン	タンパク質の焦げたにおい	パンのにおい

[W. J. Herz, R. S. Shallenberger, *Food Res.*, **25**, 491(1960)]

的脱炭酸反応を受け，炭素数の1つ少ないアルデヒドやアミノレダクトンを生成する反応である．アミノレダクトンはさらに縮合してピラジンを生成する．アルデヒド類やピラジン類は加熱香気として重要である．これらの臭いは，アミノ酸とカルボニル化合物の種類，量比，加熱温度，時間，pH などの反応条件によって異なり，非常に複雑である．**表 3.6** にグルコースとアミノ酸を加熱したときに生じるにおいの例を示す．

3.5　食品のテクスチャー

A. 食品のテクスチャーと品質

食物を口に入れたとき，味や香りのほかに，かたい，やわらかい，粘っこいなどの感覚が生ずる．この感覚は食品が口腔内の皮膚や粘膜を刺激することによって生ずるもので，舌ざわり，歯ざわり，歯ごたえ，のどごしなどの食感要素を総称してテクスチャーという．このテクスチャーという言葉は，もとはラテン語の“織りなす”という言葉からきており，食品だけでなくいろいろな物質のきめの細かさや粗さを表すのに用いられる．テクスチャーには食品のミクロな構造が関係しており，食品を構成する微細粒子の大きさ，

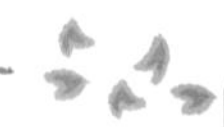

形，配列状態によって支配される．その微細粒子がコロイド溶液のように比較的大きいものでは，テクスチャーへの影響が大きい．

一般に，食品の嗜好的品質の中では味や香りのような化学的な品質特性が重要視されることが多いが，テクスチャーのような物理的な特性も大切である．クリームのなめらかさ，カマボコの弾力性などを考えてみるとよくわかるであろう．食品の調理や加工の目的も，一つにはその食物に適したテクスチャーを与えることにある．

B. 食品のテクスチャーの表現と測定法

食品はその原料を動植物に求めている．したがって，食品材料はタンパク質，糖質，脂質，そのほかいろいろな成分から成っており，非常に複雑な系である．これらを原料とする加工食品も種々雑多であり，感覚として認識されるテクスチャーも実にさまざまである．このように複雑なテクスチャーを表現する用語も，たいへん複雑になっている．**表 3.7** に，わが国とアメリカでよく用いられるテクスチャーの用語を使用頻度順に示した．

テクスチャーは本来感覚として把握するものであるから，それを直接測定することは困難である．しかし，テクスチャーを客観的に評価することが必要とされる場合も多いので，種々の工夫による機器分析が開発されている．その方法としては，物体に力を加え，力と物体の変形や流動の関係を調べるのが普通である．これらの関係の基本的なものは，液体の示す粘性，固体の示す弾性および塑性などであるが，食品ではこれらが複雑に絡みあった粘弾性，塑弾性ともいうような性質を示す．このような物体の示す力学的特質を

表 3.7　わが国とアメリカでの使用頻度の高いテクスチャー表現用語

日　本	アメリカ
かたい，やわらかい	crispy（ぱりっとした），dry（ぱさぱさした）
水気の多い，かみやすい	juicy（水気の多い），soft（やわらかい），thin（さらっとした）
油っぽい，粘り	creamy（クリーム状），crunchy（かりかりした）
つるつる，クリーム状	thick（濃厚な）
こりこり，かりかり	chewy（かみやすさ），gummy（ゴムのような）
なめらか，あっさりとした	smooth（なめらか），hard（かたい），short（さっくりした）
さっぱりとした，のどごしのよい	light（かるい），flaky（フレーク状の）

研究する学問分野をレオロジーといい，さまざまな食品製造，調理における現象がレオロジーにより説明されている．たとえば，水溶きかたくり粉の場合，かたくり粉に水を加えてゆっくりかき混ぜるととろみがでるものの，激しく攪拌した場合には粉がかたまりになってしまうことがある．これは，密な充填状態で集まっている粒子に強い外力を加えると流動性を失い固化する「ダイラタンシー」という現象で説明される．同様に，卵白の泡立ての例では，適度な力で攪拌や振動を加えるとコロイド溶液のゲル化が促進される「レオペクシー」という現象で説明される．

近年，テクスチャーの測定によく用いられる機器に，テクスチュロメーターという咀嚼（そしゃく）運動を模した測定機がある．これは，正弦運動によって上下するプランジャーで試料台上の食品を2回押さえ込み，そのときに試料台の受けた力を連続的に記録し，そのパターンからテクスチャー関連特性を求める方法である．

C. テクスチャーが重視される食品

食品のテクスチャーは，調理や加工により変化するのが当然であるが，具体的にテクスチャーのよしあしが食感要素としてよく問題とされる食品は，ゾル状食品，ゲル状食品，エマルション食品，泡沫食品などである．

a. ゾル状食品

多糖類やタンパク質などの高分子を含んだ液状食品のことで，粘性が重要視される．液中に含まれる高分子としては，デンプン，アルギン酸，ガム質，カルボキシメチルセルロース（CMC）などの多糖類，ゼラチンなどの水溶性タンパク質の場合が多い．これらを含む食品においては，その粘っこさやなめらかさが食感要素として大切で，それぞれ食品に与える粘稠（ねんちゅう）性には特質があるので，目的に応じて使い分ける必要がある．

b. ゲル状食品

寒天，ゼラチン，ペクチンなどからなるゲルや，コンニャク，プディング，ヨウカン，チーズ，豆腐，カマボコ，ウドン，ソバなどのように，それぞれ

CMC：carboxymethyl cellulose

特有な剛性，弾性，粘性を備えている固形食品をゲル状食品という．これらのテクスチャーは，感覚的には，かたさ，やわらかさ，歯切れ，歯ごたえ，なめらかさなどとして感じとられるものである．

ゲル状食品では，食品に引っぱりとか，圧縮のような外力を加えると弾性を伴う変化が起こる.外力が比較的小さい間は力に比例して変形が起こるが，外力を取り除くと元に戻る．この性質が弾性である．変形の回復が起こる以上の力が加わった場合，ゲルの内部で流動が起こり，外力を取り除いても元に戻らなくなる．そして，さらに外力を強めると，破断が起こる．このときの外力がゲル強度で，かたさややわらかさを表す．また，ゲルの歯切れや歯ごたえはゲル強度に弾性や流動性が加味された感覚であると考えられる．

c. エマルション食品と泡沫食品

エマルション食品とは，互いに溶けあわないものの一方が他方の中に微粒子となって分散している食品のことである．この分散状態をエマルションといい，分散状態にすることを乳化という．乳化作用をもつ物質が乳化剤であり，分子内に疎水性と親水性の両方の性質を有する．エマルション食品のなかで水に油が分散したもの（O/W 型，oil in water 型）が牛乳やマヨネーズであり，油に水が分散したもの（W/O 型，water in oil 型）がバター・マーガリンである（**図 3. 18**）．他方，泡沫食品というのはたとえばトロロ，泡立てクリーム，アイスクリーム，パン，スポンジケーキなどのように，それぞ

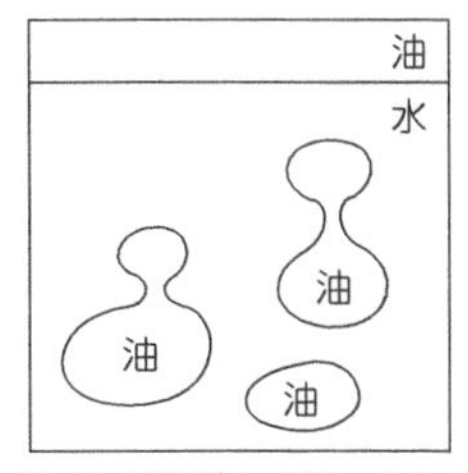

水と油を混ぜよく振ったとき

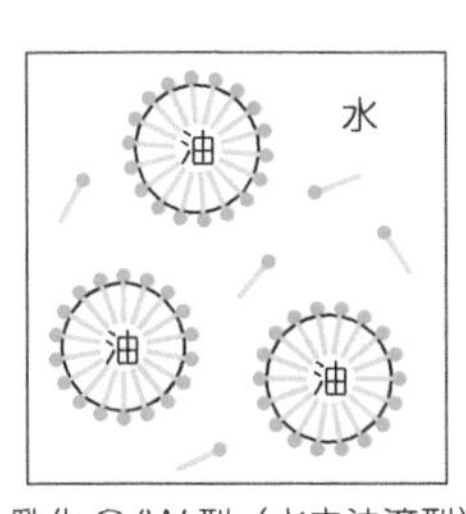

乳化 O/W 型（水中油滴型）

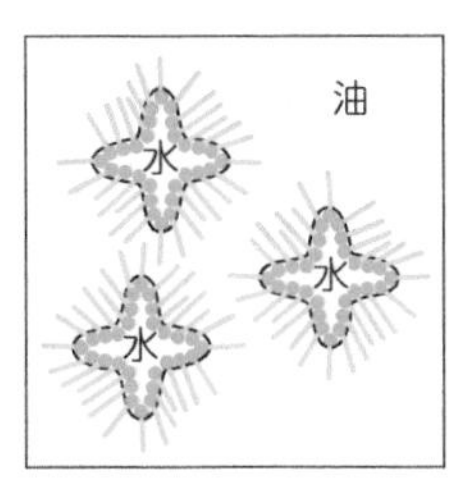

乳化 W/O 型（油中水滴型）

親油性
乳化剤：
親水性

図 3. 18　乳化についての模式図

れ特有の膜でおおわれた数多くの気泡の集まりによって形成されている食品である．これらはそれぞれ特徴のある粘弾性をもっており，そのテクスチャーが食感要素の 1 つとして重要視される．

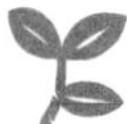

3.6 食品中の機能成分

最近，食品中にはさまざまな生体の生理調節機能をもつ成分があることが次々と明らかになり，その働きも解明されてきた．その成果は特定保健用食品（p. 209）や機能性表示食品（p. 211）にも活かされている．現在，生理調節機能が明らかにされている代表的な物質をあげる．

A. ポリフェノール類

ポリフェノールとは同一芳香環上に 2 個以上のヒドロキシ基（−OH 基）

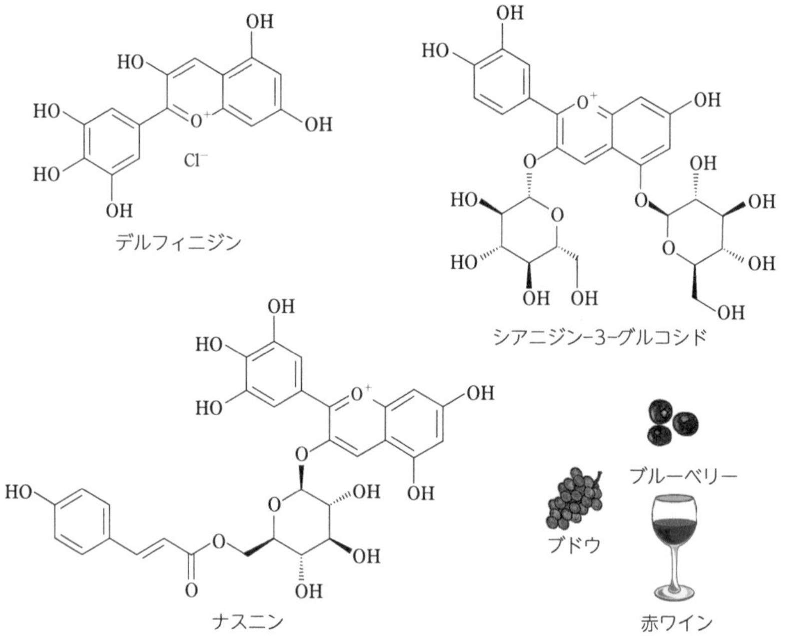

図 3.19 アントシアニン類

をもつ化合物の総称で，多価フェノールともいう．アントシアニン類，カテキン類，イソフラボン類，フラボノイド類などの植物の葉，茎，樹皮，果皮などに含まれる色素や苦味・渋味成分である．ポリフェノール類には体内の活性酸素を除去して細胞への攻撃を防ぐ抗酸化作用があり，この作用が動脈硬化，糖尿病，がんなどの予防，老化抑制などさまざまな生理調節機能に関係している．

a. アントシアニン類

黒豆，紫イモ，赤シソ，ブドウ，赤ワイン，ブルーベリーなどに含まれる赤，紫，青色の色素で，シアニジン，デルフィニジン，マルビジンなどの配糖体（**図 3. 19**）が数多く見いだされ，血圧の上昇抑制，毛細血管の保護，血栓の生成抑制，眼精疲労回復などに効果があると報告されている．

b. カテキン類

茶や柿，赤ワインなどに含まれる渋味成分で，カテキン，エピガロカテキンガレート（EGCg）などがある（**図 3. 20**）．抗酸化作用，血栓の生成抑制，血清コレステロール値低下，血糖値の上昇抑制，抗アレルギー・抗炎症作用などが明らかにされており，強い殺菌力による虫歯や口臭の抑制効果もある．茶カテキン類の中で，EGCg は最も多量に存在するだけでなく多様な生理活性をもつ機能性成分として注目されている．

c. フラボノール類

ケルセチン（タマネギ）やその配糖体であるルチン（ソバ）（**図 3. 4 参照**）

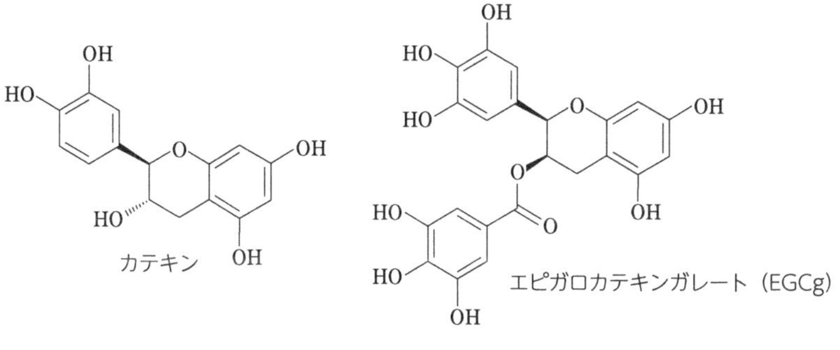

カテキン

エピガロカテキンガレート（EGCg）

図 3. 20 カテキン類

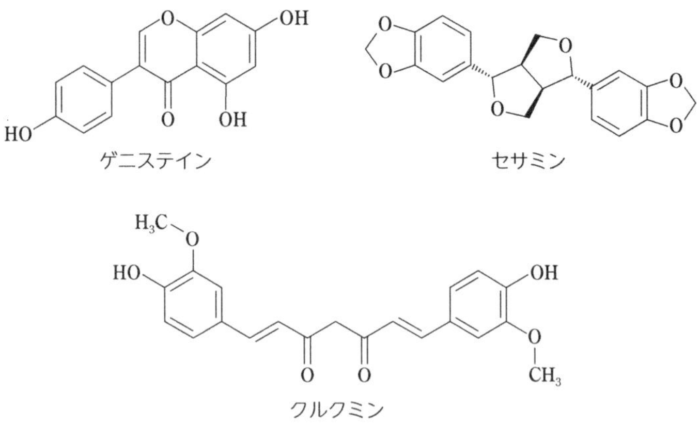

ゲニステイン

セサミン

クルクミン

図 3. 21　ゲニステイン，セサミン，クルクミン

には抗酸化作用，抗炎症作用など多様な作用が明らかにされている．

d. イソフラボン類

大豆にはゲニステイン(**図 3. 21**)やダイゼインなどのイソフラボンが多い．これらは女性ホルモンであるエストロゲン類似の構造と作用をもつため，更年期障害の症状軽減，骨粗鬆症の予防に役立つとされている．

e. ゴマリグナン

ゴマに含まれるセサミン（**図 3. 21**），セサモリンなどのリグナン類で，血清コレステロール低下，肝機能活性化，がん抑制，免疫賦活などの作用がある．なお，セサモリンに抗酸化作用はほとんどないが，セサモリンの加熱分解物セサモール（焙煎ゴマ油に含まれる）は強い抗酸化作用を示す．

f. クルクミン

クルクミン（**図 3. 21**）はターメリック（ウコン）に含まれる黄色の色素で，カレーの色でもある．優れた解毒作用や胆汁分泌促進作用により，肝機能の強化，肝障害の予防改善に効果があるとされるが，過剰摂取による肝障害の報告もある．

g. サポニン

植物に広く存在する石けんのように泡立つコロイド水溶液を作るものの総称で，特に大豆サポニンはコレステロールや中性脂肪を溶解して取り除くと

され，血栓症や動脈硬化症の予防に役立つ．

h. その他

コーヒー，ゴボウ，リンゴなどに多いクロロゲン酸にも抗酸化，抗がん作用が認められている．

B. カロテノイド類

緑黄色野菜に多いβ-カロテンをはじめ，トマトの赤い色素のリコペン，かんきつ類，特にウンシュウミカンに多いクリプトキサンチン，サケ（身）のアスタキサンチン，トウモロコシのルテインなどのカロテノイドには強い抗酸化作用がある（**表 3.1** 参照）．カロテノイドの抗酸化作用は，活性酸素の一種である一重項酸素（$^1O_2$）を消去する点が特徴である．$^1O_2$ は紫外線を浴びた皮膚で生成するため，カロテノイドは皮膚での抗酸化を目的として化粧品などに利用される場合もある．

C. 食物繊維，オリゴ糖

整腸作用，腸内細菌叢改善，便秘予防，血中コレステロール低下作用などをもつ食物繊維やオリゴ糖類が特定保健用食品に応用されている．おもなものに乳果オリゴ糖，大豆オリゴ糖，フラクトオリゴ糖，ガラクトオリゴ糖，イソマルトオリゴ糖，難消化性デキストリン，ポリデキストロース，グァーガム，ラフィノース，ガラクトマンナン，アルギン酸ナトリウム，キトサン，小麦ふすま，サイリウム種皮など多種多様なものがある．また，きのこ類のβ-グルカン，特にシイタケのβ1,3-グルカンには免疫増強作用，抗がん作用が認められている．軟骨や関節に存在するコンドロイチン硫酸は水溶性食物繊維の一つで，コラーゲンとともに体内の結合組織をつくっているため，組織の保水力や弾力性を高める．

D. ペプチド，アミノ酸

さまざまなペプチドやアミノ酸にさまざまな生理作用，血圧降下，免疫増強，インスリン分泌増強，血栓予防，鎮静効果などがあることが明らかになってきた．牛乳に見いだされたカゼインホスホペプチド（CPP）はカルシウムの腸内への吸収を高めるペプチドであり，イカ，タコなどに多いアミノ酸のタウリンは血圧低下，コレステロール低下作用がある．GABA（γ-アミノ酪酸，通称ギャバ）（**図 3. 22**）は窒素処理をした緑茶，発芽玄米などに多く含まれ血圧上昇抑制作用がある．

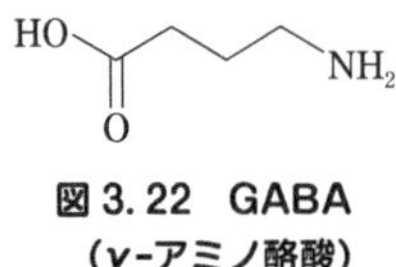

図 3. 22　GABA（γ-アミノ酪酸）

E．脂質関連物質

特に青魚に多い n−3 系脂肪酸のイコサペンタエン酸（IPA），ドコサヘキサエン酸（DHA）（**図 3. 23**）には血栓溶解作用，血中コレステロール低下作用，抗アレルギー作用などが認められている．リン脂質のレシチンにはその乳化作用により血管壁に溜まったコレステロールを溶かす作用があるといわれ，動脈硬化予防に役立つ．レシチンは大豆や卵黄に多く含まれる．

F．その他

ニンニク，ネギ，タマネギなどに多く含まれる硫化アリル類には殺菌作用，疲労回復，血栓生成予防，血中コレステロール低下作用，発汗促進，免疫機能の向上などの効果が認められている．トウガラシの辛味成分であるカプサイシンには食欲増進，疲労回復，発汗，血行促進などの生理作用があり，ア

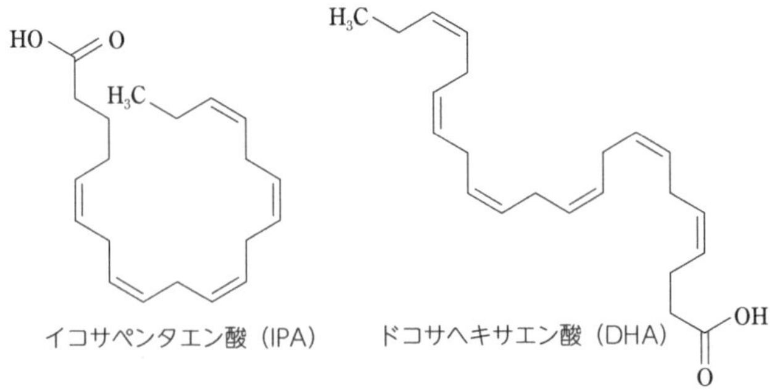

図 3. 23　イコサペンタエン酸（IPA），ドコサヘキサエン酸（DHA）

CPP：casein phosphopeptide，GABA：gamma aminobutyric acid

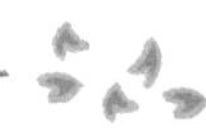

ドレナリン分泌を促しエネルギー代謝を高めることから肥満予防にも効果があるとされている．インドから東南アジアに自生するギムネマ・シルベスタという植物の葉から抽出されるギムネマ酸には小腸での糖の吸収を抑える働きがあり肥満防止，糖尿病の治療に効果がある．

以上，これまでに明らかになっている食品中の生理機能成分のおもなものをあげたが，今後，さらに多くの機能性成分の働きが明らかになってくるものと思われる．しかし，これらの成分は多量にとれば効果が上がるというものではなく，とり過ぎると弊害が現れることもあるので，バランスを考えて食品を摂取することのほうが大切である．

3.7 食品中の有害物質

食品の原材料である動植物には毒成分をもつものが数多く存在する．また，毒成分をもたない動植物でも，環境中の有毒成分により汚染される場合もある．さらに，食品の加工・貯蔵中に有毒成分が生成される場合もある．人間は長い時間をかけて食品を選び分け，また，調理により毒性を低下させ，安全で栄養価の高い食品を開発してきた．しかし，有害成分によっては，通常の調理温度では失活しないものも多いため注意が必要である．

A. 自然毒

自然毒は，動物性自然毒と植物性自然毒に分けられる．

動物性自然毒によって引き起こされる食品由来の健康被害は，すべて魚介類によるものと考えてよい．魚介類がもつ毒性成分は，食物連鎖を通じてエサから毒を蓄積する場合が多い．フグ毒の成分であるテトロドトキシン（**図3.24**）は，ある種の細菌（ビブリオ属）によって生産されるが，食物連鎖によりフグに蓄積されることがわかっている．フグの種類によって蓄積される部位が異なるため，素人料理は避けるべきである．シガテラ毒は，食物連鎖により有毒藻類が生産するシガトキシンが，ドクカマス，バラフエダイなど大型肉食魚へ移行し，これらの摂食によりドライアイスセンセーション（温度感覚異常）を引き起こす．また，おもに藻類を濾過摂食する貝類も毒化することがわかっており，毒性の違いにより麻痺性貝毒，下痢性貝毒に分類される．麻痺性貝毒はサキシトキシン，下痢性貝毒はオカダ酸がおもな成分である．アサリやホタテなども毒化することが報告されており，各自治体は貝の毒化状況についてのモニタリングを行っている．テトロドトキシン，シガトキシン，サキシトキシン，オカダ酸などは，通常の調理温度では分解や失活されないため，健康被害を避けるためには食材の知識が重要である．

そのほか，大量のビタミンAを蓄積したイシナギなどの大型魚類の肝臓の摂食，肉質内にワックスを含む大型の深海魚であるバラムツ，アブラソコムツの摂食による健康被害が知られている．

植物性自然毒は，毒性物質を常成分として含むきのこや高等植物を消費者が誤認し，摂食することにより健康費被害が起こることが多い．その大半は，毒きのこの摂食によるものであるが，ゴボウ，オクラ，タマネギなど一般的な食材に酷似した有毒植物の摂食によるものも近年の自然食ブームの拡大とともに増加している．特に，イヌサフランによる食中毒は2010（平成22）

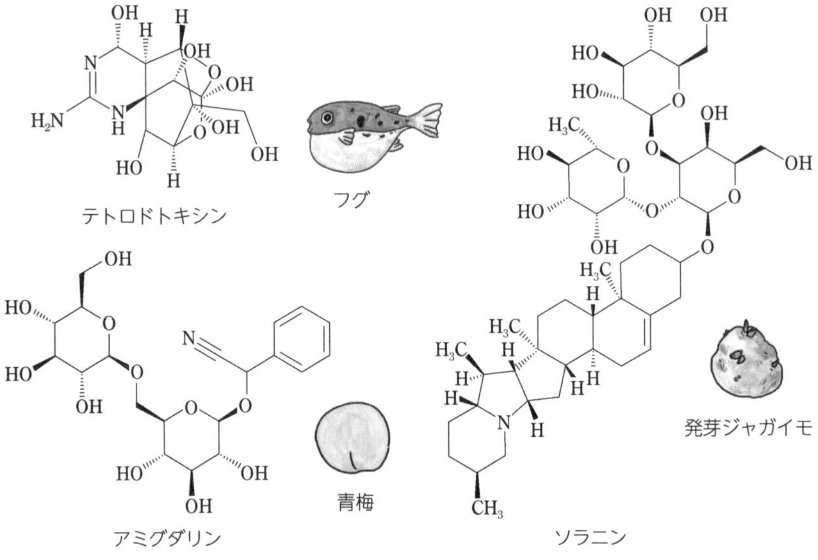

図 3. 24　自然毒の構造

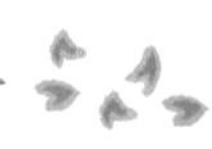

年～2019（令和元）年の10年間に10名の死者を出している．また，未熟なジャガイモ，ジャガイモの発芽部，緑辺部には，ソラニン（**図3.24**）やチャコニンというアルカロイド配糖体が多く含まれる．ソラニンの分解温度は258℃であるため，通常の調理過程では分解されないため，調理においては，未熟なジャガイモの使用を避け，発芽部や緑辺部は取り除くことが重要である．また，青梅にはアミグダリン（**図3.24**）という青酸配糖体が含まれるため，多食することにより中毒を起こす．

B．生産，貯蔵，加工の過程で食品を汚染する有害成分

a．残留農薬

農薬の使用は1955～65年がピークで，その後，規制が厳しくなって使用量が減り，また低毒性の農薬が開発されている．農作物に使用される農薬の使用状況を調べると，穀物よりも果物，果物よりもハウス野菜に多量の農薬が使われている．

DDT，BHC，ドリン剤などの有機塩素系農薬はわが国では1971年に使用禁止になったが，発展途上国では今も使用している国があり，輸入食品からしばしば検出される．また，有機塩素系農薬は安定で分解しにくいため，環境中に残存したものが食品を汚染し，いまだに検出されている．近年は，消費者の食品の安全を求める声に応じて，農薬の使用量を減らす努力も行われてきている．また，2003年より農薬などに関しては，ポジティブリスト制度が公布され，使用基準が設定されていない農薬に対しては，残留基準が0.01 ppmと一律に基準が設定された．農産物の残留農薬による汚染状況は，2020（令和2）年度に厚生労働省から公表された「平成30年度食品中の残留農薬等検査結果について」によると，検査数1,931,694件（国産1,129,102，輸入802,592）に対して，基準値を超えた数は137件（国産24件，輸入113件）であった．食のグローバル化が進んでいる現在においては，国産品はもとより輸入品の安全確保も重要な課題である．

DDT：dichloro-diphenyl-trichloroethane，BHC：benzene hexachloride

b．環境汚染物質による食品の汚染

工業生産に伴う工場排出物は，自然の浄化作用により分解を受けにくい物質が多く，環境中に拡散した有毒物質は，自然界の物質循環や食物連鎖により食物を汚染する．また，これらの物質は自然界では食物連鎖のたびに濃縮される．これを生物濃縮とよび，金属，ポリ塩化ビフェニル（PCB），ダイオキシン類，放射性物質などが生物濃縮を受ける．**図 3. 25** に放射性物質（^{137}Cs）の生物濃縮の例を示した．

金属は，生体にとって必須なものも多いが，多量に摂取した場合は健康被害をもたらす．汚染物質としては，メチル水銀，カドミウム（Cd），ヒ素（As），鉛（Pb），銅（Cu），スズ（Zn）などが重要である．

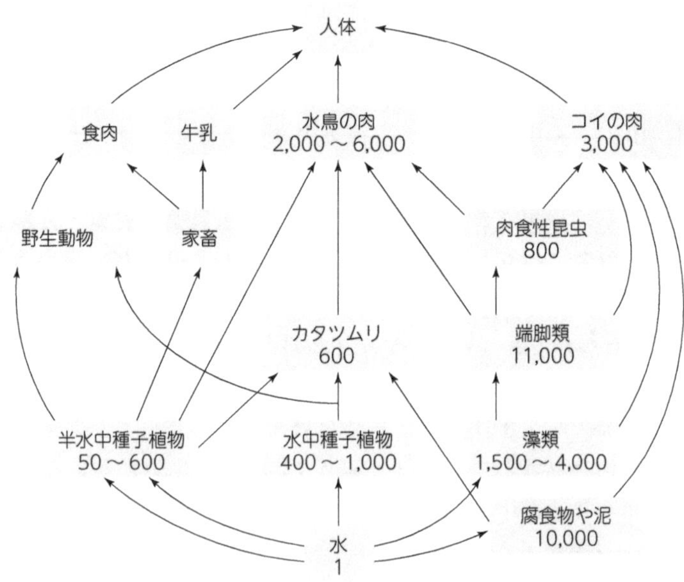

図 3. 25　淡水中でのセシウム（^{137}Cs）の食物連鎖による濃縮
数字は水の ^{137}Cs 濃度を 1 としたときの濃度
[Pendleton, R. C. and Hanson, W. C.(1958) のデータをもとに改変して作図]

PCB：polychlorinated biphenyl

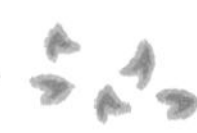

PCBは絶縁体や塗料など広い分野で，世界中で使用されていたが，実験動物への毒性が確認され，また，1968年に西日本を中心に大きな被害を出した米ぬか油中毒事件の原因物質としてPCBが同定されたため，わが国では1972年に生産および使用が全面禁止された．しかし，それ以前から使用されていたものから環境中にかなり流出しており，汚染は地球的規模で広がってしまった．現在でも微量ながら魚介類や人体脂肪で検出される．

ダイオキシン類は，プラスチック類の焼却（特に600℃以下での焼却）の過程などで生成する物質であり，現在では指定焼却施設で1,000℃以上で処理されるので発生しないが，微量ながら環境中に広く存在している．特に，脂肪組織に残留しやすいため，魚介類，肉，乳製品，卵などに取り込まれていると考えられている．また，母乳中からも検出されるため，哺乳が乳幼児に与える影響が懸念されている．

1960年代の各国による核実験などにより，放射性物質は環境中に拡散し，農作物，畜産物，水産物，飲料水などへの汚染が問題となった．さらに，1986年のチェルノブイリ原子力発電所の事故を機に，輸入食品の暫定限度（セシウム量で370 Bq/kg以下）が設定された．また，2011年の東京電力福島第一原子力発電所の事故後，厚生労働省は直ちに暫定基準（野菜類，穀類，肉・卵・魚そのほか500 Bq/kg，牛乳・乳製品200 Bq/kg，飲料水200 Bq/kg）を設定し，2012年4月からは半減期が1年以上の放射性核種全体を包括した放射性セシウムの新基準値（一般食品100 Bq/kg，乳児用食品50 Bq/kg，牛乳50 Bq/kg，飲料水10 Bq/kg）が設定された．

c. マイコトキシン（カビ毒）

高温多湿の梅雨を有するわが国ではカビとの縁は深く，麹（こうじ）という形でいろいろな発酵食品に利用してきた．しかし，カビのなかにはマイコトキシンを生産するものも多い．約300種類を超えるマイコトキシンの毒性は，黄疸や肝炎を引き起こす急性毒性と発がんとの関連性がある慢性毒性とがあり，先進国では慢性毒性が問題視されている．輸入された穀物や豆類のなかには高度にマイコトキシンに汚染されたものもあり注意を要する．厚生労働省による輸入食品の監視結果では，乾燥イチジク，チリペッパー，ナッツ類，落花生から，強い発がん性をもつマイコトキシンの一種アフラトキシン（**図3. 26**）

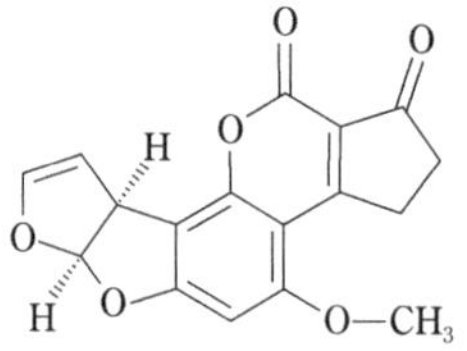

アフラトキシンB_1

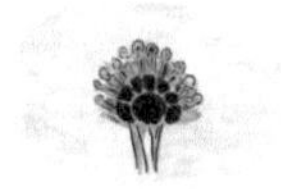

カビ毒を発生する
アスペルギルスフラバス
(*Aspergillus flavus*)

図 3. 26　カビ毒

が検出されたと報告されている.

d. 食品加工により生成される毒性物質

食品加工の過程で食品成分から生成される有毒成分としては，芳香族炭化水素やアクリルアミドがある．ベンツピレンやヘテロサイクリックアミンは，焼肉，焼き魚などから見いだされており，発がん機構はすでに明らかにされている．ベンツピレンは，肝臓で代謝されジオールエポキシドとなり，DNA のグアニン塩基と反応して付加体を形成することで発がん性を示す．ヘテロサイクリックアミンは，アミノ酸が豊富な食品を 150℃ 以上で加熱することにより生成される．トリプトファンからは Trp–P–1（アミノジメチルピリドインドール），グルタミン酸からは，Glu–P–1（アミノジメチルピリドイミダゾール）が生成されることがわかっている．タンパク質由来のヘテロサイクリックアミンとして，イミダゾキノリン誘導体の IQ，MeIQ，イミダゾキノキザリン誘導体の MeIQx が注目されている．いずれも肝臓などに強い発がん性を示すことが確認されている．また，アクリルアミドは炭水化物を多く含む原材料を高温で加熱した食品（おもにポテトチップス，フライドポテトなど）に含まれる可能性が指摘されており，食品中のアスパラギンとフルクトースやグルコースなどの還元糖が 120℃ 以上の加熱で生成し，170℃ でピークに達する．国際がん研究機関（IARC）は，「ヒトに対しておそらく発がん性がある」と評価しており，ポテト摂取量の多いドイツでは 1 mg/kg の暫定基準がある．日本では規制はない．

IARC：International Agency for Research on Cancer，IQ：2-amino-3-methylimidazo [4, 5-f] quinoline，MeIQ：2-Amino-3,4-dimethylimidazo[4,5-f]quinoline，MeIQx：2-Amino-3,8-dimethylimidazo[4,5-f] quinoxaline

Chapter 4 食品の加工，調理による変化

食品は多種多様な成分からできているので，貯蔵，加工，調理中にさまざまな変化を引き起こす．その変化は，各成分それぞれに起こる変化と成分間の相互作用によって起こる変化の総和であり，たいへん複雑な変化である．

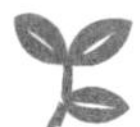

4.1 食品中のタンパク質の変化

A. タンパク質の変性

タンパク質はそれぞれに固有な立体構造をもっているが，この立体構造に変化が起こることをタンパク質の変性という（**図 4.1**）．このとき，タンパク質の基本構造であるアミノ酸の配列順序には変化がなく，アミノ酸どうしのペプチド結合（**図 2.20 参照**）の切断も起こらないが，立体構造を支えていた疎水結合や S–S 結合（**図 2.21 参照**）などが切れたりゆるんだりして，元の形が崩壊する．変性したタンパク質はタンパク質分解酵素の作用を受けやすくなったり，消化がよくなったりする．また，もとのタンパク質とは水に対する溶解性や溶液の粘性などの性質が異なってくる．変性の原因として

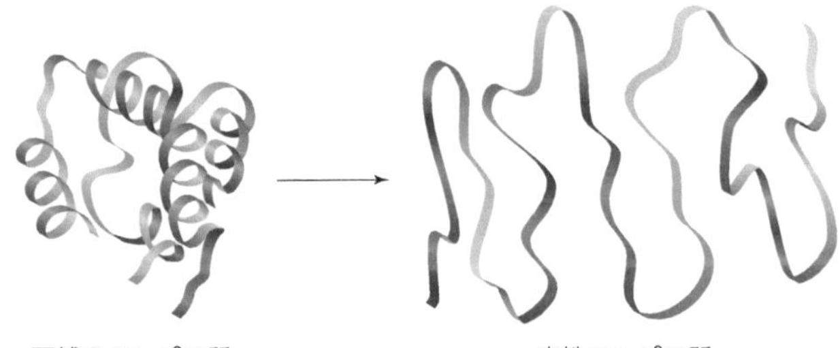

図 4.1 タンパク質の変性

は加熱，激しい攪拌，振とう，紫外線照射，加圧，乾燥，凍結などの物理的作用や，希酸，希アルカリ，有機溶剤，尿素，界面活性剤，重金属塩などによる化学的作用がある．

調理や加工によって最もよく起こる変性は加熱によるもので，卵を煮たり炒めたりするときに観察されるように，卵タンパク質が加熱変性し卵が凝固する．このとき水の存在が必要とされることが多い．たとえば卵白アルブミンは水溶液の場合は56℃で凝固しはじめるが，乾燥したものでは100℃以上に加熱しても変化しない．

卵白を泡立てていると白い泡雪（メレンゲ）ができるが，これはタンパク質が気泡のまわりで引き延ばされて変化し不溶性の膜となって気泡を保護し，安定な泡をつくるからである．

豆腐，チーズ，ヨーグルト，ピータンなどもタンパク質の変性を利用してつくった食品である．

B. タンパク質の酵素による加水分解

タンパク質を加水分解してペプチドやアミノ酸を産生する酵素を総称してプロテアーゼといい，タンパク質を含む食品が体内で消化される際にも，また食品の加工にも，大きな役割を果たしている．プロテアーゼはみそ，しょうゆの製造過程，肉の熟成過程において旨味成分を増大させる役割を果たしている．チーズ製造の際に用いられるレンニンにはプロテアーゼであるキモシンが含まれ，カゼインの凝固に関わっている．

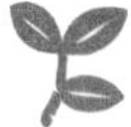

4.2 食品中のデンプンの変化

A. デンプンの糊化と老化

デンプンは，生のときはその植物に固有の形と大きさをもっているので，デンプンを観察することによって，もとの植物を推察することができる．このデンプン粒をX線回折で見ると，特有の干渉図形が観察され，結晶構造があることがわかる．この結晶構造をミセルといい，ミセル構造をもつデン

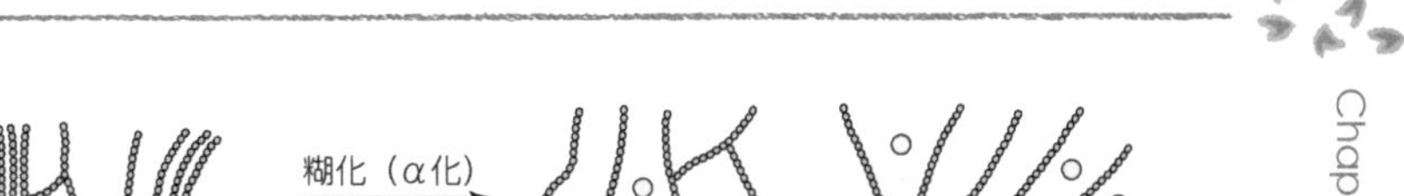
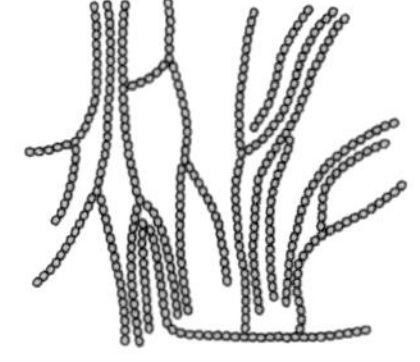
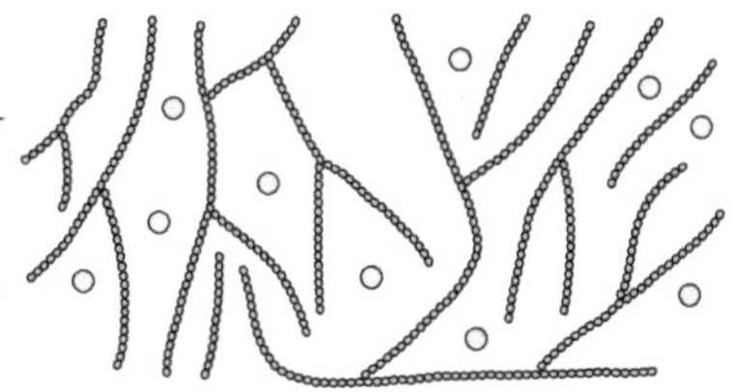

図 4.2　デンプンの糊化の模式図

プンを β-デンプンという．β-デンプン（生デンプン）に水を加えて加熱すると，水分子とデンプン分子の運動が激しくなり，ついにはミセルの間に水分子が入り込み，膨潤してミセルが崩れてしまう．このときデンプンは粘性の高い糊状態となる．このような変化が糊化（アルファ化）である．この状態のデンプンを α-デンプンとよび，消化されやすい（**図 4.2**）．

α-デンプンをそのまま放置すると，分子が再び集合しミセルをつくり始め，β-デンプンに戻る．この現象が老化（ベータ化）である．老化は水分30〜60%，低温（特に 0〜3℃付近）で起こりやすいので，冬にはモチや飯の老化が著しい．老化は消化性の点からも，味の点からも望ましくないので，老化を防ぐためにさまざまな工夫がなされている．その方法として，①α-デンプンを 60℃以上に保持（保温ジャーでご飯を保温），②α-デンプンを熱いうちにすばやく乾燥（アルファ米，即席中華めん，ビスケット，せんべい），③凍結脱水して乾燥（冷凍ご飯），④多量の砂糖を加えて脱水（ようかん）などがあり，こうすることによりデンプンはアルファ化したまま長く保つことができる．

B．デンプンの酵素による分解

デンプン分解酵素には α-アミラーゼ，β-アミラーゼ，グルコアミラーゼなどがある．これらの酵素は食物の消化，吸収に重要であるのはもちろんであるが，さまざまな食品の加工においても重要である．これらの酵素のデンプン分解の様式を**表 4.1** に示す．デンプンの酵素分解は，水飴，マルトース製造に用いられるほか，清酒やみりんの製造過程にも利用されている．

表 4.1　デンプン分解酵素の種類

種類	作用様式	産物
α-アミラーゼ	α1→4 結合を不規則に切断	低分子デキストリン 少量のマルトース 少量のグルコース
β-アミラーゼ	非還元末端からα1→4 結合をマルトース単位で切断	マルトース デキストリン（分枝部分）
グルコアミラーゼ	非還元末端からグルコース単位でα1→4，α1→6 結合を切断	グルコース（90 ～ 100%）

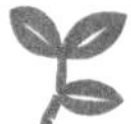

4.3　食品中の油脂の変化

A.　油脂の酸化

油脂および油脂を含む食品を空気中に放置したり，乾燥したりすると，酸素を吸収して変質する．この反応はある段階を超えると，連鎖反応的に進行するので自動酸化とよばれる．自動酸化の過程で生成する過酸化物は人体に有害であり，過酸化物が分解して生ずるアルデヒド，ケトン，酸は油脂の異臭の原因となる．また，油脂を含む食品で自動酸化が起こると，他の成分にも影響を与える．たとえば，タンパク質では特に塩基性アミノ酸（リジン，アルギニン，ヒスチジン）が酸化反応生産物のカルボニル化合物と容易に反応し，消化率，栄養価が低下し，着色が起こる．またビタミン A の損失も起こる．

自動酸化反応（**図 4.3**）は，100℃以下の温度で油脂と空気中の酸素が接触することにより自動的に進行する．自動酸化反応の始まりは，熱，光，金属，放射線などにより，油脂中の不飽和脂肪酸（RH）の活性メチレン基（二重結合にはさまれたメチレン基）から水素ラジカル（H・）が離れ，フリーラジカル（R・）が生成することによる（1）．

$$\text{反応の開始：RH} \longrightarrow \text{R・} + \text{H・} \qquad (1)$$

このフリーラジカル（R・）に空気中の酸素が結合し，ペルオキシルラジカル（ROO・）が生成する（2）．

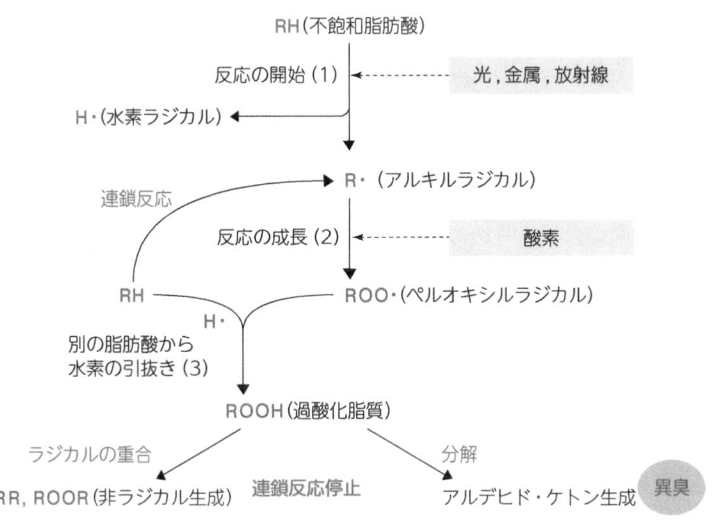

図 4. 3 脂質の自動酸化

$$反応の成長：R・+ O_2 \longrightarrow ROO・ \qquad (2)$$

(2) でできたペルオキシルラジカルは，他の脂肪酸から水素を引き抜き，新たなラジカルを生じると同時に自らはヒドロペルオキシド（ROOH）になる（3）.

$$ROO・+ RH \longrightarrow ROOH + R・ \qquad (3)$$

この時生じたR・は再度（2）および（3）の反応を繰り返し，ヒドロペルオキシドになる．このようにして反応は連鎖的に進行する．ヒドロペルオキシドは不安定で，分解してアルデヒド，ケトン，酸などの異臭の原因物質を生成する．特に，リノール酸より生成する2,4-デカジエナールなどは閾値が低く，低濃度でも強い酸化臭を呈する．自動酸化反応は，R・やROO・などのラジカルどうしが二量体や重合体を形成することにより停止する．

油脂の自動酸化は，二重結合を２つ以上もつ高度不飽和脂肪酸を多く含む油脂で起こりやすい．リノール酸，α-リノレン酸を多く含む植物油や，イコサペンタエン酸（IPA），ドコサヘキサエン酸（DHA）を含む魚油は酸化しやすい．また，自動酸化反応は熱，光，金属（Co，Cu，Fe，Mn など）などにより促進される．したがって，油脂および油脂食品を貯蔵する場合には，できるだけ空気接触面を少なくし，光の当たらない涼しい場所に置くことが望ましい．

油脂は長時間の加熱によっても酸化するが，自動酸化の場合と異なり熱による過酸化物の分解・重合などが起こるため過酸化物は蓄積しない．酸化が進行すると，刺激臭をもつ特徴的なアルデヒドであるアクロレインが生成する．天ぷらなどの揚げ物にわが国では大豆油が使われることが多いが，この場合，20〜30 分の使用で 3〜4 回目が香味がよい．鍋全体にカニ泡という小さな泡ができるようになると，油の劣化が進んでいるので新しい油を加える（さし油あるいは追油）．この場合，少量のさし油は効果がないので，古い油と新しい油の比率は 1：1 から 1：2 になるように加えるとよい．

油脂の酸化を防止する物質を酸化防止剤という．植物性油脂には天然の酸化防止剤としてトコフェロール，セサモール（ゴマ），ゴシポール（綿実），ビタミン C，フラボン類などが含まれているが，動物性油脂には一般に少ない．わが国では BHA（ブチルヒドロキシアニソール），BHT（ジブチルヒドロキシトルエン）などの化学合成物も酸化防止剤として食品添加物に指定されている．なお，天然に存在するビタミン C なども，現在は化学合成物が酸化防止剤として用いられている．

クエン酸，リン酸，酒石酸，リンゴ酸などの酸は抗酸化力をもたないが，他の酸化防止剤と併用するとその効力を増大させる．このような物質を相乗剤（シネルギスト）という．ビタミン C は弱い抗酸化力と相乗剤の両作用をもつ．

4.4 食品の褐変

食品の色の変化として重要なものに褐変現象がある．これにはいくつかの原因があるが，酵素的褐変と非酵素的褐変の大きく 2 つに分けることができる．さらに，非酵素的褐変はアミノカルボニル反応とカラメル化反応の 2 つに分けられる．

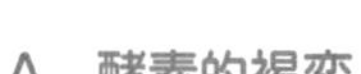

A. 酵素的褐変

酵素的褐変とは，植物中に含まれるクロロゲン酸のようなフェノール性ヒドロキシ基をもつ物質が，ポリフェノールオキシダーゼなどの酵素の作用によって酸化され，それが重合して褐色物質を生成する反応である（**図 4. 4**）．リンゴやジャガイモ，ゴボウなどの皮をむいて空気にさらしておくと，しだいに褐色になる現象としてよく知られている．この変色を防ぐには加熱して酵素を不活性化するか，食塩や酢で酵素の作用を抑えるか，すぐに水につけて空気に触れさせないようにすればよい．紅茶やウーロン茶の製造では，この酵素的褐変反応が利用される．茶のカテキン類は，ポリフェノールオキシダーゼにより酸化され，それらが重合することにより褐色物質が生成し茶葉が褐色となる．この一連の酵素的褐変反応を茶葉の発酵とよぶ．

B. 非酵素的褐変

アミノカルボニル反応は，発見者の名前をとってメイラード（Maillard）

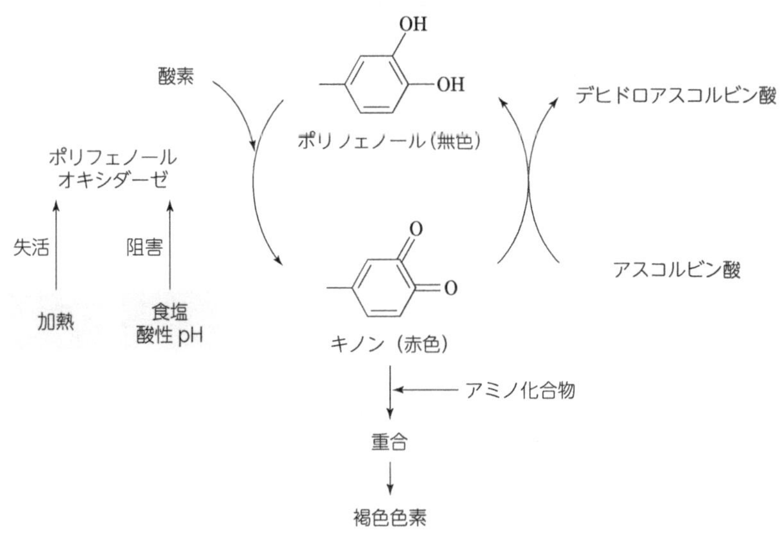

図 4. 4　酵素的褐変とその防止法

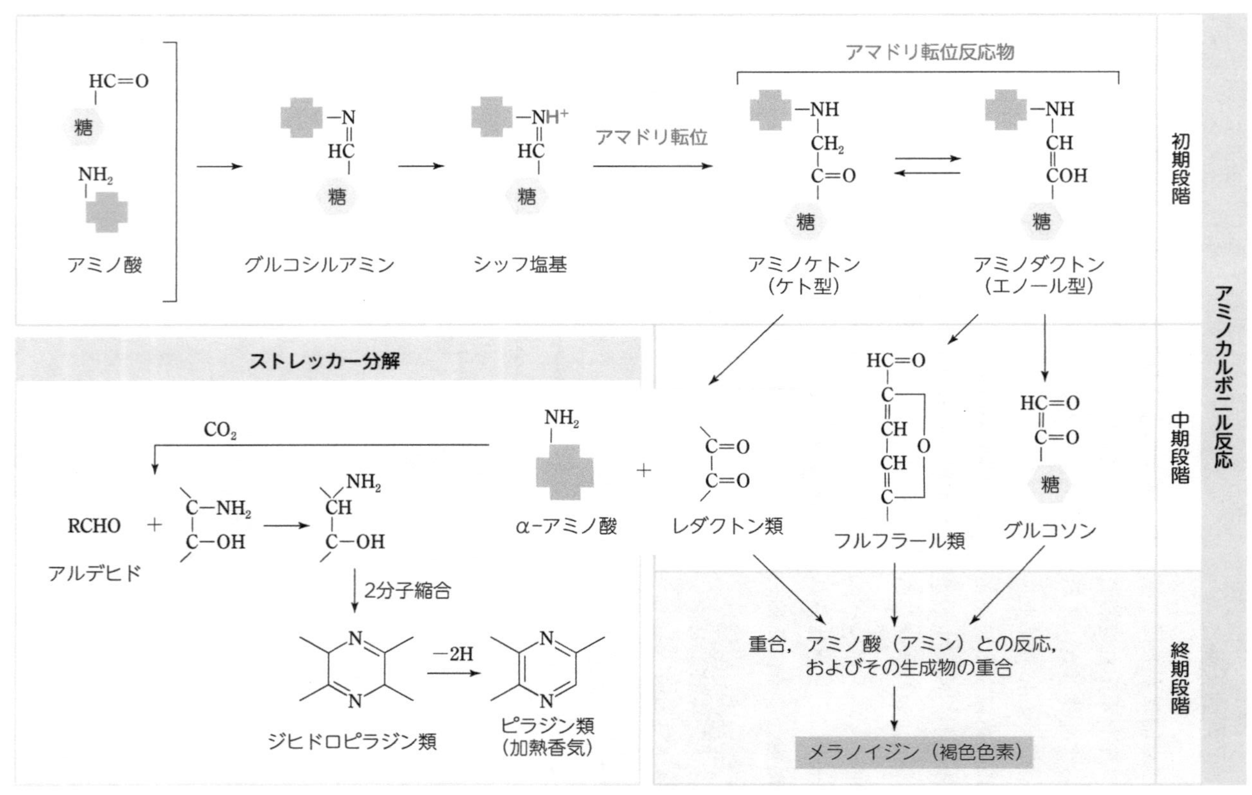

図 4.5　アミノカルボニル反応とストレッカー分解

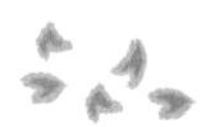

反応ともいう．グルコースなどのカルボニル基とアミノ酸などのアミノ基が反応する褐変反応で，初期・中期・終期反応の三段階で進行する．アミノカルボニル反応にかかわるアミノ基としては，遊離アミノ酸だけでなくペプチド，タンパク質，アミン類が，カルボニル基としては還元糖，ビタミンCや脂肪の酸化によって生ずるカルボニル化合物などが関与するので，ほとんどすべての食品でこの反応が起こるといってよい．反応の初期段階では，シッフ塩基（−C＝N−）の生成から窒素配糖体の二重結合の転位（アマドリ転位）が起こる．中期段階では，初期段階生成物（レダクトン中間体）の分解など複雑な反応が進行するが，この過程で後述のα-ジカルボニル化合物も生成する．終期段階では，メラノイジンという窒素を含む高分子重合体の褐色色素が生成する．メラノイジンは抗酸化作用をもつといわれる．一方，α-アミノ酸が中期段階で生成するα-ジカルボニル化合物と反応すると，元のアミノ酸よりも炭素数が1個少ないアルデヒド類を生じて，分解する反応が起こる．これをストレッカー分解とよび，特徴的な香気を持ったアルデヒドを生成する（**図4.5**）．アミノカルボニル反応は，食品の外観を損なうだけでなく，アミノ酸やビタミンCなどの分解も伴い栄養価を下げるが，食品製造において積極的に活用されている．おいしそうな焼き色と香りが生成するため，パンや焼き菓子，チクワ，ウナギのかば焼などで利用されている．

カラメル化反応は，糖類が高温に加熱された場合に起こる脱水，酸化による褐色化反応で，糖類単独で反応が進行しカラメル様の香気が生成することが特徴である．

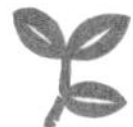

4.5　食品のあく抜き

タケノコ，ホウレンソウは調理の際に必ずゆでるが，これによってえぐ味成分であるホモゲンチジン酸やシュウ酸などが除かれる．この操作はあく抜きといわれるが，あくと一般によばれる成分にはホモゲンチジン酸，シュウ酸以外にも無機および有機の塩類などいろいろなものがあり，一定のものではない．あく抜きは食物をよりおいしく安全にし，また食欲をそそるように色を整える操作である．

4.6 微生物による変化

食品が微生物によって受ける変化は，大きく腐敗と発酵に分けられる．腐敗という場合は，食品成分（主としてタンパク質）が微生物の分解作用によって変質をうけ，食品として好ましくない状態に変化していく現象をいい，炭水化物が分解して有機酸，アルコールなど有用な物質を生じる場合を発酵とよんで区別している．このように微生物には食品製造で有用な働きをする有用微生物と，食品製造過程や貯蔵中に有害な働きをする有害微生物とがある．しかし，同一微生物でも，ある場合には有用微生物として，またある場合には有害微生物として働く場合もある．有用微生物を目的どおりに増殖させ有害微生物の増殖を抑えるためにも，微生物の種類，形態，生理機能や増殖因子を知ることは重要である．

A. 微生物の種類

微生物は，動植物と同様に膜に囲まれた核をもつ真核細胞である高等微生物（カビ類，酵母類）と，核膜のない核をもつ原核細胞の下等微生物（細菌類）に分けられる（**表 4.2**）．細菌よりも小さなウイルスには，0.02 μm くらいのポリオウイルスや 0.3 μm くらいの痘瘡ウイルスなどさまざまな大きさのものがある．

表 4.2 各種微生物の大きさ

微生物	大きさ (μm)	
細菌	幅 長さ	0.5～1 0.5～5
酵母	短径 長径	3～5 3～10
カビ	菌糸の幅 胞子の直径	5～30 3～10
ウイルス	直径	0.02～0.3

a. 細菌類

細菌の多くは細胞分裂によって増殖する．形態から球菌，桿菌，らせん菌に分けられる（**図 4.6**）．

桿菌にはべん毛によって運動するものがあり，べん毛の付着状態は細菌によって異なる（**図 4.7**）．また桿菌には，加熱や殺菌剤に対し抵抗性の強い胞子（芽胞ともいう）をつくるものがある．

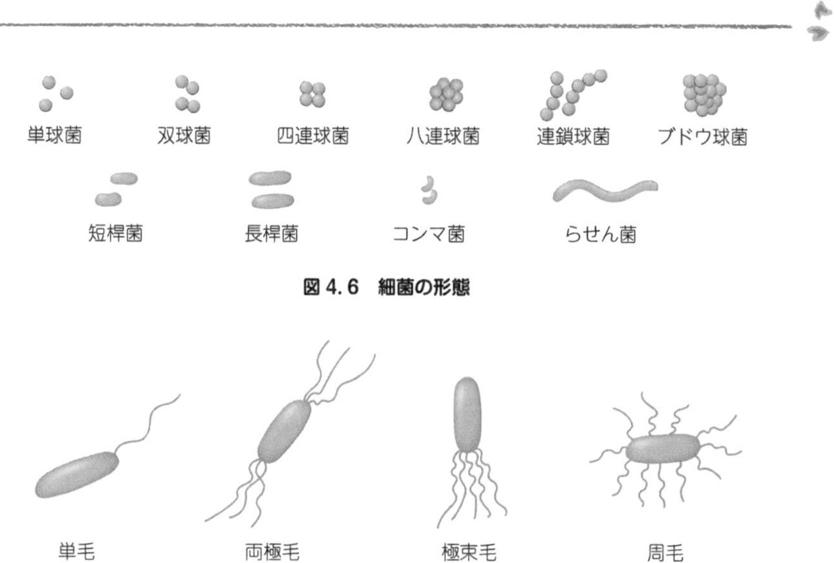

図 4.6 細菌の形態

図 4.7 べん毛のいろいろ

b. 酵母類

酵母は菌類のうち真菌類に属する単細胞微生物である．形状は球形，卵形，だ円形，レモン形，ソーセージ形，円筒形などがあり，分裂して増殖するものもあるが，出芽で増殖するものが多い（図 4.8）．

酵母の多くのものは，糖を発酵して炭酸ガス（二酸化炭素）とアルコールを生成する作用が強いので，この性質を利用してパンや酒などがつくられる．

一方で，食品の保存，流通段階において食品変敗を起こす酵母も存在するため，酵母の制御は食品産業にとって重要な課題である．

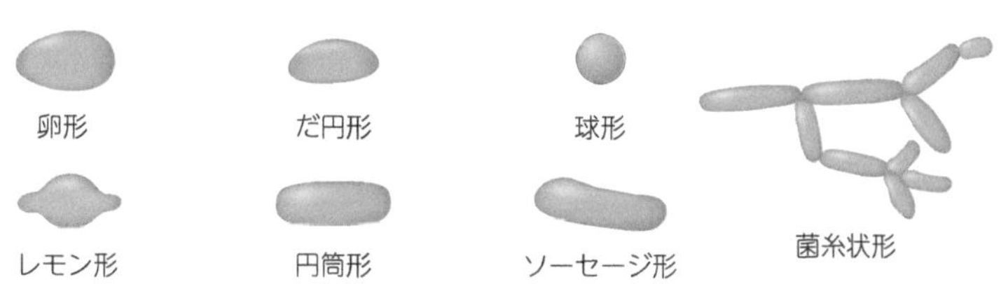

図 4.8 酵母の形態

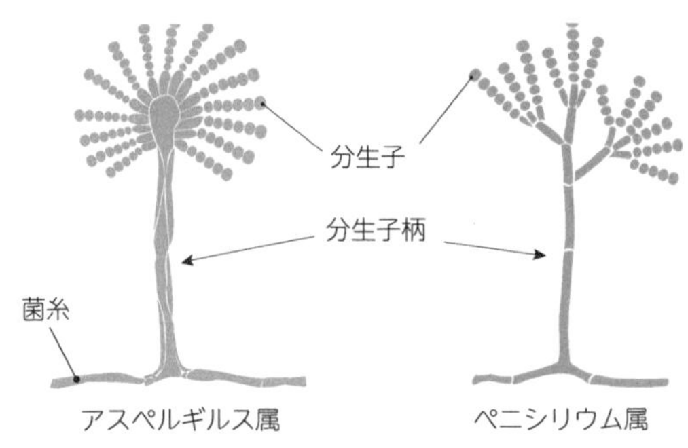

図 4.9　カビの形態

c. カビ類

カビは酵母，細菌とは異なり多細胞形態である．その形態はかなり複雑で，多くのものは体細胞と繁殖器官とに分化している点で，微生物の中では最も進化したものと見なされている．普通，糸状に分岐した菌糸の集合した菌糸体から成っているので糸状菌ともよばれる．

菌糸体は肉眼でも見ることができ，栄養摂取と生育の役をしているが，成熟すると空中に突き出た菌糸の上に，多数の胞子を形成する．この胞子は単細胞で，通常直径 3〜10 μm の球状で，肉眼では見えないが，空中に飛散して適当な水分および栄養分の存在する場所で発芽し，菌糸体にまで生育して繁殖の目的を達成する（**図 4.9**）．

わが国では昔から米，大豆，麦などにデンプン糖化力（アミラーゼ）およびタンパク分解力（プロテアーゼ）の強いコウジカビを増殖させて麹(こうじ)をつくり，清酒，みそ，しょうゆ，アマザケ，みりんなどの製造に利用している．

B. 微生物の増殖と環境

微生物は適当な環境におかれると，細菌は分裂によって，酵母はおもに出芽によって増殖する．カビは菌糸の伸長によって増殖する．その増殖速度および生理的性質は環境因子に支配される．

a. 栄養要求

微生物は二酸化炭素を唯一の炭素源とし，その他は無機塩類だけで増殖できる独立栄養微生物と，有機炭素源その他の多くの増殖因子を必要とする従属栄養微生物に分けられる．食品に関係の深い微生物はほとんど従属栄養で，水のほか各種の有機炭素源，有機または無機窒素源，発育因子，無機塩類を必要とする．成長因子は，ビタミン類，コレステロール，核酸関連物質であり，微生物種により要求が異なる．無機塩類としてはK，Na，Ca，Mg，Mn，Co，Fe，Cu，Zn，SO_4，PO_4，Clが一般に必要と考えられているが，その大部分はごく微量でよい．

b．酸素

微生物は酸素の要求性により4つに大別できる．

①好気性微生物：増殖に酸素を必要とする微生物（カビ，酢酸菌など）

②微好気性微生物：大気の酸素分圧以下の酸素濃度でよく増殖する微生物（乳酸菌など）

③通性嫌気性微生物：酸素の有無にかかわらず増殖できる微生物（大腸菌，酵母など）

④偏性嫌気性微生物：酸素が存在しない場合にかぎり増殖できる微生物（酪酸菌など）

c．温度

増殖最適温度によって3つに大別できる．

①低温微生物：10～30℃．これらの菌は0℃，あるいはそれ以下の温度でも増殖できる．冷蔵庫中の腐敗細菌など

②中温微生物：25～35℃．食品に関連する微生物は，有用なものも有害なものも大部分は中温菌

③高温微生物：45～60℃．ある種の乳酸菌，缶詰めの腐敗細菌など

d．水素イオン濃度

微生物の増殖に最適なpHは，一般にカビ，酵母では微酸性，細菌では中性または微アルカリ性である．酢酸菌，乳酸菌は細菌であるが微酸性を好む．

e．浸透圧

微生物は一般に高い浸透圧の下では増殖できないが，しょうゆ酵母のように高濃度の食塩（0.5～2.5 mol/L）を好む微生物がおり，これを好浸透圧性微生物あるいは好塩微生物という．

f. 光線，放射線

光合成細菌を除き，多くの微生物は光を必要としないし，むしろ有害で，特に，紫外線，X線，γ線などは微生物に変異を起こさせたり，死滅させたりする．

C. 微生物の増殖と水分活性

水は微生物の増殖に必須のものである．食品中の水は，タンパク質や糖類などの食品成分に束縛されている結合水と，そうでない自由水の2つの状態で存在する．このうち微生物が水分として利用できるのは，自由水であり，微生物の増殖を考える場合は水分活性（$Aw = P/P_0$）が重要である．

微生物が増殖できる水分活性の限界は，細菌で0.90，酵母で0.85，カビで0.74である．つまり，これ以上水分を含む食品は微生物によって悪変する可能性があることを示している．したがって多量の水を含む生鮮食品を貯蔵するには水分活性を低くすることが必要である．この目的のために，乾燥や塩漬け，砂糖漬けなどが行われる．

D. 微生物による成分の変化

a. 腐敗

腐敗とは，本来タンパク質の微生物による分解過程を意味している．タンパク質は微生物の酵素によって分解され，悪臭の原因物質（イソブタノール，メチルメルカプタンなど）やアレルギー様食中毒の原因物質（ヒスタミン，カダベリンなど）が生成する（図4.10）．

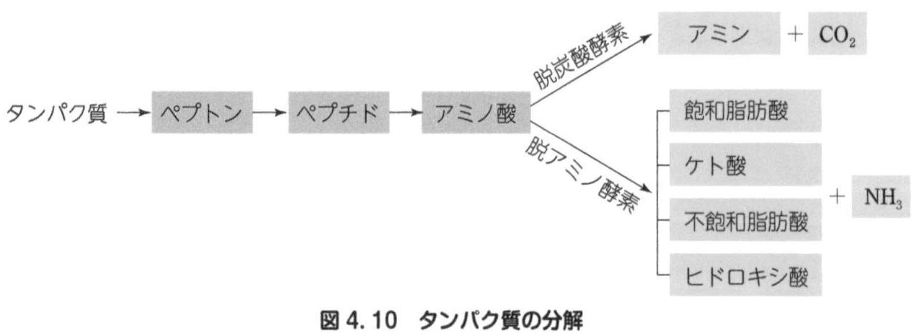

図4.10 タンパク質の分解

そのほかの分解産物として，動物性食品ではインドール，スカトール，トリメチルアミン，硫化水素，アンモニアなどが生じ，植物性食品ではおもに低級脂肪酸や二酸化炭素が生じる．

b．発酵

微生物には嫌気条件下におかれると，エネルギー獲得のためにグルコースなどの有機物を酸化して，アルコール，有機酸や二酸化炭素を生成するものが存在する．この過程のことを発酵とよぶ．また，広義では，微生物を利用して食品を工業的に製造することも含まれる．酢酸は酢酸菌がアルコールを酸化することにより，納豆は納豆菌が大豆タンパク質からポリグルタミン酸を生産することにより，カツオ節はカビのもつプロテアーゼやリパーゼによりタンパク質や脂肪分が分解されてアミノ酸やエステル類が生成されることにより製造されている．ヒトはこれを発酵生産物として利用している．おもな発酵生産物としては，アルコール，乳酸，酢酸，クエン酸，グルタミン酸などがある．

Chapter 5

食品各論

5.1 植物性食品

食物連鎖は，食べるもの（捕食者）と食べられるもの（被食者）との関係であり，その連鎖は複雑に絡み合って食物網を形成している．人間も食物連鎖を通してその生命を維持している．植物性食品はいろいろな食品の中で基本的に最も重要なものである．動物性食品だけでは，人間の生命維持に必要

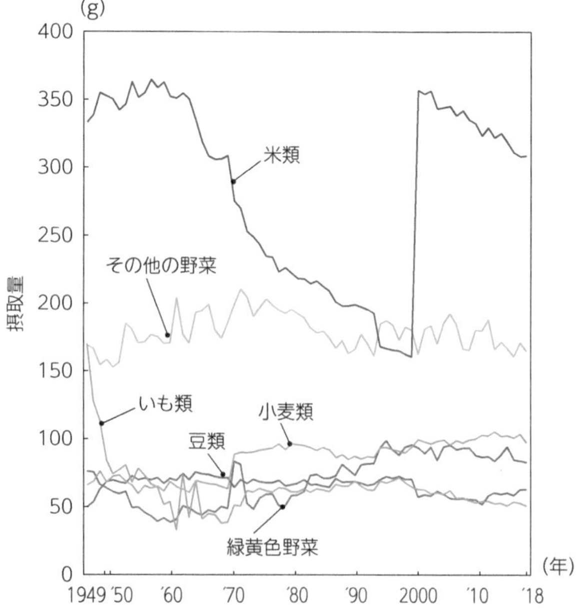

図 5.1　食品群別摂取量（植物性食品）の年次推移

「その他の野菜」には「漬けもの」を含むが，2001（平成 13）年より「野菜ジュース」も含む．また，2001 年より「米類」に「めし」・「かゆ」，「いも類」に「デンプン・加工品」が含まれる．2012 年は全国補正値である．

［国民健康・栄養調査］

な炭水化物やビタミン，必須脂肪酸，無機質などをまかなうことはできない．

近年，生活習慣病の増加とともに動物性食品を重視しすぎた食生活の流れに反省がなされ，植物性食品の重要性が再認識されてきている（**図 5.1**）．

A. 穀類

穀類には米，麦，トウモロコシ，アワ，キビ，ヒエなどのイネ科の植物と，ソバなどのタデ科の植物がある（**図 5.2**）．これらのうち，米，小麦，トウモロコシは，世界の三大穀物といわれ，世界中で主食として食されている．

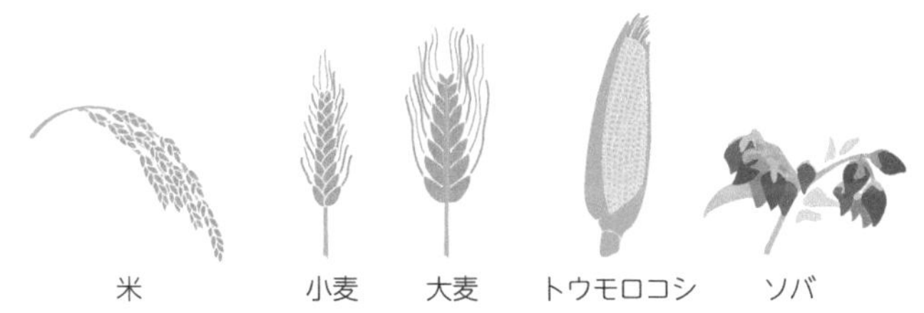

図 5.2　穀類

表 5.1　穀類の成分（可食部 100 g 中）

食品＼成分		エネルギー	水分	タンパク質＊1	脂質＊2	炭水化物＊3	食物繊維総量	灰分	無機質 Ca	無機質 Fe	ビタミン B_1	ビタミン B_2	ビタミン E＊4
		kcal	g	g	g	g	g	g	mg	mg	mg	mg	mg
米	玄米	346	14.9	6.0	2.5	78.4	3.0	1.2	9	2.1	0.41	0.04	1.2
	七分づき米	348	14.9	5.4	1.4	83.3	0.9	0.6	6	1.3	0.24	0.03	0.4
	精白米	342	14.9	5.3	0.8	83.1	0.5	0.4	5	0.8	0.08	0.02	0.1
	白米飯	156	60.0	2.0	0.2	38.1	1.5	0.1	3	0.1	0.02	0.01	Tr
小麦粉	薄力粉	349	14.0	7.7	1.3	80.3	2.5	0.4	20	0.5	0.11	0.03	0.3
	中力粉	337	14.0	8.3	1.4	76.4	2.8	0.4	17	0.5	0.10	0.03	0.3
	強力粉	337	14.5	11.0	1.3	73.5	2.7	0.4	17	0.9	0.09	0.04	0.3
	食パン	248	39.2	7.4	3.7	48.2	4.2	1.4	22	0.5	0.07	0.05	0.4
	そうめん	333	12.5	8.8	1.0	71.0	2.5	4.2	17	0.6	0.08	0.02	0.3
	マカロニ	347	11.3	12.0	1.5	73.4	5.4	0.8	18	1.4	0.19	0.06	0.3
押し大麦		329	12.7	5.9	1.2	72.4	12.2	0.7	21	1.1	0.11	0.03	0.1
オートミール		350	10.0	12.2	5.1	63.1	9.4	1.5	47	3.9	0.20	0.08	0.6
ライ麦粉		324	13.5	7.8	1.2	64.0	12.9	0.6	25	1.5	0.15	0.07	0.7

エネルギー計算に用いた値として，＊1　アミノ酸組成によるタンパク質，＊2　脂肪酸のトリアシルグリセロール当量，＊3　利用可能炭水化物（単糖当量または差引き法），＊4　α-トコフェロール当量．Tr：微量

穀類の食用となる部分は胚乳部である．おもな栄養成分は炭水化物でそのほとんどがデンプンであり，タンパク質は10％程度，脂質やビタミンは胚芽やぬかの部分に多く含まれている．無機質はカリウムやリンは多いが，カルシウムは少ない（**表 5. 1**）．

穀類の栄養的価値は，糖質（デンプン）を多く含むことであり，主たるエネルギー供給源である．また，穀類は環境適応性が高く栽培が容易なうえ，単位面積当たりのエネルギー生産量が極めて高く，貯蔵性や運搬性も良いため，さまざまな加工食品にも大いに利用されている．しかし，日本では穀類に比べ動物性食品や油脂類などの摂取が増加し（**図 5. 3**），脂質エネルギーの過剰摂取が問題となっている．さらに，地球温暖化による天候不順，発展途上国を中心とした人口増加，中国，インドなどの新興国の食料輸入増加などにより，穀類の需要と供給のバランスが今後問題となってくる．

a. 米

米はおもにアジアを中心とした高温多湿地域（モンスーン地域）で栽培されている．栽培方法により，水田で栽培する水稲（すいとう）と畑で栽培する陸稲（りくとう）に，形状により日本型（ジャポニカ米）とインド型（インディカ米）に分類でき

(年)	米類	小麦その他の穀類	いも類	油脂類	豆類	動物性食品	その他	
1950	55.6	22.4	5.9	1.8	4.5	6.2	5	2,098 kcal
'60	57.8	12.8	2.7	2.4	5.3	9.4	9.6	2,096 kcal
'70	46.1	8.6	1.2	5.5	4.3	15.7	18.6	2,210 kcal
'80	37.6	10.7	2.4	6.5	4.5	20.8	17.5	2,119 kcal
'90	34.5	11	2.5	7.1	4.9	23.2	16.8	2,026 kcal
2000	29	12.3	2.6	6.8	4.8	25	19.5	1,948 kcal
'10	30.2	12.3	2.1	4.8	3.5	23.5	23.6	1,849 kcal
'18	27.3	12.3	2.1	5.1	3.7	26.5	23.0	1,900 kcal

図 5. 3　エネルギーの食品群別摂取構成の年次推移
（%，kcal：エネルギー換算）［資料：厚生労働省，平成 30 年国民健康・栄養調査］

る．日本型の米は短粒で粘性が強く，インド型の米は長粒で粘性が弱い．また，デンプンの成分組成の違いによりウルチ米（粳米），アミロース含量約20%，アミロペクチン含量約80%），モチ米（アミロペクチン含量100%）に分類できる．

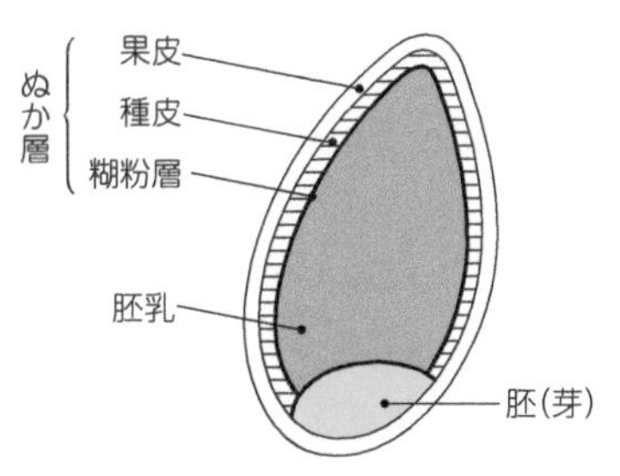

図 5.4 玄米の構造

籾殻を除いた玄米の構造を図5.4に示す．胚乳，ぬか層（果皮，種皮，糊粉層），胚芽から形成されている．玄米からぬか層と胚芽を精米操作（搗精）によって取り除いたものを白米という．玄米重量に対して得られる白米重量の割合を歩留まりという．歩留まりが91～92%のものを精白米，93～95%のものを七分づき米，96～97%のものを半つき米（五分づき米）という．胚芽米は玄米からぬか層を除いたもので，歩留まりは91～93%である．

米の栄養成分のおもなものは炭水化物のデンプンで，タンパク質，脂質の順に多い．タンパク質の主成分はアルカリ可溶性のグルテリン属であるオリゼニンで，第一制限アミノ酸はリシン（リジン）である．脂質は胚芽，ぬか層に多く含まれており，そのおもな脂肪酸組成はオレイン酸，リノール酸，パルミチン酸である．特にリノール酸を30～40%含んでいるので，米ぬか油をサラダ油，天ぷら油などに利用している．また，米ぬか油には抗酸化性を有するγ-オリザノールが含まれている．無機質はカリウム，リンを多く含むが，カルシウムは少ない．ビタミンは胚芽，ぬか層にビタミンB_1，B_2が多く含まれるが，搗精によりそれらは損失する．

米の大部分は主食として利用されるが，一部は加工品として利用される．加工品には，精白米を炊飯して糊化（アルファ化）し加熱乾燥させたアルファ米，精白米にビタミンB_1やB_2を入れた強化米などがある．また，米穀粉としてウルチ米はビーフン，パン，上新粉などに，モチ米はあられなどのお菓子，白玉粉などに利用される．

b. 麦

麦は米に次ぐ主要食料で，製粉してパンやめん類に加工して食される．また一部は飼料用としても利用されている．麦には小麦，大麦，ライ麦，エン麦などがあり，比較的寒冷で乾燥した地域で多く栽培されている．

(1) 小麦　中国，インド，アメリカ，ロシア，フランスなどを中心として世界で約7億t生産されている．日本では小麦の国内生産量は1970年ごろより，原麦にしてほぼ100万t，輸入量は480～600万tであり，ほとんどをアメリカ，カナダ，オーストラリアから輸入している（**図5.5**）．小麦には普通小麦（パン小麦），デュラム小麦（マカロニ小麦），クラブ小麦（菓子用）などの種類があるが，普通小麦が世界で広く栽培されている．また粒質の性状により，粒が半透明なガラス質で硬い硬質小麦，粒が不透明で粉状質な軟質小麦，軟質小麦で比較的粒の硬い中間質小麦に分類される．小麦は粒溝があるために搗精によって外皮を取り除くことができない．そのため小麦は

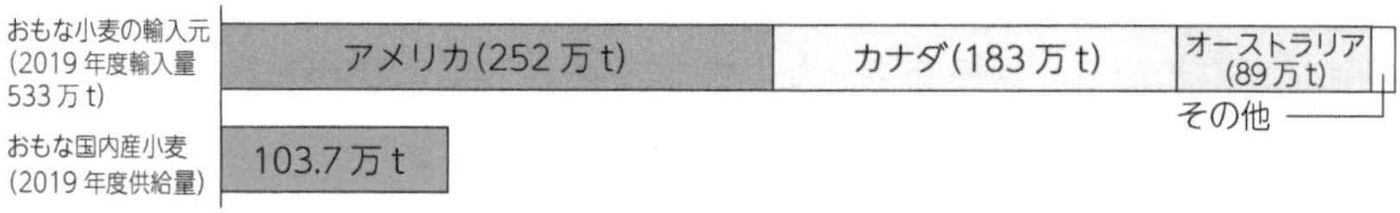

等級	灰分量（%）	強力粉（11.5～13.0）*	準強力粉（10.5～12.5）*	中力粉（7.5～10.5）*	薄力粉（6.5～9.0）*	セモリナ粉（11.0～13.0）*
1等級	0.3~0.4	食パン，麸	中華めん，ギョウザの皮，フランスパン，ピザ	うどん，即席めん，ビスケット，和菓子	カステラ，ケーキ，天ぷら粉，クッキー	パスタ
2等級	0.5前後	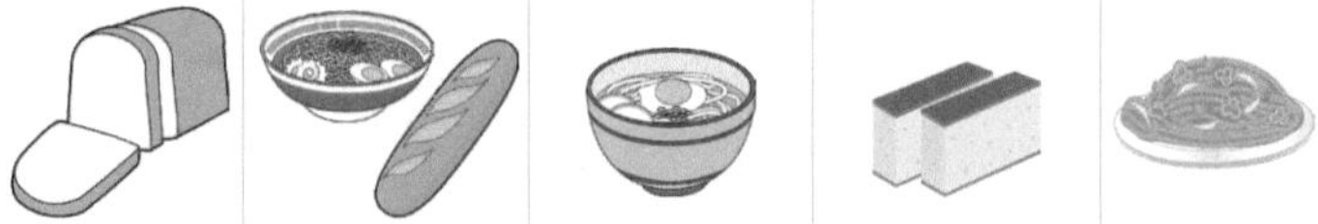				
3等級	1.0前後	グルテンおよびデンプン	グルテンおよびデンプン	—	—	
末粉	2~3	合板用接着剤，飼料				

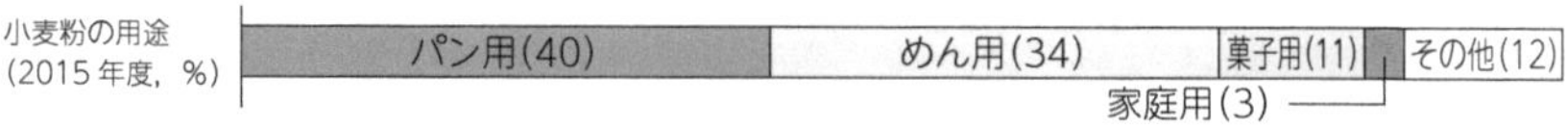

図5.5　小麦の需給と小麦粉の種類

＊タンパク質含有量（%）

［資料：農林水産物輸出入概況，食料・農業・農村白書，製粉工場実態調査］

水を含ませて強くした外皮を引き割るようにして胚乳部分を取り出し（残ったものをふすまという），その後ロールで徐々につぶし，粉として利用する．小麦粉は無機質（灰分）含量の違いにより，少ないほうから1等粉，2等粉，3等粉，末粉に分類されている．なお，灰分量が0.3％以下のものを特等粉とよび，良質のパンやめんなどの製造に利用されている．灰分値によって小麦粉を等級分けする理由は，二次加工適性を落とす各種酵素活性の高い糊粉層（アリューロン層）の混入率が高いほど小麦粉の灰分値が高くなるからである．またタンパク質含量の違いにより，多いほうから強力粉，準強力粉，中力粉，薄力粉に分類されている（**図5.5**）．

小麦の栄養成分のおもなものは炭水化物のデンプンで，タンパク質，脂質の順に多い．タンパク質の主成分は，エタノール可溶性のプロラミン属であるグリアジンとアルカリ可溶性のグルテリン属であるグルテニンである．小麦粉に水を加えると，これらのタンパク質が複合体グルテンを形成する（**図5.6**）．第一制限アミノ酸はリシン（リジン）である．脂質はふすまや胚芽に多く含まれており，そのおもな脂肪酸組成はリノール酸，パルミチン酸である．無機質はカリウム，リンを多く含むが，カルシウムは少ない．ビタミンはふすまや胚芽にビタミンB_1，B_2が多く含まれる．

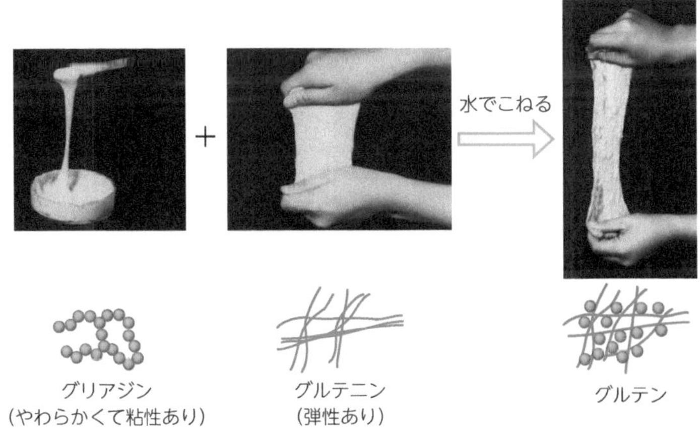

図5.6 グルテン
［写真：長尾精一，小麦とその加工，p.166，建帛社（1984）］

小麦の加工品には，パン，めん類，菓子，小麦タンパク質などがある（**図5.5**）．めん類で，うどん，そうめん，ひやむぎなどは中力粉を，中華めんは準強力粉または強力粉を，マカロニやスパゲッティはデュラム小麦の製粉を使う．中華めんは，アルカリ性のかん水で生地をつくる．小麦タンパク質は植物タンパク質として，ハム，ソーセージ，冷凍食品の加工に利用される．

(2) 大麦　大麦は稃（ふ）が種実から容易にとれない皮麦と容易にとれる裸麦（はだか）とがある．また，稲穂に6つの粒列を形成する六条大麦と2つの粒列を形成する二条大麦とがある．六条大麦はおもに食用として，二条大麦はおもに醸造用として利用されている．大麦を精白米と同じように搗精したものを丸麦という．丸麦を砕いて挽（ひ）き割（わ）り麦として，あるいは丸麦を蒸してつぶし，押し麦として食する．

大麦の栄養成分のおもなものは炭水化物のデンプンである．タンパク質の主成分は，エタノール可溶性のプロラミン属であるホルデインやグルテリン属タンパク質である．大麦タンパク質にはグルテン形成能力がない．第一制限アミノ酸はリシン（リジン）である．

大麦の加工品では，大麦を煎って粉にした麦こがし，二条大麦を発芽，乾燥させた麦芽などがある．

(3) その他の麦　ライ麦はロシア，ポーランドなど北欧で栽培され，黒パンとして食する．食物繊維が多く，特有の風味がある．しかし，ライ麦タンパク質にはグルテン形成能力がないため，小麦粉などを加えてパンをつくることが多い．ライ麦粉100%でパンを作る場合は，乳酸菌や酢酸菌を利用して，産生する酸でデンプンに粘りを与え，生地の物性を形成させる．

エン麦は欧米で広く栽培されている．種実を挽き割りにしたものをオートミールといい，かゆ状にたいて牛乳と混ぜて食べる．栄養的には他の麦と比べて充実している．タンパク質，脂質，ビタミン B_1 も多い．

c. トウモロコシ

米，麦に次ぐ主要穀類で，アメリカで最も多く生産される．用途は飼料，工業用（醸造酒，食用油，バイオエタノール）などのほか，コーンミール，コーンフレーク，ポップコーン，コーンスターチなどに用いられる．

トウモロコシはいくかの種類が存在する（**図5.7**）．爆裂種はポップコー

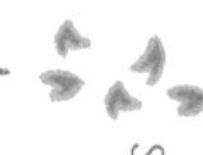

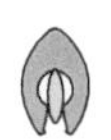
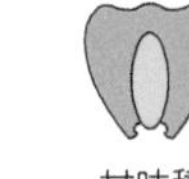
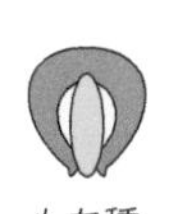
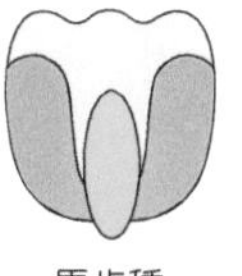
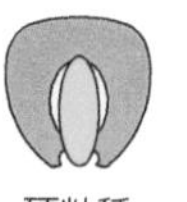
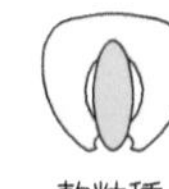

図 5.7　トウモロコシの品種と構造

ンに，甘味種は生食や缶詰めなどに，もち種は菓子用に利用される．

トウモロコシの栄養成分のおもなものは炭水化物のデンプンで，タンパク質，脂質の順に多い．タンパク質の主成分は，プロラミン属であるツェインで，アミノ酸価は穀類の中で一番低く，第一制限アミノ酸はリシン（リジン）である．脂質の大部分は胚芽に存在し，おもな脂肪酸組成はリノール酸，オレイン酸である．

d. その他の穀類

ソバはタデ科の植物で普通種とダッタン種に大別されるが，わが国では普通種が栽培されている．おもに製粉してソバとして食する．ソバの栄養成分のおもなものは炭水化物のデンプンで，次いでタンパク質が多い．タンパク質の主成分はグロブリンで，アミノ酸価は他の穀類と比べて高い．しかし，タンパク質にはグルテン形成能力がないため，めんをつくるときはつなぎ（小麦粉）を少量加えることがある．ソバ100％でめんを作る場合を十割そばという．ソバには抗酸化性を有するフラボノイドのルチンが含まれている．北アジア，シベリア，中国などの山岳地帯ではダッタン種が栽培されている．普通種と比べてルチン含量は多いが，苦味があるため，ニガソバともいわれている．

アワ，ヒエなどの雑穀は栄養的に充実した食品で，やせた土地でも成育できるので，昔から救荒作物として広く栽培されてきた．種実が小さく精白しにくく食味もよくないので，今日ではほとんど栽培されなくなった．しかし，タンパク質は良質でビタミンB群やミネラルも豊富なので，健康食品として見直されてきている．

B. いも類

いも類は根や根茎が養分をたくわえるために肥大した塊根や塊茎で，塊根にはサツマイモ，ヤマノイモなど，塊茎にはジャガイモ，サトイモ，コンニャクイモなどがある（**図5.8**）．主成分は糖質で，穀類と同様に主要なエネルギー源となり，単位面積当たりのエネルギー収量が高いため，世界中の国々で気候風土に合ったいも類が栽培されている．いも類はタンパク質や脂質は少ないが，カルシウム，カリウムなどのミネラルやビタミンCが多い．特にいも類に含まれるビタミンCは熱に対する安定性が高いため，熱による損失が少ない．しかし，水分が多いため，穀類と異なり，腐りやすく貯蔵しにくい（**表5.2**）．

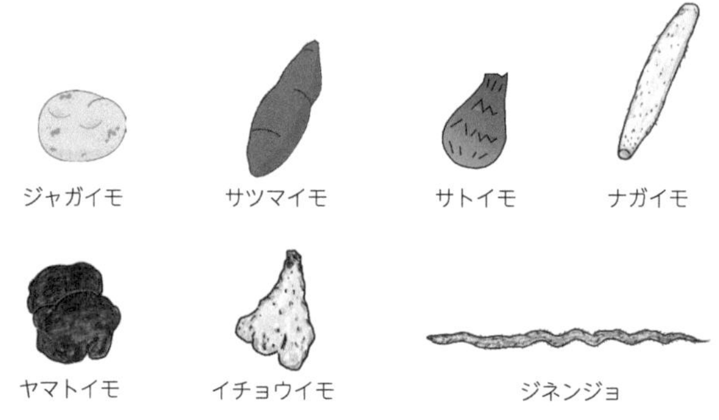

図5.8 いも類

表5.2 いも類の成分（可食部100 g中）

食品＼成分	エネルギー	水分	タンパク質*1	脂質*2	炭水化物*3	食物繊維総量	灰分	無機質 Ca	無機質 Fe	ビタミン B_1	ビタミン B_2	ビタミン C
	kcal	g	g	g	g	g	g	mg	mg	mg	mg	mg
ジャガイモ	59	79.8	1.3	Tr	8.5	8.9	1.0	4	0.4	0.09	0.03	28
サツマイモ	126	65.6	1.0	0.1	30.9	2.2	1.0	36	0.6	0.11	0.04	29
サトイモ	53	84.1	1.2	0.1	11.2	2.3	1.2	10	0.5	0.07	0.02	6
ナガイモ	64	82.6	1.5	0.1	13.8	1.0	1.0	17	0.4	0.10	0.02	6

エネルギー計算に用いた値として，＊1 アミノ酸組成によるタンパク質，＊2 脂肪酸のトリアシルグリセロール当量，＊3 利用可能炭水化物（単糖当量または差引き法）．

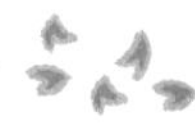

a. ジャガイモ（バレイショ）

ジャガイモはナス科の植物で，いもは地下茎の先端が肥大した塊茎である．原産地は南米のアンデスで，冷涼な気候で排水のよい土地で栽培される．わが国で栽培されるジャガイモの品種は多く，男爵，デジマ，メークインは食用に，紅丸，エニワはデンプン製造用に適している．

ジャガイモの主成分は炭水化物のデンプンで，タンパク質は約2%含まれている．無機質はカリウム，ビタミンはビタミンCが多い．

ジャガイモの芽や表皮，果実が緑色を帯びたところには，有害なアルカロイド配糖体のソラニンやチャコニンなどが含まれており，多く摂取すると腹痛，めまい，ねむけなどの中毒症状を起こすことがある．これらの配糖体は加熱によっても無毒化されないので，調理の際には皮をむいて除く必要がある．わが国では発芽防止のために，1973年にコバルト60のβ崩壊に伴って放出されるγ線を照射したジャガイモの販売が許可された．ジャガイモは切断して生のまま放置すると酵素的褐変反応が起こり褐色に変色する．その褐変反応の機構は，ジャガイモ中のチロシナーゼによりチロシンが酸化されジヒドロキシフェニルアラニン（DOPA）が生成し，さらにキノン類が生成され，最終的に褐色物質のメラニンが生成する．

b. サツマイモ（カンショ）

サツマイモはヒルガオ科の植物で，いもは根が肥大した塊根である．サツマイモの品種は多く，紅赤（金時），農林1号などは食用としてよく市販されている．用途は，加工食品，デンプン，飼料などがある．コガネセンガンは，イモ焼酎の原料として開発されたもので，収穫量とデンプン含量が従来品種よりも高い．これを親として醸造用の品種が開発されている．

サツマイモの主成分は炭水化物のデンプンで，グルコース，フルクトース，スクロースを少量含む．タンパク質は約1%で，無機質ではカリウム，ビタミンではビタミンC（29 mg/100 g）が多く含まれる．ベニハヤトのような黄色サツマイモはカロテンを多く含み，ビタミンAの供給源となる．

サツマイモは収穫時に表面が傷つきやすいために，病原菌の侵入による腐

DOPA：L-3,4-dihydroxyphenylalanine

敗（黒斑病，軟腐病）が起きやすい．そこで，サツマイモを貯蔵の前に 3 ～ 4 日間，30 ～ 33℃，湿度 90 ～ 95％に保つことで，サツマイモの表面の傷口にコルク層が形成され，貯蔵中での病原菌の侵入を防ぐことができる．これをキュアリングという．

c. サトイモ

サトイモはサトイモ科の植物で，いもは地下茎が肥大した塊茎である．サトイモは，いもの付き方から親いも，子いもに分けられる．親いもを食用とするものにはヤツガシラ，タケノコイモなどが，子いもを食用とするものにはドダレ，イシカワワセなどがある．また，葉柄（ようへい）を食べることもあり，イモガスラ，ズイキなどとよばれている．

サトイモの主成分は炭水化物のデンプンである．特有の粘りは多糖類のガラクタンによる．無機質はカリウムを多く含み，ビタミンはほとんど含まれていない．サトイモをむくとかゆみがでるのは，シュウ酸カルシウムの針状結晶による．えぐ味はホモゲンチジン酸である．

d. ヤマノイモ

ヤマノイモはヤマノイモ科の植物で，いもは地下にある茎と根の中間部（担根体）が肥大したものである．一般にはヤマイモともよばれる．ナガイモ，ツクネイモ，イチヨウイモ（ヤマトイモ）などの栽培品種のほか，野生種のジネンジョがある．

ヤマノイモの主成分は炭水化物のデンプンで，特有の粘りはグロブリン様タンパク質に少量のマンナンが結合した糖タンパク質である．タンパク質含量は，約 2～5％といも類の中で最も高い．生食することができ，アミラーゼ活性も高く消化がよい．かるかん，しろあんなどの和菓子やソバのつなぎとして利用される．また，ヤマノイモをすりおろすと酵素的褐変反応により褐変する．

e. コンニャクイモ

コンニャクイモはサトイモ科の植物で，いもは地下茎が肥大した塊茎である．通常コンニャクとして加工して食べる．コンニャクイモの主成分は炭水化物のグルコマンナン（構成単糖はグルコースとマンノース）で，グルコマンナンは水を吸収すると強く膨潤し粘りの強いコロイド状態となる．これに

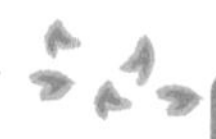

石灰（水酸化カルシウム，$Ca(OH)_2$）を加えて加熱すると，凝固して弾力のあるコンニャクができる．グルコマンナンは消化されずにエネルギー源とはならないが，食物繊維として有効である．

C. 豆類

豆類はマメ科植物の種子で，食用となる部分は子葉部である（**図 5.9**）大豆のようにタンパク質，脂質に富むものと，エンドウ，ソラマメ，インゲンマメ，アズキのように炭水化物，タンパク質に富むものがある（**表 5.3**）．いずれも貯蔵性に優れ栄養価も高く，穀類，いも類に次いで重要な作物である．特にわが国ではタンパク資源として約 7%を占めている．

食品として，完熟種子，未熟種子，未熟なサヤごと食べることができる．調理法が多く，加工食品としての用途も広いので，利用価値の高い食品である．

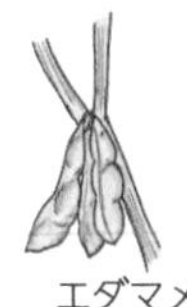

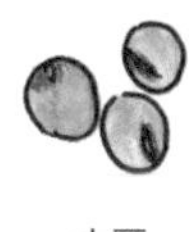

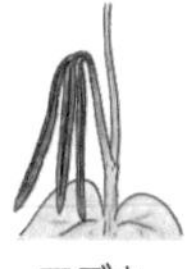

図 5.9　豆類

表 5.3　豆類の成分（可食部 100 g 中）

成分 / 食品	エネルギー	水分	タンパク質＊1	脂質＊2	炭水化物＊3	食物繊維総量	灰分	無機質 Ca	無機質 Fe	ビタミン B_1	ビタミン B_2
	kcal	g	g	g	g	g	g	mg	mg	mg	mg
大豆（国産）	372	12.4	32.9	18.6	7.0	21.5	4.7	180	6.8	0.71	0.26
アズキ	304	14.2	17.8	0.8	46.5	24.8	3.4	70	5.5	0.46	0.16
ササゲ	280	15.5	19.6	1.3	40.7	18.4	3.6	75	5.6	0.50	0.10
インゲンマメ	280	15.3	17.7	1.5	41.8	19.6	3.7	140	5.9	0.64	0.16
ソラマメ	323	13.3	20.5	1.3	52.8	9.3	2.8	100	5.7	0.50	0.20
エンドウ	310	13.4	17.8	1.5	47.8	17.4	2.2	65	5.0	0.72	0.15
緑豆	319	10.8	20.7	1.0	49.4	14.6	3.5	100	5.9	0.70	0.22

エネルギー計算に用いた値として，＊1　アミノ酸組成によるタンパク質，＊2　脂肪酸のトリアシルグリセロール当量，＊3　利用可能炭水化物（単糖当量または差引き法）．

a. 大豆

大豆は，アメリカ，ブラジルなどが主要な生産国となっている．日本はその生産量は極めて少なく，多くを輸入に頼っている．食品大豆の用途の約7割が製油用であり，食用大豆の半分近くは，豆腐・油揚げに使用されている（**図5.10**）．

大豆の主成分はタンパク質で，炭水化物，脂質の順に多い．タンパク質の主成分はグロブリン属のグリシニンで，栄養価が高い．このため，米や小麦を大豆と一緒に食べることによって，米や小麦に不足するリジンを補うことができる（補足効果）．炭水化物はデンプンがほとんど含まれておらず，ラフィノース（約1%）やスタキオース（約4%）などのオリゴ糖，スクロース（約5%），食物繊維が多く含まれている．脂質は50%以上がリノール酸で，オレイン酸，リノレン酸など不飽和脂肪酸が多い．またリン脂質は少量含まれているが，大部分はホスファチジルコリン（レシチン）である．無機質はカリウムやリンが多く，ビタミンはビタミンB_1，B_2，ビタミンE（γ-トコフェロール）が多い．大豆には抗酸化作用を有するイソフラボン（ダイゼイン，ゲニステインなど），発泡性のあるサポニン，トリプシンインヒビター（トリプシンの活性阻害物質）などが含まれる．なお，トリプシンインヒビターは，加熱処理するとその有害性は失われる．

大豆から豆腐，みそ，しょうゆ，納豆，テンペ，高野豆腐（凍り豆腐），豆乳，湯葉，油揚げ，ガンモドキなどさまざまな加工食品がつくられる．また，脱脂大豆タンパク質をさらに精製して得られた分離大豆タンパク質（SPI）を

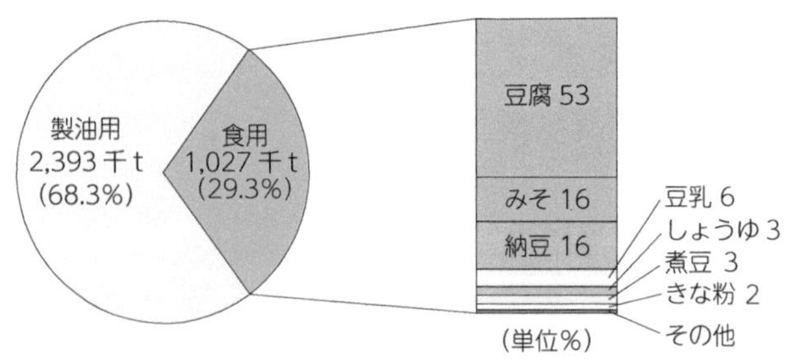

図5.10 大豆の用途（2018年度）

組織状にしたものは，ハム，ソーセージ，水産練り製品，冷凍食品，レトルト食品などさまざまなものに混ぜて利用されている．

b. アズキ

主産地は北海道である．用途のうち 70 ～ 80%は製造用である．そのほか，赤飯，甘納豆，菓子などにも使われている．

アズキの主成分であるデンプンは大粒でタンパク質に包まれているため，加熱しても普通のデンプンのように糊化しない．したがって，あんの製造に適しているが，消化性はよくない．アズキは気泡性を示すサポニンや多くの食物繊維を含むので，便通効果が大きい．

c. その他の豆類

以上のほか，ササゲ，インゲンマメ，ソラマメ，エンドウ，緑豆（りょくとう）などがある．いずれもアズキに似てあんをつくるのに適する．未熟なものは野菜として食用にする．緑豆はハルサメの原料としても優れている．緑豆はるさめは，アミロペクチン含量が多いため，細く，コシが強く，煮くずれしない．モヤシは緑豆や黒緑豆（ブラックメッペ）を発芽させたものである．

D. 種実類

種実類は穀類や豆類以外の植物の種子をいい，その成分組成から脂質やタンパク質を多く含むものと，炭水化物が主成分のものとがある．前者にはゴマ，クルミなどが，後者にはクリ，ギンナンなどがある（**図 5. 11**）．種実類はエネルギーや無機質に富み，栄養価も高い（**表 5. 4**）．

近年，食の国際化とともに，アーモンド，カシューナッツ，ココナッツ，

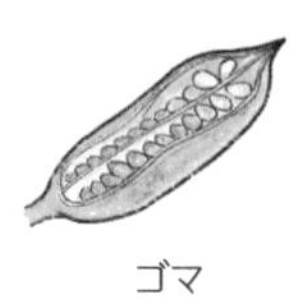
ゴマ

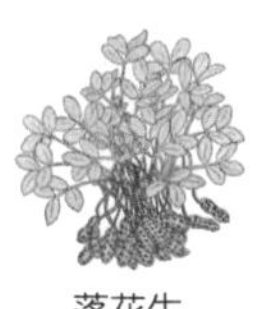
落花生

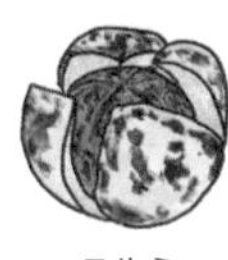
クルミ

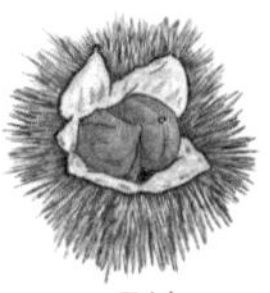
クリ

図 5. 11　種実類

SPI：soy protein isolate

表 5.4　種実類の成分（可食部 100 g 中）

成分＼食品	エネルギー	水分	タンパク質*1	脂質*2	炭水化物*3	食物繊維総量	灰分	無機質 Ca	無機質 Fe	ビタミン A*4	ビタミン B_1	ビタミン B_2	ビタミン C
	kcal	g	g	g	g	g	g	mg	mg	μg	mg	mg	mg
ゴ　マ	604	4.7	19.3	53.0	7.0	10.8	5.2	1200	9.6	1	0.95	0.25	Tr
落花生	572	6.0	24.0	46.4	10.7	8.5	2.3	49	1.6	1	0.41	0.10	0
クルミ	713	3.1	13.4	70.5	2.8	7.5	1.8	85	2.6	2	0.26	0.15	0
ク　リ	147	58.8	2.4	0.4	33.5	4.2	1.0	23	0.8	3	0.21	0.07	33
ギンナン	168	57.4	4.2	1.3	33.9	1.6	1.5	5	1.0	24	0.28	0.08	23

エネルギー計算に用いた値として，＊1　アミノ酸組成によるタンパク質，＊2　脂肪酸のトリアシルグリセロール当量，＊3　利用可能炭水化物（単糖当量または差引き法），＊4　レチノール活性当量．Tr：微量

ピスタチオ，マカダミアナッツ，ペカンなどの外国産の種実類も増えている．

a．ゴマ

ゴマ科の植物の種子で，その表皮の色により白，黒，黄色の種類がある．ゴマの主成分は脂質（約 54％）で，タンパク質（約 20％），炭水化物（約 17％）の順に多い．無機質はカルシウム，鉄を多く含み，ビタミンは，ビタミン B_1, B_2, E（γ-トコフェロール）を多く含む．脂質成分ではリノール酸，オレイン酸などの不飽和脂肪酸が多いが，セサミノール（ゴマリグナン化合物）などの抗酸化成分を含むので，ゴマ油は酸化されにくい．そのため，食用油や料理，菓子に利用される．

b．落花生（ピーナッツ）

マメ科の植物の種子で，子房の基部が伸びて地中にもぐって成熟し，地中に 2 ～ 3 個の種実をつくる．成分は大豆に似ているが，大豆と比べて脂質が多く（47％），タンパク質が少ない（約 25％）．ビタミン類はビタミン B_1, B_2 が多く含まれている．炒り豆，ピーナッツバターのほか，菓子や油脂の原料となる．脂質成分ではオレイン酸が多く，次にリノール酸が多いため，落花生油は不乾性油であり，サラダ油，天ぷら油，マーガリンなどに利用される．落花生油粕はタンパク質含量が高いので，飼料に利用される．

c．クルミ

クルミ科の落葉喬木(きょうぼく)の種子である．主成分は脂質（約 69％）で，タンパ

ク質（約15%），炭水化物（約12%）の順に多い．脂質成分ではリノール酸，オレイン酸が主で，良質のタンパク質を含む．ゴマと同様にビタミン B_1 が多い．長野県がおもな生産地である．

d. クリ

ブナ科の落葉喬木の種子，中山間地域での重要な農産物の一つである．主成分は炭水化物（約37%）のデンプンで，スクロース，グルコース，フルクトースも含まれる．タンパク質（約3%）や脂質（約1%）は少ない．ビタミンではビタミンCが他の種実類と比べて多い．さらに，クリの渋皮には抗酸化作用を有するタンニンが含まれている．焼きぐり，ゆでぐりのほか，菓子，きんとん，マロングラッセなどの加工品に利用される．

E. 野菜類

野菜とは食用の草本作物のことで，世界中に多くの種類が存在する．わが国でも150種以上のものが栽培されている．食生活の多様化，国際化とともに西洋野菜，中国野菜などの新野菜の栽培が増えている．わが国では一時期古くから作られてきた在来種の栽培は減少していたが，最近，消費者の健康志向や地産地消に対する関心が高まり，それらの野菜の栽培に力を入れている地域が増えている．また，ハウス栽培や水耕栽培などの栽培技術が進み，季節感はないが，周年安定供給を可能にしている．特に，光環境，温度，湿度などを人工制御した水耕栽培技術（植物工場）は，わが国が世界をリードしている．

野菜類は食用にされる部位部分によって，根菜類（こんさいるい），茎菜類（けいさいるい），葉菜類（ようさいるい），果菜類（かさいるい），花菜類（かさいるい）に分類される．また，可食部のカロテン含有量によって，緑黄色野菜（**図5.12**）とその他の野菜（淡色野菜）に分類され，「国民健康・栄養調査」では統計上区別される（厚生労働省通知「食品成分表の取扱いについて」で栄養指導等における留意点として別表で示されている）．

野菜類の栄養成分は炭水化物，タンパク質，脂質は少ないが，無機質，ビタミン，食物繊維が多い．無機質ではカリウム，カルシウム，リン，鉄を多く含み，ビタミン類ではビタミンA，B_1，B_2，葉酸，Cを多く含む．野菜に含まれるプロビタミンAはおもに β-カロテンで，シソ，モロヘイヤ，ニン

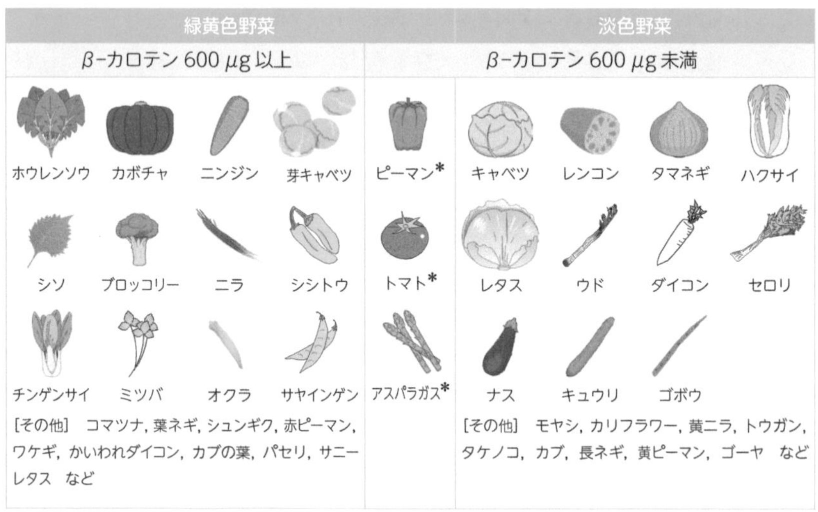

図 5. 12 緑黄色野菜と淡色野菜

＊β-カロテン 600 μg 未満だが日常的に摂取され，カロテンの補給源となるため緑黄色野菜.

ジン（α-カロテンも含む），パセリなどに多く含まれている．日本人はビタミン A，C の必要量の約半分を B_1，B_2 は約 1/5 を野菜から摂取している．食物繊維はおもに水溶性のペクチン，不溶性のセルロース類，リグニンなどであるが，ゴボウのイヌリンのような多糖類もある．食物繊維には整腸作用があり，便通を整え，生活習慣病の予防効果もある（**表 5. 5**）．そのほか，特有の色素（クロロフィル，カロテノイド，アントシアン，フラボノイド），香り成分（アルコール類，アルデヒド類，揮発性含硫黄化合物など），味成分（遊離アミノ酸など）などが食欲を促進させるのに役立っている．

厚生労働省が 2012 年に策定した「健康日本 21」（第 2 次）では，健康を維持するために必要な野菜の摂取目標量は成人 1 日当たり 350 g 以上である．平成 30 年国民健康・栄養調査では，調査したすべての年代で目標の摂取量に達していない（**図 5. 13**）．また，緑黄色野菜量と，そのほかの野菜の摂取量を比べると，緑黄色野菜の摂取量が低い．

表 5.5　野菜の食物繊維量（可食部 g/100 g）

野菜名	水溶性	不溶性	総量	野菜名	水溶性	不溶性	総量
グリーンアスパラガス	0.4	1.4	1.8	タケノコ	0.3	2.5	2.8
サヤインゲン	0.3	2.1	2.4	タマネギ	0.4	1.0	1.4
ウド	0.3	1.1	1.4	レタス	0.1	1.0	1.1
エダマメ	0.4	4.6	5.0	トウモロコシ	0.3	2.7	3.0
サヤエンドウ	0.3	2.7	3.0	トマト	0.3	0.7	1.0
グリンピース	0.6	7.1	7.7	ナス	0.3	1.9	2.2
オクラ	1.4	3.6	5.0	ナバナ（西洋）	0.7	3.0	3.7
カボチャ（西洋）	0.9	2.6	3.5	ニンジン	0.7	2.1	2.8
カリフラワー	0.4	2.5	2.9	ネギ（根深）	0.3	2.2	2.5
キャベツ	0.4	1.4	1.8	ネギ（葉ネギ）	0.3	2.9	3.2
キュウリ	0.2	0.9	1.1	ハクサイ	0.3	1.0	1.3
ミズナ	0.6	2.4	3.0	レンコン	0.2	1.8	2.0
ゴボウ	2.3	3.4	5.7	パセリ	0.6	6.2	6.8
コマツナ	0.4	1.5	1.9	ピーマン（青）	0.6	1.7	2.3
シシトウ	0.3	3.3	3.6	フキ	0.1	1.2	1.3
シュンギク	0.8	2.4	3.2	ブロッコリー	0.9	4.3	5.1
ショウガ	0.2	1.9	2.1	ホウレンソウ	0.7	2.1	2.8
セロリ	0.3	1.2	1.5	ミツバ（根ミツバ）	0.5	2.4	2.9
生ゼンマイゆで	0.6	2.9	3.5	芽キャベツ	1.4	4.1	5.5
ダイコン	0.5	0.9	1.4	生ワラビゆで	0.5	2.5	3.0

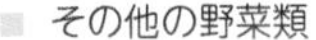

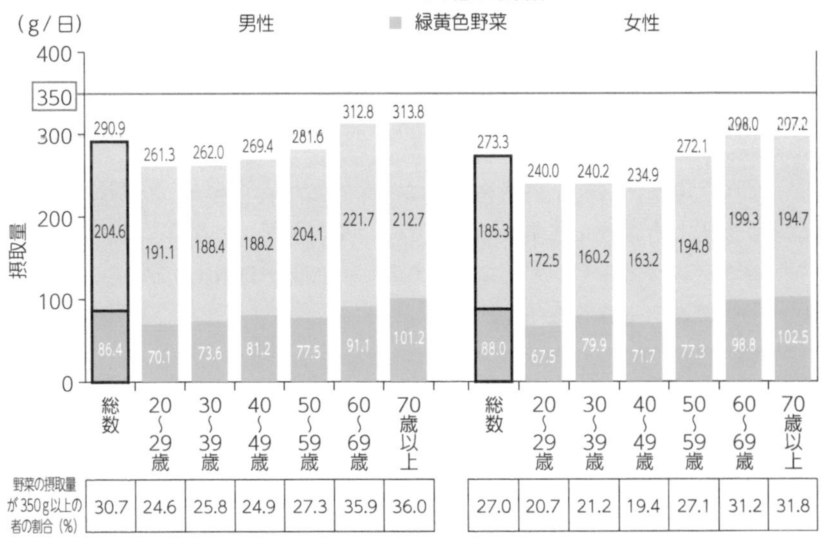

図 5.13　野菜摂取量の平均値（20 歳以上，性・年齢階級別）
［平成 30 年国民健康・栄養調査］

表 5.6　葉茎菜類の成分（可食部 100 g 中）

成分 食品	エネルギー	水分	タンパク質*1	脂質*2	炭水化物*3	食物繊維総量	灰分	無機質 Ca	無機質 Fe	ビタミン A*4	ビタミン B_1	ビタミン B_2	ビタミン C
	kcal	g	g	g	g	g	g	mg	mg	μg	mg	mg	mg
ハクサイ	13	95.2	0.6	Tr	2.0	1.3	0.6	43	0.3	8	0.03	0.03	19
コマツナ	13	94.1	1.3	0.1	0.8	1.9	1.3	170	2.8	260	0.09	0.13	39
ホウレンソウ	18	92.4	1.7	0.2	0.3	2.8	1.7	49	2.0	350	0.11	0.20	35
レタス	11	95.9	0.5	Tr	1.7	1.1	0.5	19	0.3	20	0.05	0.03	5
パセリ	34	84.7	3.2	0.5	0.9	6.8	2.7	290	7.5	620	0.12	0.24	120
キャベツ	21	92.7	0.9	0.1	3.5	1.8	0.5	43	0.3	4	0.04	0.03	41
セロリ	12	94.7	0.4	0.1	1.4	1.5	1.0	39	0.2	4	0.03	0.03	7
ネギ(根深)	35	89.6	1.0	Tr	6.4	2.5	0.5	36	0.3	7	0.05	0.04	14
タマネギ	33	90.1	0.7	Tr	7.0	1.5	0.4	17	0.3	0	0.04	0.01	7
フキ	11	95.8	-	-	1.7	1.3	0.7	40	0.1	4	Tr	0.02	2
タケノコ	27	90.8	2.5	0.1	2.5	2.8	1.1	16	0.4	1	0.05	0.11	10

エネルギー計算に用いた値として，＊1　アミノ酸組成によるタンパク質，＊2　脂肪酸のトリアシルグリセロール当量，＊3　利用可能炭水化物（単糖当量または差引き法）．＊4　レチノール活性当量．Tr：微量

a．葉菜類，茎菜類（葉茎菜類）

葉菜類，茎菜類をいっしょにして葉茎菜類ということもある．野菜類の大半を占めている．葉菜類は葉を食べる野菜で，ハクサイ，キョウナ，サントウサイ，タイサイ，コマツナ，カラシナ，キャベツなどのアブラナ科菜類と，そのほかにホウレンソウ，レタス，シュンギク，パセリ，シソなどがある．ハクサイ，レタス，キャベツを除けば，緑黄色野菜が多い．茎菜類は茎または茎が変形した部分を食するもので，ワケギ，ネギ，セロリ，タマネギ，フキ，タケノコ，アスパラガスなどがある．炭水化物や繊維に富み，独特の風味が特徴である（**表 5.5**，**表 5.6**）．

(1) ホウレンソウ　アガサ科の植物で緑黄色野菜の代表である．秋冬に出回る茎の長い東洋種と，春に多い茎が短くやわらかい西洋種がある．東洋種はあくが少なくお浸しなどに適している．現在では，東洋種と西洋種の交配種の栽培が多くなっている．栄養成分の特徴として，ビタミン A（350 μg レチノール活性当量），B_1, B_2, C が多い．鉄（2.0 mg/100 g）も多く含まれる．また，カロテノイドのルテインも比較的多く含まれルテインの機能性表示食

品として冷凍ホウレンソウが市販されている．一方で，あくの原因であるシュウ酸が多く，カルシウムの吸収を悪くする．

(2) ハクサイ　アブラナ科に属する中国原産の植物で，キャベツ，ダイコンとともに，最も需要の多い野菜の一つである．味にくせがないので，キムチなどの漬けもの用のほか，鍋物，煮物，炒め物などに使われる．栄養成分の特徴はビタミンCが多いことである．

(3) キャベツ　アブラナ科の植物で，カンランともいう．季節にしたがって全国の適地で栽培されており，年間を通して出回っている．春の新キャベツや初秋の高原キャベツはやわらかく，味もよい．キャベツには，普通キャベツのほか，レッドキャベツ，グリーンボール，チリメンキャベツ，芽キャベツなどがある．栄養成分の特徴としてビタミンCを41 mg/100 gほど含むほか，胃腸障害に有効なメチルスルホニウムメチオニン（ビタミンU）を含む．生食，炒め物，煮物，ザワークラウトなどの漬けもの用に使われる．

(4) ネギ類　ユリ科の植物で，ネギ，タマネギ，ニンニク，ラッキョウなどがある．栄養成分の特徴として，香り成分であるアリシン，硫化アリルのような有機硫黄化合物が含まれることである．アリシンは硫黄を含むアミノ酸の一種であるアリインが酵素アリイナーゼにより加水分解されて生じるが，加熱によりビタミンB_1と結合しアリチアミンとなり，ビタミンB_1の腸からの吸収を促進させる．アリチアミンのビタミンB_1効力は変わらない．硫化アリルは，加熱すると分解しメルカプタン類を生成し，特有の甘味を呈するようになる．また，抗酸化作用や血圧降下作用を有するタマネギの色素成分ケルセチンがある．

(5) 中国野菜　チンゲンサイ，パクチョイ，ザーサイなどがある．炒め物や煮物などに利用されている．

(6) セロリ　セリ科の植物で，別名オランダミツバという．葉柄（ようへい）を食する．栄養成分の特徴として，カリウムが比較的多い．歯切れのよさや，独特の香りが好まれる．香りの成分のおもなものはアピインである．肉料理のほか，炒め物，サラダにも使われる．

(7) アスパラガス　ユリ科の植物で，栽培法の違いによりホワイトアスパラガスとグリーンアスパラガスがある．前者は，土寄せをして若芽が地上部に出る前に収穫する方法で，後者は土寄せをせずに伸長した若芽を収穫する方法である．栄養成分の特徴として，バリン，アルギニン，アラニン，アスパラギン酸などの遊離アミノ酸が多い．その中でもアスパラギン酸は特に多い．また，フラボノイドのルチンも含む．ホワイトアスパラガスには苦味を呈するサポニンが含まれる．

b. 根菜類

根菜類は，根または地下茎の肥大した部分を食べる野菜である．一般に貯蔵性がよく，おもに冬場の野菜として利用範囲が広い（**表 5.7**）．

(1) ダイコン　アブラナ科の植物で，野菜類の中で最も生産量が多い．根が白色の白首（しろくび）種と根の上部が緑色の青首（あおくび）種がある．また地域ごとに独自の栽培品種が存在し，球形の桜島，聖護院（しょうごいん）など，細長い守口（もりぐち），練馬（ねりま）などがある．しかし，現在では栽培品種の多様性が少なくなり，青首種が主流になっている．ダイコンの栄養成分の特徴は，ビタミン C，β-カロテン，カルシウム，鉄が多く含まれることである．いずれの成分も根部よりも葉部に多く含まれる．また，特殊成分として，辛味を呈するイソチオシアネートを含む．これは，ダイコンをすりおろす際に，配糖体のシニグリンが酵素ミロシナーゼによって分解され生じる．また，ダイコンにはアミラーゼが含まれているので，生食すれば消化を助ける．ダイコンは生食，煮物などのほか，漬けもの，切

表 5.7　根菜類の成分（可食部 100 g 中）

成分／食品	エネルギー	水分	タンパク質＊1	脂質＊2	炭水化物＊3	食物繊維総量	灰分	無機質 Ca	無機質 Fe	ビタミン A＊4	ビタミン B_1	ビタミン B_2	ビタミン C
	kcal	g	g	g	g	g	g	mg	mg	μg	mg	mg	mg
ダイコン	15	94.6	0.3	Tr	2.9	1.3	0.6	23	0.2	(0)	0.02	0.01	11
カブ	19	93.9	0.5	0.1	3.5	1.4	0.5	24	0.2	(0)	0.03	0.03	18
ニンジン	30	89.7	0.6	0.1	5.8	2.4	0.7	26	0.2	690	0.07	0.06	6
ゴボウ	58	81.7	1.1	0.1	10.4	5.7	0.9	46	0.7	Tr	0.05	0.04	3
レンコン	66	81.5	1.3	Tr	14.1	2.0	1.0	20	0.5	Tr	0.10	0.01	48
ユリネ	119	66.5	2.4	-	24.3	5.4	1.3	10	1.0	(0)	0.08	0.07	9
クワイ	128	65.5	-	-	24.2	2.4	1.5	5	0.8	(0)	0.12	0.07	2

エネルギー計算に用いた値として，＊1　アミノ酸組成によるタンパク質，＊2　脂肪酸のトリアシルグリセロール当量，＊3　利用可能炭水化物（単糖当量または差引き法）．＊4　レチノール活性当量．Tr：微量，(0)：推定ゼロ

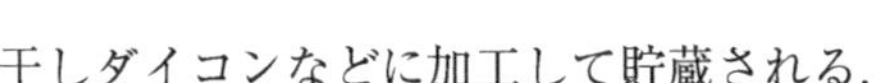

干しダイコンなどに加工して貯蔵される.

(2) ニンジン　セリ科の植物で，代表的な緑黄色野菜である．細長い東洋系ニンジン（金時ニンジン）と太くて短い西洋系ニンジンがある．現在出回っている多くは西洋系ニンジンである．栄養成分の特徴は，ビタミンA(690 μg レチノール活性当量)，ビタミンB_1，カルシウムが多いことである．ビタミンAはα-カロテン，β-カロテンの両方を含む．炭水化物は約9%含み，おもなものはスクロース，グルコース，ペクチンなどである．また，ニンジンにはアスコルビン酸オキシダーゼが含まれているので，ニンジンおろしとダイコンおろしを混ぜると，ビタミンCの酸化分解が促進される．ただし，この酵素活性は酸性にすると抑制される.

(3) ゴボウ　キク科の植物で，日本特有の野菜である．栄養成分の特徴は，イヌリンなどの不消化性多糖類を含むことで，整腸作用が強い．そのほかにカルシウム，鉄などを含む．また特殊成分としてポリフェノール化合物のクロロゲン酸を多く含むので，ゴボウを切断して生のまま放置すると，ポリフェノールオキシダーゼによる酵素的褐変反応が起こり褐色に変色する.

(4) レンコン，ユリネ，クワイ　いずれも茎が変化したもので，他の根菜類と比べて水分が少なく，デンプンを主とした糖質やカリウムが多い．そのほかペクチン，ヘミセルロースなども含む.

c. 果菜類

果菜類は，果実部分を食べる野菜で，おもにウリ科やナス科に属する．水分，繊維が多く，それぞれ特有の風味がある．メロン，スイカ，イチゴなども果菜類に属するが，これらは慣行として果実類の中で取り扱われる.

(1) キュウリ　ウリ科の植物で品種が多いが，皮が薄い白イボ系と皮が厚い黒イボ系に大きく分類することができる．現在出回っている多くは白イボ系である．栄養成分のほとんどは水分（約95%）で，カリウムが比較的多い．またビタミンCも少量含まれているが，アスコルビン酸オキシダーゼも存在する．特殊成分として，香気成分であるノナジエナール（スミレ葉アルデヒド），ノナジエノール（キュウリアルコール），苦味成分であるククルビタシンという配糖体がある．そのほか，ハヤトウリ，アオウリなどのウリもキュウリと同じウリ科である．かす漬など漬けもの用に使われる．なお，カンピョウはユウガオの果肉を細長くし干したものである．

(2) ナス　ナス科の植物で，世界中でさまざまな品種が栽培されている．わが国ではおもに果皮が黒紫色の品種が栽培されている．栄養成分のほとんどが水分（約93%）で，次いで炭水化物（約5%）が多いが，ビタミンやミネラルは少ない．特殊成分としてアントシアン系色素ナスニン（紫）とヒアシン（青褐色）を含む．また，ポリフェノール化合物も含まれており，ナスを切断して生のまま放置すると，ポリフェノールオキシダーゼによる酵素的褐変反応が起こり褐色に変色する．ナスは，漬けもの，煮物，焼き物，揚げ物などに利用される．

(3) トマト　ナス科の植物で，生食用の桃色系品種と加工用の赤色系品種がある．わが国では桃色系品種で，糖度が高く，酸味とのバランスがよい完熟型品種（桃太郎）がおもに出回っている．栄養成分のほとんどは水分（94%）で，次いで炭水化物（約5%）が多い．炭水化物はおもにグルコースとフルクトースである．さらに，遊離アミノ酸としてグルタミン酸，アスパラギン酸を多く含み，これらの成分がトマトの甘味や旨味に関与している．酸味はおもにクエン酸による．特殊成分として，抗酸化作用を有する色素成分のリコピン（リコペン）（赤），γ-アミノ酪酸（GABA）を含む．トマトは生食のほか，ジュース，ケチャップ，ピューレなどに加工して利用される．

(4) カボチャ　ウリ科の植物で，日本種と西洋種がある．日本種は果皮に縦の深い溝があり，果肉は水分が多く（約87%），粘質で甘味が少ない．西洋種は果皮がなめらかで，果肉は水分が少なく（約76%），デンプンが多いため甘味が強い．栄養成分は水分，炭水化物（日本種生約11%，西洋種生約21%），タンパク質（日本種生，西洋種生ともに約2%）の順に多い．炭水化物の主成分はデンプンで，スクロースも含むため甘味を呈する．ビタミン類は色素成分であるβ-カロテン（日本種生730 μgレチノール活性当量，西洋種生4,000 μgレチノール活性当量），ビタミンC（日本種生16 mg/100 g，西洋種生43 mg/100 g）を多く含む．

(5) ピーマン　ナス科の植物で，トウガラシの甘味種である．果皮は未熟期で緑色（青ピーマン），完熟期で赤色（赤ピーマン）や黄色（黄ピーマン）になる．栄養成分の特徴としてビタミンCを多く含み，カロテノイドを比

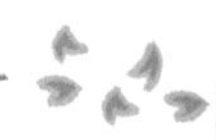

較的多く含むことである．青ピーマン，黄ピーマンと比べて，赤ピーマンはビタミンC（果実生 170 mg/100 g），カロテノイド（果実生 88 μg レチノール活性当量）が多い．ピーマンはサラダのほか，油炒めなどに利用される．

d. 漬けもの

漬けものは，野菜に塩などを加えて漬け込み，風味や保存性を高めた加工食品で，地域特産のさまざまな漬けものが存在する（**図 5. 14**）．さらに，欧州のザワークラウト，ピクルス，中国の酢菜，泡菜，韓国のキムチなど世界中にもさまざまな漬けものが存在する．漬けものは，製造に微生物の発酵を利用するものと，利用しないものに分類できる．前者には高菜漬，すぐき漬，三五八漬などがあり，後者には酢漬，福神漬，醤油漬などがある．微生物の発酵はおもに乳酸菌と酵母が関与している．乳酸菌による乳酸発酵で生成し

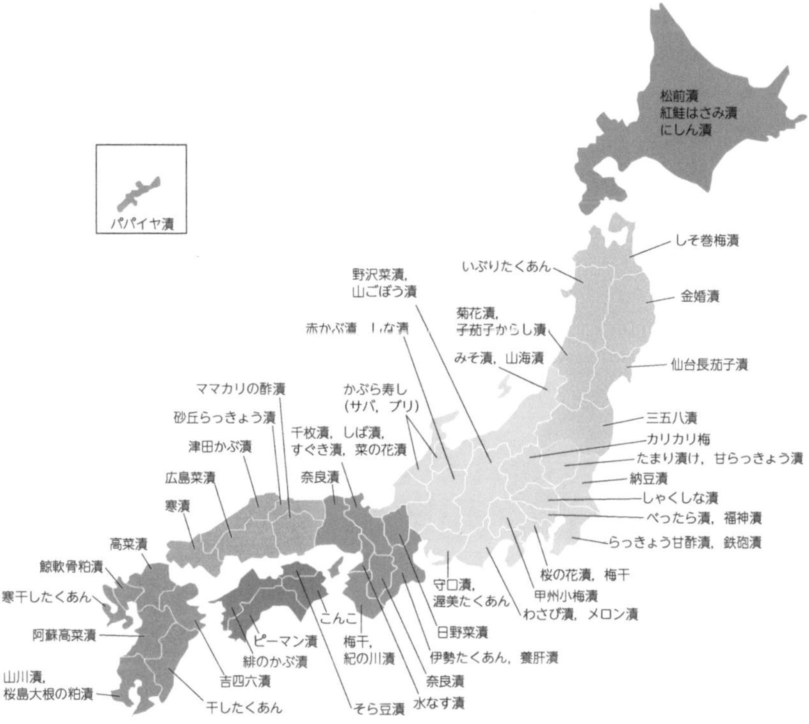

図 5. 14　全国の漬けもの

表 5.8　ぬかみそ漬中のビタミン B 含量変化（100 g 中）

漬ける時間	ビタミン B_1 (mg)	ビタミン B_2 (mg)
キュウリ (生)	0.021	0.022
(8 時間)	0.133	0.039
(24 時間)	0.211	0.040
ダイコン (生)	0.109	0.015
(8 時間)	0.179	0.023
(24 時間)	0.351	0.027
キャベツ (生)	0.055	0.042
(8 時間)	0.156	0.064
(24 時間)	0.867	0.108

［辻啓介，食の科学，**112**，(1987)］

た乳酸は酸味を，そのほかの有機酸，アルデヒド類，アルコール類は風味や香りを付与する．また，乳酸を主とする有機酸により pH が低下し，腐敗菌の増殖を抑制する．酵母によるアルコール発酵でも同様に，生成したアルコール類，エステル類などにより，風味，香り，味を付与する．漬けもののこのような風味，香り，味は，使用する野菜，食塩量や発酵･熟成温度などによって影響される．

漬けものが記録に登場するのは，天平年間の木簡（もっかん）に記載されていたウリなどの塩漬がはじめであり，江戸時代になって全国的に普及したといわれている．微生物の発酵を利用した漬けもので代表的なぬかみそ漬は，米ぬかを微

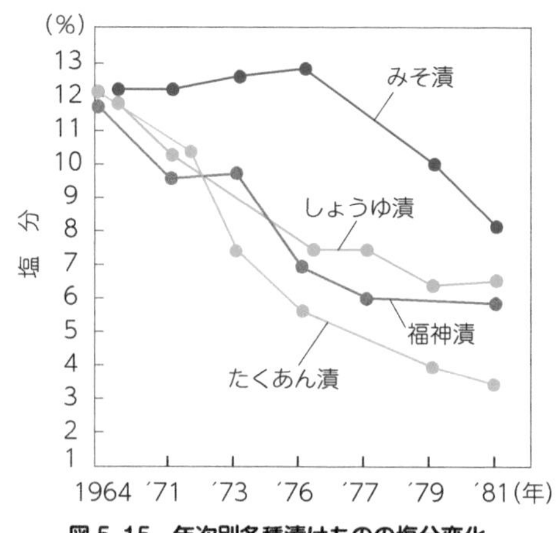

図 5.15　年次別各種漬けものの塩分変化

［辻啓介，食の科学，**112**，26 (1987)］

生物発酵させるため，ぬかの有効成分が漬け込んだ野菜に浸透し，野菜の栄養価が高くなる（**表 5.8**）．食物繊維の多い食品の需要が増え，漬けものが見直されてきている．さらに，消費者の減塩志向の高まりから，減塩漬けも出回るようになってきた（**図 5.15**）．

F．果実類

明治の初め頃まで，果実を菓実あるいは果物と書いていたことからもわかるように，果実類は古くから菓子としてその甘味が賞味されてきた．果実類は種類が多く，現在，わが国では約 30 種類ほどが栽培されている．

果実類は，花の子房が発育して果実を形成するものを真果，子房以外の隣

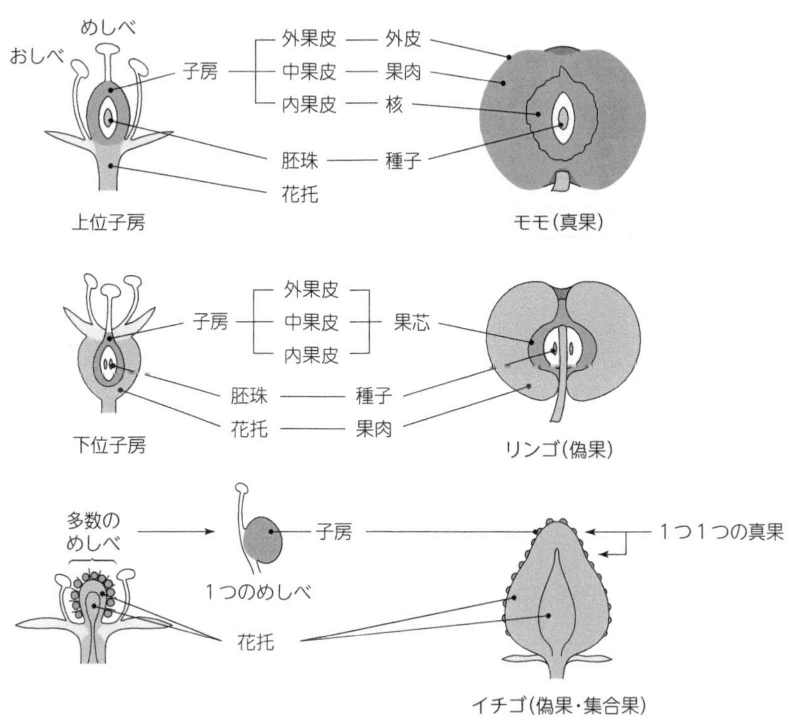

図 5.16　花と果実の関係
[小西洋太郎，食品学各論第 2 版（小西洋太郎ほか編），p. 44，講談社（2007)]

接組織が果実を形成したものを偽果(ぎか)として分類する（**図 5. 16**）．さらにその構造や食用部位などによって，仁果(じんか)，準仁果(じゅんじんか)，核果(かくか)，漿果(しょうか)に分けられる．なお，スイカやメロンは果菜類であるが，慣行上，果実として取り扱っている．

果実類は特有の甘味や酸味，また色や香りをもっており，ビタミンC含量の高いものが多い（**表 5. 9**）．果実の需要は，ミカンの消費が1980（昭55）年頃から30年間で約3分の1まで減少する一方で，バナナの消費量は約2倍に増加しており，嗜好性やニーズの変化があるものの消費量全体としてはここ数年ほぼ横ばいの状態で推移している．

果実の甘味はグルコース，フルクトース，スクロースからなり，酸味はクエン酸，酒石酸，リンゴ酸などの有機酸やビタミンCによる．日本人はビタミンC摂取量の約1/3を果実からとっており，野菜に次ぐビタミンC供

表 5. 9　果実類の成分（可食部 100 g 中）

成分 食品	エネルギー	水分	タンパク質*1	脂質*2	炭水化物*3	食物繊維総量	灰分	無機質		ビタミン			
								K	Ca	A*4	B_1	B_2	C
	kcal	g	g	g	g	g	g	mg	mg	μg	mg	mg	mg
リンゴ(皮むき)	53	84.1	0.1	Tr	12.4	1.4	0.2	120	3	1	0.02	Tr	4
ナシ	38	88.0	0.2	0.1	8.3	0.9	0.3	140	2	(0)	0.02	Tr	3
ミカン	49	87.4	0.4	Tr	11.4	0.4	0.3	150	15	92	0.09	0.03	33
ナツミカン	42	88.6	0.5	-	9.2	1.2	0.4	190	16	7	0.08	0.03	38
ネーブル	48	86.8	0.5	0.1	10.3	1.0	0.4	180	24	11	0.07	0.04	60
レモン	43	85.3	-	0.2	5.0	4.9	0.6	130	67	2	0.07	0.07	100
グレープフルーツ(紅肉種)	40	89.0	0.7	0.1	8.1	0.6	0.4	140	15	34	0.07	0.03	36
スイカ(赤肉種)	41	89.6	0.3	0.1	9.5	0.3	0.2	120	4	69	0.03	0.02	10
カキ	63	83.1	0.3	0.1	14.5	1.6	0.4	170	9	35	0.03	0.02	70
モモ(白肉種)	38	88.7	0.4	0.1	8.4	1.3	0.4	180	4	Tr	0.01	0.01	8
ウメ	33	90.4	0.4	0.4	5.8	2.5	0.5	240	12	20	0.03	0.05	6
ブドウ	58	83.5	0.2	Tr	14.4	0.5	0.3	130	6	2	0.04	0.01	2
イチゴ	31	90.0	0.7	0.1	6.1	1.4	0.5	170	17	1	0.03	0.02	62
バナナ	93	75.4	0.7	0.1	21.1	1.1	0.8	360	6	5	0.05	0.04	16
パイナップル	54	85.2	0.4	0.1	12.6	1.2	0.4	150	11	3	0.09	0.02	35
キウイフルーツ(緑肉種)	51	84.7	0.8	0.2	9.6	2.6	0.7	300	26	4	0.01	0.02	71

エネルギー計算に用いた値として，＊1　アミノ酸組成によるタンパク質，＊2　脂肪酸のトリアシルグリセロール当量，＊3　利用可能炭水化物（単糖当量または差引き法）．＊4　レチノール活性当量．Tr：微量，(0)：推定ゼロ

給源として重要である．果実は，成熟に伴い甘味が増していくが，これは糖分の増加と有機酸の減少，また，グルコースの一部がフルクトースに変わるためである．

a. リンゴ

わが国ではミカンに次いで消費量が多い．東北，北海道，長野などが主要な産地で，明治の初め頃から栽培されるようになった．果実のなかでは歴史が浅いものの，品種改良が活発で，新品種が次々に登場している．赤リンゴのふじ，つがる，ジョナゴールド，青リンゴの王林などの人気が高い．

リンゴの糖分は10％以内で，その1/2がフルクトースである．リンゴはペクチンを豊富に含んでいるため，ジャムやゼリーなどの加工用にも使われる．また，離乳期の乳児や下痢を起こした病人にすりおろして与えるのにも適している．リンゴをむくと変色するのは，ポリフェノールオキシダーゼの働きによるものである．うすい塩水につけることでこうした変色を防ぐことができる．

b. ナシ

日本種，西洋種（洋ナシ）および中国種がある．市販のナシのほとんどが日本種で，青ナシとして二十世紀，赤ナシとして幸水，豊水，新高，あきづきなどがある．日本種は一般に果肉が硬く，ザラザラした感じの食味をもつが，これは果肉に存在する石細胞（せきさいぼう）による．この石細胞はリグニンやペントザンなどの食物繊維が細胞に蓄積し細胞壁が硬くなったものである．ラフランスに代表される西洋種はヒョウタン形をしており，収穫後に追熟させてから食べる．やわらかく独特の風味があるのが特徴である．

c. みかん類（かんきつ類）

みかん類は種類が多く，おもに温暖な地方で栽培される．甘味の強いものにはウンシュウミカン，イヨカン，ポンカン，ネーブル，オレンジ，バレンシアオレンジなど，酸味の強いものにはレモン，ユズ，カボス，スダチ，ダイダイなどがある．ナツミカン，ハッサク，ブンタンなどはこれらの中間の味である．みかん類はクエン酸とビタミンCを多く含んでおり，特有の苦味はナリンギンやリモニンによるものである．輸入みかん類には，バレンシアオレンジ，レモン，グレープフルーツなどがある．グレープフルーツの苦味成分であるフラノクマリン類はカルシウム拮抗薬と同時に摂取すると薬物の効果を増強する（相互作用）するので注意しなけらばならない．

d．カキ（柿）

日本特産ともいうべき果実で，国外ではほとんど栽培されていない．国内でのおもな産地は和歌山，奈良，福岡である．おもに甘ガキと渋ガキに分類されるが，いずれも糖分含量はほぼ同等で16～17%である．カロテンやビタミンCを豊富に含んでおり，また，カキの葉はビタミンCをより多く含んでいることから，カキの葉茶などに利用される．カキは渋味成分であるタンニンを含んでいるが，成熟するにしたがってアセトアルデヒドによりタンニンが不溶性となるので，渋味を感じなくなり甘ガキとなる．寒冷地ではこの反応が起こりにくいため，甘ガキが少ない．

渋ガキの脱渋法（だつじゅうほう）には，湯中で加温する湯抜き（ゆぬき），しょうちゅうなどを吹きかけるアルコール抜き，二酸化炭素中に密閉するガス処理，干しガキ法などがある．いずれの方法も渋味成分であるタンニンを不溶化させるための工夫である．

e．モモ

白桃と黄桃に大別される．白桃はおもに生食用に，黄桃は加工用に使われる．糖分はいずれも9～10%で，スクロースが大半を占める．

f．ウメ

クエン酸やリンゴ酸を多く含むため酸味が強い．そのため，梅干し，梅酒などに加工して食べられる．青梅の核の仁は，青酸配糖体であるアミグダリンを含んでおり，未熟果を生食するとエムルシンによって加水分解されて生じた青酸によって中毒を起こすことがある．なお，ウメが熟したり，あるいは，梅干しや梅酒にすることでアミグダリンは分解，消失していく．

g．ブドウ

みかん類とならんで世界的に生産量が高い果実である．おもにブドウ酒をつくるために使用されるほか，ジュース，ジャム，干しブドウなどにも加工される．国内では，生食用として巨峰，デラウエア，キャンベルアーリー，ピオーネ，マスカットなどが栽培されている．糖分は15～20%程度であり，その大部分はグルコースとスクロースである．有機酸としては酒石酸，リンゴ酸を多く含んでいる．赤紫色はアントシアン系のデルフィニンによるものである．

h. イチゴ

カキやレモンとならんでビタミンCを多く含む果実である．甘味が強く，赤い色はアントシアンによるものである．ハウス栽培が盛んで，現在は一年中市販されるようになった．

i. スイカ

夏の風物詩の一つであり，水分の多さ，甘味，そして独特の風味が好まれる．糖分は9～10%含まれ，甘味はフルクトース，スクロース，グルコースによるものである．カリウムやアミノ酸の一種であるシトルリンを含むため，むくみや利尿作用に効果があるといわれている．

j. 熱帯産果実

(1) バナナ　フィリピン，南米，台湾産が多い．未熟果を早採りし，出荷前にエチレンガスなどでクライマクテリックライズ（追熟）させる．追熟によりデンプンが加水分解を受けて糖化し，生食が可能となる．

(2) パイナップル　フィリピン，台湾，南米産が多い．ビタミンCを多く含んでいる．また，タンパク質分解酵素であるブロメラインを含んでいる．缶詰め，ジュースなどの原料となるほか，生食用も市販されている．

(3) キウイフルーツ　マタタビ科の植物でニュージーランドが主産地であるが，近年，わが国でも盛んに栽培されるようになった．切り口が鮮緑色で，独特の甘味，酸味をもつ．ビタミンCを豊富に含んでいる．

(4) その他　食の国際化に伴い，パパイア，マンゴー，アボカド，グァバなどさまざまな外国産の果実が市販されている．

G. きのこ類

きのことは，菌類の中でカビや酵母と同じ真菌類に属し，菌糸が分化した子実体の俗称であり，植物ではないが便宜上植物性食品として扱う（**図5.17**）．国内で食用とされるものは約300種で，約20種が市販されている．おもなものはマツタケ，シイタケ，マイタケ，エノキタケ，シメジ，ナメコ，マッシュルーム，キクラゲ，エリンギなどである．わが国は，温帯モンスーン気候の影響で森林が豊富で樹種が多様な環境であるため，きのこ類が豊富である．また，近年，人工栽培技術が発達したことで，さまざまなきのこを

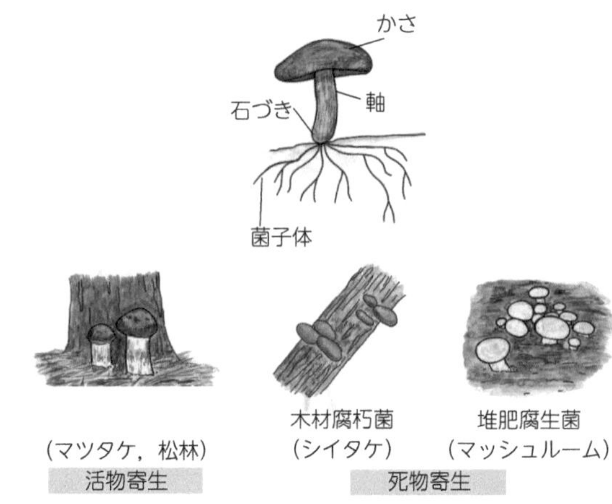

図 5. 17　きのこ

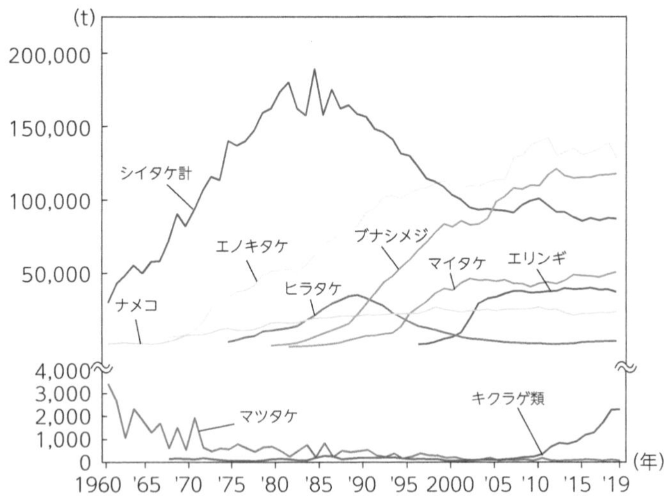

図 5. 18　きのこ類（食料需給表ベースの品目）の生産量

シイタケ計：乾シイタケの生換算値＋生シイタケ，
キクラゲ類：乾キクラゲ類の生換算値＋生キクラゲ類
［林野庁，特用林産基礎資料］

食する機会が増えた（**図 5. 18**）.

きのこは，生きた木の根に寄生する活物寄生菌，枯れた木材などに発生する死物寄生菌に分類される（**図 5. 17**）．さらに死物寄生菌は，倒木や枯れ木に発生する木材腐朽菌，落ち葉などの堆肥に生える堆肥腐生菌に分類される．また，木材腐朽菌の中で，木材を白く変色させるものを白色腐朽菌，木材を褐色に変色させるものを褐色腐朽菌という．国内の食用きのこのほとんどが白色腐朽菌である．

きのこ類はおもに香りや風味を賞味する食品で，栄養的には，シイタケを除いて一般に高くないものの，ビタミン B_2，D の供給源となる．また，エノキタケ，シメジ類，マッシュルーム，ヒラタケ，エリンギなどはカリウムを 350 mg/100 g 前後含み，カリウムの供給源となる（**表 5. 10**）.

きのこ類は低エネルギー食品でかつ食物繊維が多いため，便秘予防やダイエットなどの効果が期待できる．また，きのこ類に含まれる多糖類（β-グルカンなど）は免疫力を高める作用があることから，ウイルス抵抗性や抗腫瘍効果などの生理・薬理効果が期待される．実際，シイタケから抽出されたレンチナン，カワラタケから抽出されたクレスチン，スエヒロタケから抽出されたソニフィラン（いずれも β-グルカン）は，抗腫瘍医薬品として使用

表 5. 10　きのこ類の成分（可食部 100 g 中）

成分 / 食品	エネルギー	水分	タンパク質＊1	脂質＊2	炭水化物＊3	食物繊維総量	灰分	無機質			ビタミン		
								K	Ca	Fe	D	B_1	B_2
	kcal	g	g	g	g	g	g	mg	mg	mg	μg	mg	mg
マツタケ	32	88.3	1.2	0.2	3.4	4.7	0.9	410	6	1.3	0.6	0.10	0.10
シイタケ	34	88.3	1.9	0.2	3.2	7.6	0.7	270	2	0.4	0.4	0.13	0.22
エノキタケ	34	88.6	1.6	0.1	4.8	3.9	0.9	340	Tr	1.1	0.9	0.24	0.17
マッシュルーム	15	93.9	1.7	0.1	0.2	2.0	0.8	350	3	0.3	0.3	0.06	0.29
ナメコ	21	92.1	1.0	0.1	2.5	3.4	0.5	240	4	0.7	0	0.07	0.12
ブナシメジ	26	91.1	1.6	0.2	2.5	3.0	0.9	370	1	0.5	0.5	0.15	0.17
マイタケ	22	92.7	1.2	0.3	1.8	3.5	0.6	230	Tr	0.2	4.9	0.09	0.19
ヒラタケ	34	89.4	2.1	0.1	4.8	2.6	0.8	340	1	0.7	0.3	0.40	0.40
エリンギ	31	90.2	1.7	0.2	3.7	3.4	0.7	340	Tr	0.3	1.2	0.11	0.22

いずれも生．エネルギー計算に用いた値として，＊1　アミノ酸組成によるタンパク質，＊2　脂肪酸のトリアシルグリセロール当量，＊3　利用可能炭水化物（単糖当量または差引き法）．Tr：微量

されている.

生きのこは極めて変質しやすいため，保存性が悪い．そのため，長期保存用として乾燥，びん詰め，缶詰め，冷凍など工夫がなされている.

a. マツタケ *Tricholoma matsutake*

マツタケは優れた香気をもっており，日本人が最も愛着するきのこである．アカマツの根に自生する菌根菌であり，宿主であるアカマツの根に感染して共生関係を作ることでその根から栄養をもらって生育する．そのため人工栽培が困難であり，さらに，環境破壊の影響を受けて近年，生産量が激減している．1960 年には 3,500 t の生産量があったものの，1985 年は 820 t, 2019年には14 t まで減少している．現在はその大部分を輸入品が占めており，国内消費量の 9 割を超える．大半は中国から，次いでアメリカ，カナダなどから輸入している.

香気成分はマツタケオール（1-オクテン-3-オール）と桂皮酸メチルである．これらの香気成分は化学合成されて，食品にも添加されている．旨味成分は 5′-グアニル酸である.

b. シイタケ *Lentinus edodes*

日本特産のきのこでクヌギ，シイ，カシなど広葉樹の倒木や切り株に寄生する．市販品のほとんどはこれらのほだ木やおがくずで人工的に栽培されたものである．生もののほか，乾燥して干しシイタケとして市販されている.

シイタケはプロビタミン D を含んでおり，日光乾燥することでビタミン D 効力が高まり香味もよくなる．香味成分は含硫化合物のレンチオニンによる．旨味の主成分は 5′-グアニル酸であり，そこに遊離アミノ酸（グルタミン酸など）の旨味も加わる．シイタケに含まれる特有の有効成分として，エリタデニンは，血中のコレステロール濃度を低下させる作用があることが知られている．また，多糖類の一種であるレンチナンは，免疫力を高める作用が知られており，抗腫瘍効果やウイルス抵抗性などの生理・薬理効果が期待されている.

c. エノキタケ *Flammulina velutipes*

エノキ，カキ，ポプラなど，広葉樹の枯木や切り株に寄生するが，市販品のほとんどは広口びんにおがくずを入れて人工的に栽培されたものである.

5′-グアニル酸，5′-アデニル酸およびアミノ酸類などの旨味成分を含むので食味がよく，鍋物などの日本料理によく使われる．粘着物が多いことから，味付けしてびん詰め加工した「なめたけ」としても市販されている．

d. マッシュルーム *Agaricus bisporus*

世界的に広く人工栽培されているきのこである．マッシュルームは通称で，和名はツクリタケである．傘の色によってホワイト種，クリーム種，ブラウン種がある．ホワイト種が一般的であるが，汚れや傷による変色が目立つことから，缶詰めでは変色防止が重要である．近年，西洋料理の普及により日本でも人工栽培が盛んになっている．香りはあまりないが，グルタミン酸を多く含むため食味がよく，サラダやカレー，シチューなどの煮込み料理によく使われる．生もののほか，びん詰め，缶詰め，冷凍品なども市販されている．

e. その他

ナメコは特有のぬめりがあり，日本人好みのきのこである．ぬめりはペクチン質によるものである．マイタケは香り，食味がよく，また，人工栽培が可能となったことから広く利用されている．ヒラタケはホンシメジに似ていることから，「しめじ」として売られている．ホンシメジは食味がよく，吸物，煮物，鍋物などに利用されている．キクラゲは釣鐘または耳たぶ状のにかわ質であり，中国料理などによく用いられる．エリンギはくせがなく，歯ごたえのよい食感から和洋中どの料理にも合う．

H. 藻類

日本人の食生活の大きな特徴の一つとして，海藻をよく食べることがあげられる．その種類は多く，約30種の海藻が利用されている．

海藻とは藻類（根茎葉の区別がはっきりしないもの）のうち海水に生息するもので，花は咲かずに胞子によって増えるものの俗称である．

藻類はその色によって，紅藻類（こうそう）（アマノリ，テングサなど），褐藻類（かっそう）（コンブ，ワカメ，ヒジキ，モズクなど），緑藻類（りょくそう）（アオノリなど），藍藻類（らんそう）（スイゼンジノリなど）に分類される（**図5.19**）．紅藻類の色素成分はクロロフィル（a, d），β-カロテン，ルテインに加え，紅色の色素タンパク質であるフィコエリスリンを含む．褐藻類は色素成分としてクロロフィル（a, c），β-

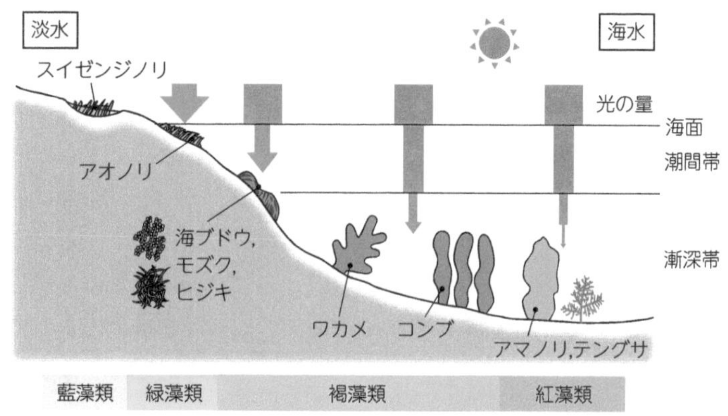

図 5.19　藻類の種類と生息場所

カロテンやフコキサンチンを含み，緑藻類はクロロフィル（a, b），β-カロテン，ルテイン，ビオラキサンチンなど，藍藻類はクロロフィル（a）やβ-カロテンに加え，色素タンパク質であるフィコシアニン（青色）を含む．

海藻は種類によって成分含量が大きく異なるが（**表 5.11**），全体的に食物繊維を多く含んでおり，ナトリウム，カリウム，カルシウムなどの無機質の含量がほかの食品に比べて高いのが特徴である．また，ヨウ素の供給源としても優れている（ヨウ素含量：アマノリ 1.4 mg/100 g，マコンブ 200 mg/100 g，ヒジキ 45 mg/100 g）．主成分である糖質には，アルギン酸，

表 5.11　海藻類の成分（可食部 100 g 中）

成分 / 食品	エネルギー	水分	タンパク質*1	脂質*2	炭水化物*3	食物繊維総量	灰分	無機質		ビタミン			
								Ca	Fe	A*4	B_1	B_2	C
	kcal	g	g	g	g	g	g	mg	mg	μg	mg	mg	mg
アマノリ	276	8.4	30.7	2.2	17.7	31.2	9.8	140	11.0	3600	1.21	2.68	160
マコンブ	170	9.5	5.1	1.0	9.7	32.1	19.1	780	3.2	130	0.26	0.31	29
ワカメ	164	12.7	10.4	0.7	12.7	32.7	30.8	780	2.6	650	0.39	0.83	27
ヒジキ	180	6.5	7.4	1.7	6.8	51.8	22.7	1000	6.2	360	0.09	0.42	0
テングサ	194	15.2	-	-	6.5	47.3	13.9	3100	6.0	17	0.08	0.83	Tr

ヒジキ以外は素干し，ヒジキはステンレス釜で煮た後，乾燥．エネルギー計算に用いた値として，＊1　アミノ酸組成によるタンパク質，＊2　脂肪酸のトリアシルグリセロール当量，＊3　利用可能炭水化物（差引き法）．＊4　レチノール活性当量．Tr：微量

フコイダン，ラミナランなど特有の粘性をもつ多糖類が多い．そのほか，寒天(アガロース)，ヘミセルロースなど難消化性の多糖類を多く含むことから，生活習慣病の予防やダイエット効果などが期待される．また，海藻に含まれる多糖類の中には，抗腫瘍性，血圧低下作用，コレステロール低下作用などをもつものがあり，これらの生理・薬理作用も期待されている．

ノリ，ワカメ，コンブなどは養殖もさかんに行われている．

a. アマノリ

日本近海でとれるアマノリにはアサクサノリ，スサビノリなど20種類以上あり，干しノリ，焼きノリ，味付けノリなどに加工される．主成分は糖質とタンパク質であり，ともに約40%前後と多い．イワノリは外海の岩に付着，自生したノリから作られたものの総称である．

b. コンブ

マコンブ，リシリコンブ，ミツイシコンブ，ラウスコンブなどの種類があり，おもに北海道沿岸で採取される．

コンブ特有の加熱した時の粘性物質は，ラミナランとアルギン酸である．アルギン酸は食品添加物（増粘剤，ゲル化剤，安定剤など）としても利用される．コンブは，旨味成分としてグルタミン酸やマンニトール（表面の白い粉，甘味を有する）を含むので，古くから調理の際，旨味を出す目的で使われてきた．

コンブの中ではマコンブが最も品質がよく，おもに料理用として使われる．また，リシリコンブ，ミツイシコンブはだし用，ミツイシコンブは煮物，こぶ巻き用にも使われている．コンブの加工品としては，とろろこんぶやこぶ茶などがある．とろろこんぶは葉の厚いものを酢づけにして薄く削ってつくったもの，こぶ茶はコンブを酢につけ細断乾燥してつくったものである．

c. ワカメ

北海道を除くほぼ日本全域で採れるが，現在は，そのほとんどが養殖ものとなっており，主産地は岩手，宮城である．栄養的にはコンブと似ている．生ワカメのほか，乾物としても利用される．貯蔵用製品としては，塩（蔵）ワカメ，乾ワカメ，板ワカメなどがある．ワカメの茎の部分はめかぶや茎ワカメとして利用される．

d. ヒジキ

日本全域の沿岸に分布する．春に採取され，渋味を取るために水煮し，乾燥させたものが製品となる．海藻類の中でもカルシウムや鉄の含量が高いのが特徴である（**表 5. 11**）．

e. テングサ

日本各地に分布し，もっぱら寒天やトコロテンの材料として利用される．寒天はイギス，オゴノリなどからもつくられる．寒天はこれらの紅藻を熱湯で煮出してトコロテンをつくり，これを凍結脱水して乾燥したもので，その主成分はアガロースとアガロペクチンである．食用のほか，ゲル化剤として食品，微生物用培養，工業，医療用途でも使われる．

f. その他

全国で販売されているモズクの大半はオキナワモズクで，沖縄などで養殖されたものである．ウミブドウは南西諸島に分布するクビレズタという種で，ぷちぷちした食感が特徴である．

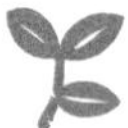

5. 2　動物性食品

わが国の食生活は 1960 年代から急速な変化を遂げた．すなわち，米を初めとするデンプン質食品の摂取量の減少，油脂類，肉類，乳製品の消費増大という食料消費パターンの多様化，洋風化が進んできた．日本人全体の平均では全エネルギー摂取量の半分近くはデンプン質食品によって占められ，動物性食品からのエネルギーは約 25％で，いわゆる日本型食生活の基本は維持されていると見ることができる．一方，若い世代や子どもたちの動物性食品への偏重が問題視され，全体としてもこれ以上の動物性食品の摂取は生活習慣病予防の観点からも望ましくないと考えられるようになった．

タンパク質のアミノ酸組成からみると，動物性食品の方が植物性食品より優れている．したがって動物性食品はタンパク質供給源としての役割が第一義である．しかし，タンパク質とともに脂肪も摂取することになることも心得ておく必要がある．

A. 食肉類

a. わが国の食肉類

わが国では仏教伝来以後，その戒律により公には肉食が禁止されていた．肉食が一般市民に普及したのは明治時代以降のことであり，歴史は浅い．肉類の消費は高度成長期を経て急激に伸びたとはいえ，欧米諸国に比較するとまだまだ少ない．国民１人当たりの食肉消費量は 50.7 kg（2019 年）であり，欧米諸国における消費量の 1/2 程度であるが，この消費量は漸増の傾向にある．

わが国の食肉類のおもなものは，豚肉，鶏肉，牛肉である．国土が狭いわが国の畜産業は，飼料のほとんどを輸入に頼っているためコストが高く，広い牧草地で放牧する外国の畜産業と比較して価格が割高である．

肉用牛は，和牛を欧州種で改良した改良和牛で，黒毛和種や褐(あかげ)毛和種がある．黒毛和種は肉用和牛の 70％以上を占め，肉質がよくて美味であり，脂肪組織が発達したいわゆる霜降り（脂肪交雑）肉を生産しやすい．よい霜降り肉をつくるためには特別な飼育方法が必要であるが，遺伝的な影響も大きいことがわかっている．なかでも神戸牛肉や松坂牛肉などが有名である．褐色和種は黒毛和種よりも大型であり肉質が劣る．そのほかに，生後 18 か月程度の乳用牛ホルスタイン種の雄やホルスタインと黒毛和種を交配して肥育した牛も肉用として用いられており，わが国で国産牛肉として販売されているものの大部分はこれら乳用種が占めている．

豚の大部分はヨークシャー種で，200〜250 kg の大型の白色豚である．早熟多産で強健かつ肥育性にとみ，肉質もよい．このほかに黒毛のバークシャー種，また，ハムなどの加工品に使用される大型白色豚のランドレース種なども飼育されている．

肉用鶏の大部分は，生後３か月以内で体重が２kg 以上になるブロイラーといわれる若鶏である．

b. 畜体の解体および畜体部位と品質

牛，豚は食肉処理場で生体検査を受けた後に屠(と)殺，放血そして解体される．頭，皮，四肢端，尾および内臓が除去されて骨付きの枝肉とされ，枝肉は脊椎骨の中央に沿って左右２分体とされる．解体後，直ちに屠体検査が行われ，食品衛生上安全なものについてのみ食肉処理場からの搬出が許可される．小売商はこれを部分肉に分け，精肉として消費者に販売する．

鶏は一夜絶食させてから，頸動脈を切断して放血し，50〜60℃の湯中で脱毛処理後，解体される．

食肉の品質，すなわち肉の硬軟，脂肪の多少，風味は，動物の種類，年齢，性別，飼育法そして貯蔵法などによって変わってくるだけでなく，同一個体であっても部位（**図 5.20**）により異なっており，格付けが行われている．

精肉の価格は品質によって大きな差があるものの，それらの食肉成分や栄養価は，価格差ほど大きな違いはないといえる．食肉類の調理法は数多くあるが，それぞれの調理に合った部位を選び，その部位を生かした調理をする

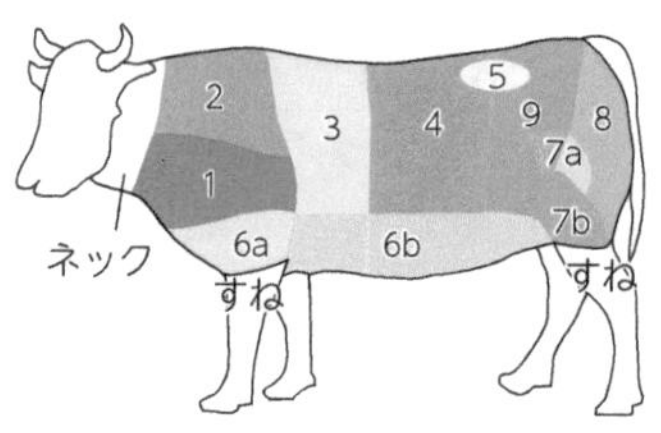

1：かた
2：かたロース
3：リブロース
4：サーロイン
5：ヒレ
6a：かたばら
6b：ともばら
7a：もも（うちもも）
7b：もも（しんたま）
8：そともも
9：らんぷ

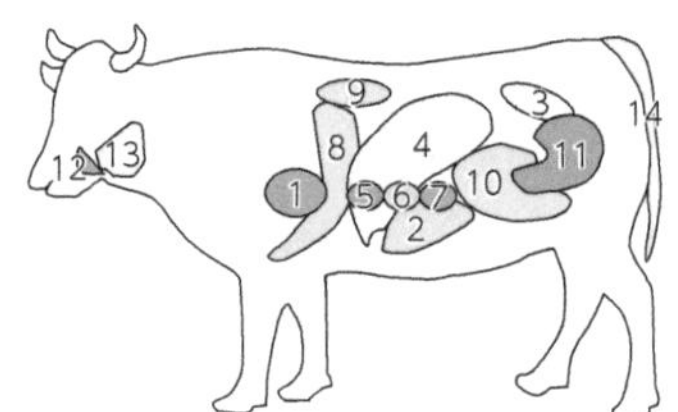

1：ハツ（心臓）
2：レバー（肝臓）
3：マメ（腎臓）
4：ミノ（第一胃）
5：ハチノス（第二胃）
6：センマイ（第三胃）
7：ギアラ（第四胃）
8：ハラミ（横隔膜）
9：サガリ（横隔膜）
10：ヒモ（小腸）
11：シマチョウ（大腸）
12：タン（舌）
13：ホホニク（頬肉）
14：テール（尾）

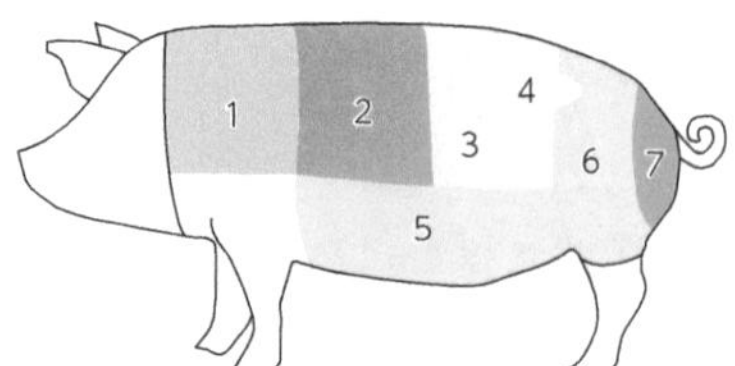

1：かた
2：かたロース
3：ロース
4：ヒレ
5：ばら
6：もも
7：そともも

1：手羽（手羽先，手羽元）
2：むね肉
3：もも肉
4：ささみ
5：かわ
6：きも（心臓）
7：きも（肝臓）
8：すなぎも（筋胃）

図 5.20　畜肉の部分肉名

ことが大切である．精肉のほかに，舌，尾および肝臓，心臓，胃，腸，生殖器なども食用に供される．

c. 食肉類の成分

食肉は動物の筋肉であり，組織学的には横紋筋に属する骨格筋で，その組織は長く伸びた複雑な多核細胞の筋線維からできている．筋線維は径が10～100 μm で，長さが 10 cm 以上に達することもある．筋線維中には，形質膜，筋原線維，筋漿および核が区別される（**図 5.21A**）．筋原線維は筋肉の収縮に関与しており，これによって身体の運動が生じる．筋原線維を位相差顕微鏡で観察したとき，明るい部分（A 帯）と暗い部分（I 帯）が規則正

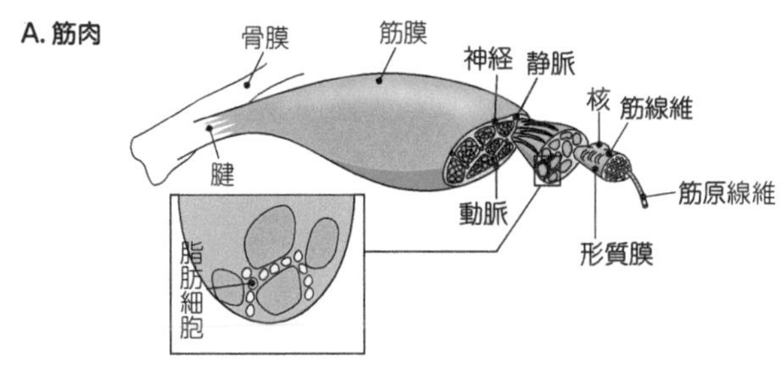

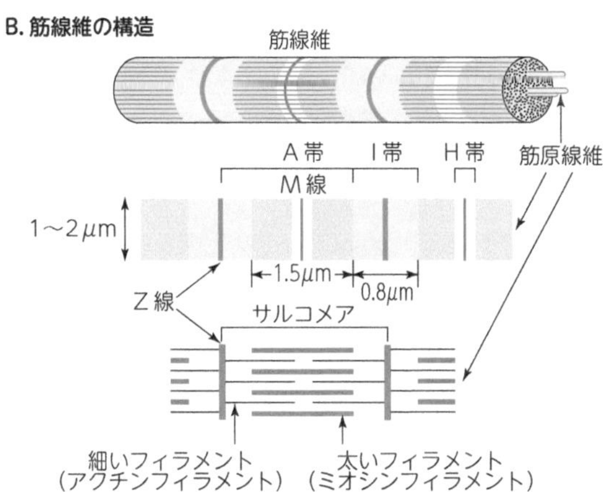

図 5. 21　筋肉と筋線維の構造

［塚正泰之，食品学各論 第 2 版（小西洋太郎ほか編），p. 61，講談社（2007）］

しく繰り返された横縞の模様が認められる（**図 5.21B**）．I 帯の中央部には Z 線があり，この Z 線と Z 線の間が筋原線維の最小単位となり筋節（サルコメア）という．I 帯には細いフィラメントであるアクチン，A 帯には太いフィラメントであるミオシンがあり，ミオシンの間にアクチンが入り込むことで筋肉が収縮する．筋線維が集まって筋束となり，個々の筋肉をつくっているが，さらに集合して結合組織で包まれ，血管，神経，脂肪などをまじえて大きな骨格筋を形成している．

したがって，食肉の主成分となるのはタンパク質と脂肪であり，また，鉄，ビタミン B_1，B_2，リンの供給源としても重要である（**表 5.12**）．

(1) タンパク質　食肉の主要成分はタンパク質であり，その存在場所と性質により，筋原線維タンパク質，筋漿タンパク質および肉基質タンパク質に分類される．筋原線維タンパク質はアクチン，ミオシン，アクトミオシ

表 5.12　おもな食肉類の成分（可食部 100 g 中）

食品			エネルギー kcal	水分 g	タンパク質*2 g	脂質*3 g	鉄 Fe mg	ビタミン A*4 μg	ビタミン B1 mg	ビタミン B2 mg	ビタミン ナイアシン mg
牛肉	かたロース（皮下脂肪なし）	和牛	373	48.6	11.9	34.1	0.7	3	0.06	0.17	3.3
		乳用肥育牛	285	57.3	13.9	23.5	0.9	7	0.06	0.17	3.7
		輸入牛	219	64.0	15.2	15.5	1.2	10	0.07	0.20	3.5
	ばら（脂身つき）	和牛	472	38.4	9.6	45.6	1.4	3	0.04	0.11	3.1
		乳用肥育牛	381	47.4	11.1	37.3	1.4	13	0.05	0.12	3.2
		輸入牛	338	51.8	-	31.0	1.5	24	0.05	0.12	3.9
	もも（皮下脂肪なし）	和牛	212	63.4	17.4	13.9	2.7	0	0.09	0.21	5.9
		乳用肥育牛	169	68.2	17.1	9.2	1.3	2	0.08	0.21	5.1
		輸入牛	133	73.0	17.2	5.7	2.5	4	0.09	0.20	5.1
豚肉*1	かたロース（皮下脂肪なし）		212	65.1	15.2	15.2	0.5	6	0.66	0.25	3.7
	ばら（脂身つき）		366	49.4	12.8	34.9	0.6	11	0.51	0.13	4.7
	もも（皮下脂肪なし）		138	71.2	18.0	5.4	0.7	3	0.94	0.22	6.5
鶏肉	若鶏もも（皮つき）		190	68.5	17.0	13.5	0.6	40	0.10	0.15	4.8
	若鶏もも（皮なし）		113	76.1	16.3	4.3	0.6	16	0.12	0.19	5.5
	若鶏ささ身		98	75.0	19.7	0.5	0.3	5	0.09	0.11	12.0

＊1　豚肉は通常，大型類の交雑種なので大型種の数値を示している．エネルギー計算に用いた値として，＊2　アミノ酸組成によるタンパク質，＊3　脂肪酸のトリアシルグリセロール当量．＊4　レチノール活性当量．Tr：微量

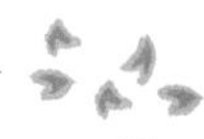

ンなどからなる．これらは筋肉タンパク質の50％以上を占め，筋肉の収縮，死後硬直に関係している．筋漿タンパク質は筋漿中に存在する水に可溶なタンパク質であり，酵素や肉色素タンパク質，および，血色素タンパク質もこれに含まれる．肉基質タンパク質は筋肉組織の膜と結合組織を形成するタンパク質で，コラーゲン，エラスチンなどをその構成成分としている．肉基質タンパク質は運動の激しい部位や腱，および，老化した部位に多く含まれ，食肉の硬さに関係している．

食肉類のアミノ酸組成は，食肉の種類や部位に関係なくほぼ同一である．すべての必須アミノ酸を含み，植物性タンパク質では含量が低いリジンやメチオニンなどの含量が多いのも特徴である．

(2) 脂質　脂質には，筋線維中に存在する組織脂質と，皮下，内臓および筋組織中の結合組織に存在する貯蔵脂質とがある．組織脂質はリン脂質を主成分とし，その含量は食肉の種類や部位に関係なくほぼ一定（約1％）である．貯蔵脂質はトリアシルグリセロールを主成分とし，その含量は動物の種類，年齢，飼育法あるいは畜体の部位によって大きく異なる（**表5.12**）．赤肉では数％程度であるのに対して，ばらや霜降り肉では35〜50％にものぼる．

これら脂質のおもな脂肪酸は，オレイン酸，パルミチン酸，ステアリン酸，リノール酸などで，脂肪酸の組成は動物種によって異なっている．脂肪酸組成の違いは食肉の融点にもかかわっており，不飽和脂肪酸を多く含む鶏脂は融点が低く，次いでラード（豚脂），牛脂の順に不飽和脂肪酸の含量が低くなるため融点が高くなる．

(3) 無機質とビタミン　無機質については，リンが多くカルシウムが少ないので，いわゆる酸性食品である．鉄は牛肉に比較的多く，特に赤身の肉に多く含まれる．肝臓も無機質組成はあまり変わらないが，ビタミンB_1，B_2およびB_{12}などのビタミンB群を多量に含んでいるほか，脂溶性ビタミンも多く含んでいる優れた食品である．ビタミンAは鶏肉に，ビタミンB_1は豚肉に多く含まれる．ビタミンB_2は豚肉に最も多く，次いで牛肉，鶏肉の順に多く含まれる．

食肉に水を加えて煮たときに，煮汁に溶け出てくる成分をエキス分といい，その中には各種アミノ酸，核酸，コハク酸，乳酸，クレアチン，クレアチニン，糖質などが含まれるが，これらが総合されて食肉の味がつくられる．また，肉を加熱したときに生じる特有の“ミートフレーバー”は，これらエキス分中の成分，および，脂質からアミノカルボニル反応の副反応であるストレッカー分解によって生じた香気成分が組み合わさったものである．

d. 食肉の死後硬直と熟成

屠殺した動物の筋肉は，直ちに食用に供されることはなく，一般に死後かなりの時間を経たものが食用，加工用に供される．屠殺直後の動物の筋肉のpHは中性でやわらかい．しかし，時間経過とともに筋肉中のグリコーゲンが分解して乳酸が生成し，pHが低下していく．同時に，筋肉中のATPは酵素分解を受けてしだいに減少していく．このとき，アクチンはミオシンと結合してアクトミオシンとなり，筋肉は伸展性を失い徐々に硬化していく．この現象を死後硬直という．硬直開始時期，最大硬直時期そして硬直保持時間は，屠殺方法，動物の栄養状態，温度などによって異なってくる．最大硬直時期は，0〜4℃で冷蔵した場合，鶏で2〜3時間，豚で12時間，牛で24時間程度である．死後硬直を起こした肉は硬く，食味に乏しいので食用には向かない．

死後硬直の状態はATPがなくなるまで続くが，その後，アクチンとミオシンの結合状態の弱化，骨格タンパク質のコネクチンの低分子化などが起こり，硬直が解けていくにつれて肉は軟化していく．この現象を解硬(硬直解除)という．軟化とともにタンパク質分解酵素による自己消化が進み，ペプチドや遊離アミノ酸などのエキス成分が増加していく．またATPはADP，AMPを経て旨味成分のイノシン酸に変化し，pHはしだいに上昇していく．同時に，保水性が高まることで風味も増していく．このような一連の現象を肉の熟成という．一般に，熟成の工程は細菌の増殖を抑えるために0〜4℃の低温で行われる（低温熟成）．熟成に要する期間は食肉の種類や温度で異なるが，低温熟成の場合，牛肉では10〜14日間，豚肉では3〜5日間，鶏肉では半日〜1日間である．一方で，12〜15℃の温度で熟成が行われることもある

ATP：adenosine triphosphate，ADP：adenosine diphosphate，AMP：adenosine monophosphate

(高温熟成). 温度が高いほど熟成期間を短縮することができるが, 細菌の増殖が起こりやすくなるため, あまり一般的ではない.

e. 食肉加工品

食肉加工品はベーコン, ハム, ソーセージ類が大部分を占めている. 原料として, 豚肉や牛肉のほかに, 羊肉, ヤギ肉, 兎肉, 魚肉, 植物タンパク質などを加えた混合プレスハム, ソーセージなども生産されている. いずれも, 製造工程において, 塩漬やくん煙処理などを行うことで貯蔵性や保水性を高めている.

(1) ハム　ハムの一般的な製造法としては, 豚肉を整形した後に食塩と硝石の混合物をすりこみ, 重石をして 1〜2 日間おいて肉中に残っている血を絞り出す. 次いで, 低温で塩漬液に 7〜10 日間漬け込み, 塩抜きして整形した後, 軽く乾燥してくん煙をする. さらに, 肉の中心温度が 70℃になるように水煮して殺菌をする.

ハムには, 骨を抜いたボンレスハム, ロース肉でつくったロースハムまたはラックスハム, 肩肉でつくったショルダーハムなどがある. 最後の水煮の工程を行わないのが生ハムである.

(2) ソーセージ, プレスハム　ソーセージは, 豚肉または各種の肉を塩漬にした後, ミンチにしてケーシング (豚腸, 羊腸, 合成フィルムなど) に充填したものである. 使用する肉の種類, 肉の挽き具合, 香辛料の調合, 乾燥やくん煙の有無などによって多くの種類がある.

未乾燥のものをドメスチックソーセージといい, 水分含量が 55〜60%で, ウインナー, フランクフルト, ボロニアなどが有名である. これらは長期の保存性がないため, 食肉と同様に冷蔵保存が必要となる. ウインナーは, 太さ 20 mm 未満で羊腸でケーシングしたもの, フランクフルトは太さ 20 mm 以上 36 mm 未満で豚腸をケーシングしたもの, そして, ボロニアは, 太さ 36 mm 以上で牛腸をケーシングしたものである. ドライソーセージは保存性を高めるために乾燥させたもので, 水分含量が 25〜35%で, サラミやセルベラートなどがある. 水分含量が 55%以下のものはセミドライソーセージに分類される.

プレスハムはソーセージの製造法と似ているが, 原料肉として, 2 〜 3 cm

角に切断した豚肉のほか，魚肉が使用されることもある．粘着性の強い兎肉や牛首肉をミンチにしてつなぎの糊肉とし，充填機を用いてケーシングしたもので，わが国独特のものである．

(3) ベーコン　豚の脇腹肉，いわゆる三枚（ばら）肉を原料としてハム同様の工程で製造される．ハムよりも乾燥，くん煙を強く行うのが特徴で，通常，最後の水煮の工程は行わない．

(4) コンビーフ　薄切りにした牛肉を数日間塩漬にし，高圧釜で蒸煮して肉塊をほぐしたものを缶詰めにしたものである．

B. 乳および乳製品

牛やヤギなどの家畜の乳（ミルク）は，古くから飲用されたり，バター，チーズおよびヨーグルトなどの原料として利用され，タンパク質やカルシウムの重要な栄養源であった．飲用乳として利用される家畜には，牛，ヤギ，ヒツジなどがある．乳といえば牛乳をさし，今日ではヤギやヒツジなどの乳は自家用として飲用される程度で，市販されたり食品加工用の対象とはならない．乳はそれぞれの哺乳動物の保健と成長に必要な栄養素を含んでいるので，単一食品としては卵とともに完全食に近いものである（**表5.13**，**表5.14**）．第二次世界大戦後，牛乳は動物性タンパク質およびカルシウムの供給源とし

表5.13　人乳と牛乳の比較（g/100 g）

	エネルギー kcal	水分	タンパク質 *1	脂質 *2	炭水化物 *3	灰分 mg	カルシウム mg
牛乳	61	87.4	3.0	3.5	4.7	0.7	110
人乳	61	88.0	0.8	3.6	6.7	0.2	27

エネルギー計算に用いた値として，＊1　アミノ酸組成によるタンパク質，＊2　脂肪酸のトリアシルグリセロール当量，＊3　利用可能炭水化物（単糖当量）．

表5.14　人乳と牛乳中のビタミン含量（100 g中）

	ビタミンA（レチノール活性当量）μg	ビタミン B_1 mg	ビタミン B_2 mg	ナイアシン mg	ビタミンC mg
牛乳	38	0.04	0.15	0.1	1
人乳	46	0.01	0.03	0.2	5

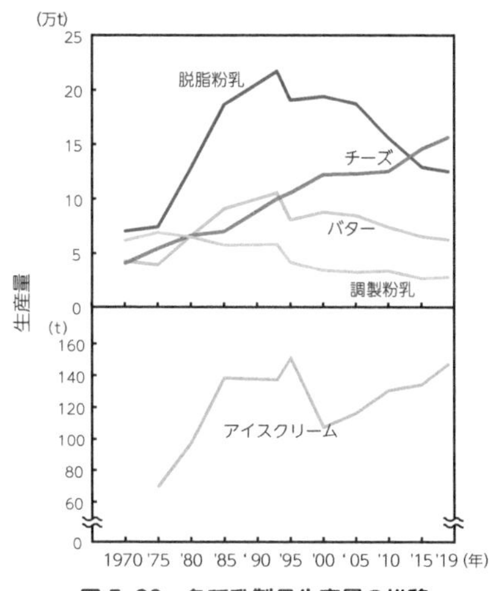

図 5. 22　各種乳製品生産量の推移
［農林水産省，牛乳乳製品統計］

て，日本人の健康増進と食生活の変革に大きく貢献してきた．

a．わが国の牛乳の生産と消費

わが国で牛乳を飲用したという記録は平安時代や江戸時代にもあるが，食用として利用されはじめたのは明治以降である．しかし当時はその消費は微々たるものであった．牛乳がわが国で本格的に消費されたのは第二次世界大戦後のことである．戦後，日本人の保健，体位向上をめざしてくり広げられた食生活改善運動の中で，牛乳は食生活改善のシンボル的存在としてその消費が推進されていった．母乳育児から人工栄養育児への転換も，赤ちゃんコンクールや健康優良児コンクールなどによって積極的に進められていった．このため牛乳の生産量，摂取量は年々増加してきた．

近年，日本人の食生活のレベルが高まり，質的充実や多様化を求める方向も現れているが，乳製品の消費には頭打ちの傾向がみられる（**図 5. 22**）．アメリカでは 1950 年代から牛乳の消費は減少傾向にあり，これに代わって脱脂乳の消費が増加している．これは肥満，生活習慣病予防として，低脂肪，低エネルギーの脱脂乳が好まれるようになったことによる．

わが国で飼育されている乳牛は大部分がホルスタイン種である．このほかジャージー種などもある．ホルスタイン種はドイツ原産でアメリカで改良された大型の乳牛で，乳量が多いのが特徴である．泌乳期間は1期当たり平均250〜300日で，乳量は年間約7,000 kgで1日平均25 kgある．乳量は季節で変化し，夏場は冬場より1〜2割少ない．脂肪の含量は約3.8%である．脂肪球が小さいので飲用乳として適している．これに対して，ジャージー種は小型の乳牛で乳量はホルスタイン種の約半分ほどであるが，脂肪含量が約5%と高く，固形分含量も高いので，クリームが分離しやすく，バターの原料乳として適している．

わが国は土地が狭く，飼料はほとんど輸入にたよる状態であるから，生産費は外国と比べてどうしても割高とならざるを得ないので，加工原料乳はほとんど輸入品でまかなっている．

b. 牛乳の分画

牛乳は白濁している．これはラクトースや無機質を含む水溶液中に，脂肪が脂肪球を形成して乳濁し，さらに牛乳タンパク質がこれらの中に分散しているためである．したがって，牛乳を遠心分離（6,000〜8,000回転/分）すると脂肪球を主成分とするクリームが浮上して，脱脂乳（スキムミルク）の部分と分離することができる．

脱脂乳を酸またはレンニンで処理すると，牛乳タンパク質のカゼインが凝固（これをカードという）して乳清（ホエー）と分離する．酸によるカゼインの凝固はカゼインの等電点沈殿（pH 4.6）である．レンニンは仔牛の第4胃から抽出された凝乳剤で，凝乳酵素キモシンを含む．キモシンはカゼインミセルからκ−カゼインを切り出し，カゼインを沈殿させる．近年は，カビから抽出したレンニンや遺伝子組換え操作により大腸菌に作らせたキモシンなどが用いられることが多い．乳清をさらに加熱するとタンパク質ラクトアルブミンやラクトグロブリンが凝固して沈殿し，ラクトースを含む水溶液から分離できる．このように牛乳を構成している成分はそれぞれに分けられ，この原理は乳製品加工に利用されている．

c. 牛乳成分

牛乳中に含まれる成分は乳牛の品種，年齢，泌乳期，飼料などの飼育条件によって変化する．

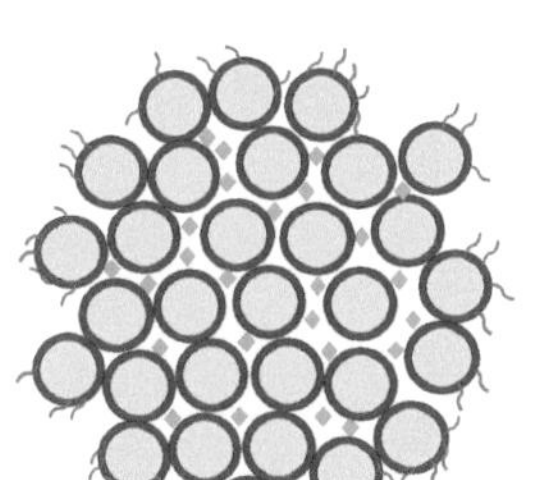
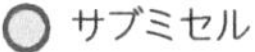

図 5. 23　カゼインミセルのサブミセルモデル

(1) タンパク質　牛乳タンパク質の約 3/4 はカゼインである．カゼインには *α*, *β*, *γ*（*β*-カゼインが牛乳中のプロテアーゼにより分解されたもの）および *κ* などの種類があり，これらが乳中ではカルシウムやリン酸カルシウムと結合してカゼインミセルを形成している．特に，親水性の高い *κ*-カゼインがカゼインミセルの表面に比較的多く分布し，カルシウムの存在により沈殿しやすい*α*-カゼインや *β*-カゼインを取り囲んでいるために，ミセルは安定化していると考えられている．ミセルの形態については，サブミセルモデルやナノクラスターモデルなど種々のモデルが提唱されているが，その中で最も有力な説の一つと考えられるサブミセルモデルを**図 5. 23** に示した．そのほか，**表 5. 15** に示すように，乳清（ホエー）中には *β*-ラクトグロブ

表 5. 15　牛乳中のタンパク質の成分と割合

成　分	割合（%）
カゼインタンパク質	約 80
α-カゼイン	約 39
β-カゼイン	約 28
κ-カゼイン	約 10
γ-カゼイン	約 2
乳清（ホエー）タンパク質	約 20
β-ラクトグロブリン	約 10
α-ラクトアルブミン	約 4
血清アルブミン	約 1
免疫グロブリン	約 2
ラクトフェリン	少量
リゾチーム	少量

表 5. 16　乳脂脂肪酸組成（%）

脂肪酸	牛乳	人乳
酪酸（4：0）	3.7	0
ヘキサン酸（カプロン酸）(6:0)	2.4	0
オクタン酸（カプリル酸）(8:0)	1.4	0.1
デカン酸（カプリン酸）(10:0)	3.0	1.1
ラウリン酸（12：0）	3.3	4.8
ミリスチン酸（14：0）	10.9	5.2
パルミチン酸（16：0）	30.0	21.2
ステアリン酸（18：0）	12.0	5.4
アラキジン酸（20：0）	0.2	0.2
ミリストレイン酸（14：1）	0.9	0.1
パルミトレイン酸（16：1）	1.5	2.3
オレイン酸（18：1）	23.0	40.9
リノール酸（18：2）	2.7	14.1

[日本食品標準成分表 2020 年版（八訂）脂肪酸成分表編]

リン（約10%）や α-ラクトアルブミン（約4%）などのタンパク質が含まれている．牛乳タンパク質は必須アミノ酸含量が高く，栄養価も高い．

(2) 脂質　牛乳の脂質は脂肪球（直径0.1〜10 μm）として牛乳中に乳濁（エマルション）して存在している．脂肪球の98%はトリアシルグリセロールである．脂肪酸の組成をみると，酪酸などの低級脂肪酸が多いのが特徴である．人乳と比べ C_4〜C_{10} の脂肪酸が多く，リノール酸などの必須脂肪酸が少ない（**表5.16**）．なお，酪酸は乳製品の風味と密接な関係がある．バターの黄色は脂肪球に含まれるカロテノイド（おもに β-カロテン）による．

(3) 糖質　糖質は牛乳には約4.5%含まれており，そのほとんど（99%）が乳糖（ラクトース）である．人乳は牛乳より多くラクトースを含んでいる（約7%）．ラクトースは乳酸菌の栄養源ともなるので，牛乳加工上，重要な成分である．ラクトースはラクターゼにより消化される．日本人の場合，成人になるとラクターゼの分泌が極めて少なくなり，このため牛乳中のラクトースは消化されずに結腸に達し，下痢やガスが発生する乳糖不耐症が多い．このため，前もってラクトースを酵素分解した牛乳も市販されている．

(4) 無機質およびビタミン　牛乳中の無機質は0.7%で，カルシウム含量が高いのが特徴である（110 mg/100 g）．そのほか，ナトリウム，カリウム，マグネシウム，リン，亜鉛なども含む．牛乳中の無機質はカルシウム/リン，カルシウム/カリウム，マグネシウム/ナトリウムなどの比率がよく，消化吸収がよいとされている．

牛乳には多くのビタミン類が含まれている．すなわち脂溶性ビタミンとしては，A，D，E，K，水溶性ビタミンとしては B_1，B_2，ニコチン酸，C，パントテン酸，ビオチン，B_{12} などを含んでいる．

d. 牛乳の殺菌

牛乳は加熱殺菌処理を行った後，市販される．これは牛乳に混入した微生物が，保存中の牛乳を腐敗させないようにするためである．牛乳の殺菌上注意を要するのは，牛乳を加熱処理することによって牛乳中に含まれるタンパク質や脂質あるいはビタミンなどが変質したり，壊れたりしないようにすることである．

すなわち，牛乳を加熱すると表面に薄い膜ができたり（ラムスデン現象），

表 5.17　牛乳の殺菌法

殺菌方法	温度	時間
低温長時間殺菌法（LTLT）	63～65℃	30分
高温短時間殺菌法（HTST）	72～85℃	10～15秒
超高温殺菌法（UHT）	120～150℃	1～4秒

HTST：high temperature short time

褐変が起こったりする．これらを成分の変化としてみると，牛乳タンパク質ではレンニンの作用が悪くなり，乳清中のタンパク質も変性を起こす．また，ラクトースやリジン，ビタミン類の損失が起こる場合がある．一部の無機質は不溶化し，風味も変化する．

このため牛乳の殺菌法には，種々の方法が考案されている（**表 5.17**）．一般の牛乳製造工場で使われているのは，120～150℃で数秒間処理する超高温殺菌法（UHT 法）であり，UHT 殺菌牛乳という．LL 牛乳は，超高温殺菌法で処理し，無菌的にパックしたものである．しかし，このような高温処理は牛乳の栄養価を低下させるということから，低温長時間殺菌法（LTLT 法，63～65℃，30 分）で処理された牛乳も出回っている．さらに，最近では ESL 牛乳とよばれ，原料から製品に至るすべての製造工程で徹底した衛生管理を行うことによって品質保持期限が延長（従来の 7～8 日の品質保持期限を，10～14 日に延長）された牛乳が主流となりつつある．

e．乳製品

牛乳は直接飲用するほか，さまざまに加工し消費されている．これら乳および乳製品（**図 5.24**）には，乳及び乳製品の成分規格等に関する省令（厚生労働省）や JAS（Japanese Agricultural Standard）規格により，それぞれの名称や規格についてくわしく定められている．2003 年の省令の改正により，分類が変更された．

(1) 牛乳　生乳 100％使用で無添加のものが，次の 4 つに分類されている．

・牛乳（いっさいの成分調整を行わないもの）

UHT：ultra high temperature，LL：long life，LTLT：low temperature long time，ESL：extended shell life

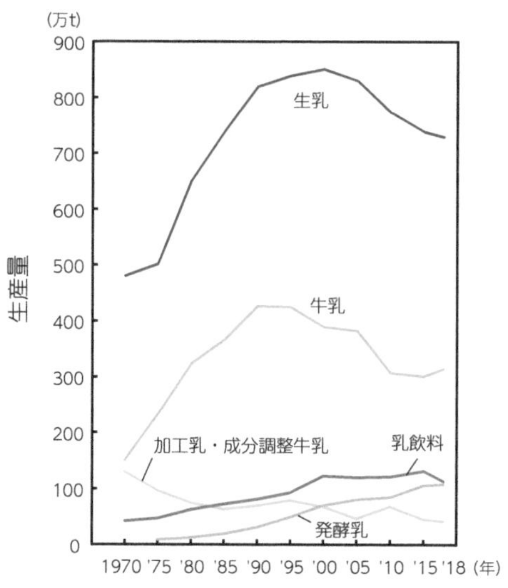

図 5. 24　生乳と飲用乳生産の推移
［農林水産省，牛乳乳製品統計］

・成分調整牛乳（脂肪など特定の成分のみを調整したもの）
・低脂肪牛乳（乳脂肪分のみを除き乳脂肪を 0.5％以上 1.5％以下にしたもの）
・無脂肪牛乳（乳脂肪をほとんど除いたもので，乳脂肪 0.5％以下）

通常，牛乳はホモジナイザーで急速攪拌され，脂肪球が分離しないように均質化される（ホモ牛乳とはこのことをさす）．殺菌は普通 UHT 法で行う．加熱後ただちに 10℃以下に冷却する．パッキングでは，びんと紙パックが用いられる．紙パックはスウェーデンで発明されたもので，外側はクラフト紙にワックスコーティング，内側はポリエチレンのラミネートでできているものが一般的である．

(2) 加工乳　成分規格で無脂乳固形分が牛乳と同様に 8.0％以上と定められ，生乳を主原料としてバター，クリーム，脱脂粉乳などの乳製品のみを加えたもので（水は使用してよい），低脂肪乳や高脂肪乳などがある（牛乳とはよべない）．

(3) 乳飲料　生乳や乳製品を主原料として，コーヒー抽出液や果汁，カルシウム，ビタミンなど乳製品以外のものを加えたもので，乳固形分（無脂

乳固形分＋乳脂肪）が3.0%以上と定められている．コーヒー牛乳などと慣用的にいわれているが，規格上は牛乳とはよべないものである．乳成分として脱脂乳が使用されているものが多い．その他，乳糖不耐症用ミルクも乳飲料に分類される．これは牛乳中のラクトースをラクターゼにより70～80%分解したもので，乳糖不耐症者にとっては都合のよい牛乳である．

(4) クリーム　牛乳を遠心分離してとる．生クリームとして利用するほか，バター，アイスクリーム，クリームチーズなどの原料として利用される．

(5) バター　牛乳より分離したクリームをチャーニング（撹拌操作）により練りあげたもので，脂肪の消化がよい食品である．バターには1.5～2%の食塩を加えることが多いが，これは保存性や風味をよくするためである．バターは酸化されて変敗しやすいので，低温で空気に触れないように保存することが望ましい．

(6) アイスクリーム　牛乳にクリーム，砂糖，乳化剤，安定剤などを加えて殺菌，冷却後，熟成，凍結させたものである．

市販のアイスクリームミックスパウダー（乳脂肪，無脂乳固形分，砂糖および乳化剤，安定剤などの食品添加物を加えたもの）は，泡を立ててフリーザー中で−4℃まで温度を下げるとソフトクリームとなり，−30℃～−45℃で固化させるとアイスクリームができる．泡の立てかたによってミックスの容量は増減する．

(7) 発酵乳　牛乳を乳酸菌によって発酵させたもので菌が生きている．半ゲル状ヨーグルトタイプが代表的なものであるが，そのほかに乳酸菌飲料のように飲用タイプのものもある．このように発酵乳はその形態によってハードヨーグルト，ソフトヨーグルト，ドリンクヨーグルト，フローズンヨーグルトなどに区別され，商品の種類は多様である．プレーンヨーグルトとは，牛乳を主原料として発酵させたもので，甘味などは加えられていない．

発酵乳の消費は年々増加している．これは，消費者の健康志向，食の洋風化，ソフト化，ファッション化によるものと考えられる．発酵乳は，ラクトースが分解されているので牛乳のように乳糖不耐症問題が少ないこと，カゼインが凝固しカルシウムが利用しやすい形になっていること，生きた乳酸菌が含まれていることなど，健康面，消化吸収面で優れている．

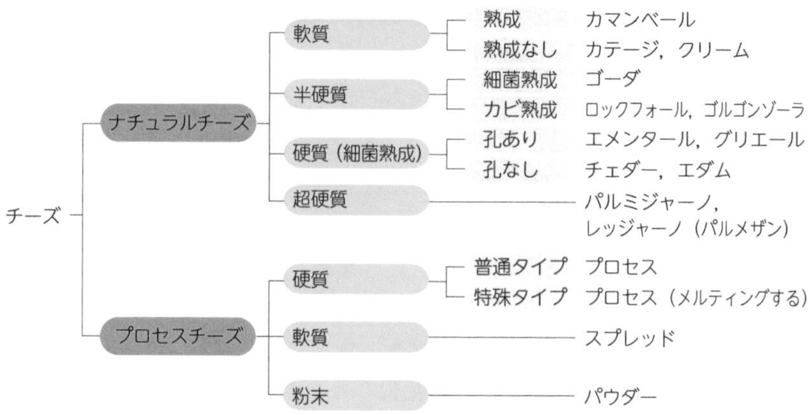

図 5. 25　チーズのおもな種類とその実例

(8) チーズ　その加工形態によりナチュラルチーズとプロセスチーズに大別される（**図 5. 25**）．ナチュラルチーズを加工したものがプロセスチーズである．

ナチュラルチーズは牛乳にレンネット（凝乳酵素レンニンを主成分とする錠剤や粉末）や乳酸菌を加えてカゼインを凝固させてつくる．チーズの種類はたいへん多く 800 種以上あるといわれている．チーズは熟成の程度や硬さ，使用する微生物の種類などによってさまざまに異なったチーズができる．普通のチーズは熟成したものが多いが，カッテージチーズやクリームチーズのように熟成していない生チーズ（フレッシュチー

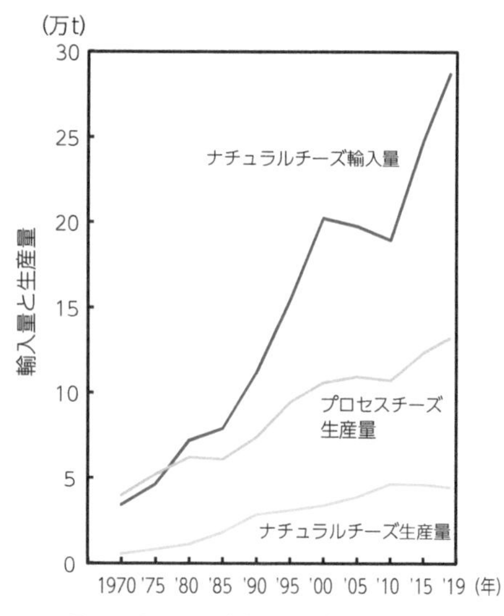

図 5. 26　チーズ輸入量と生産量の年次推移
［生産局畜産部牛乳乳製品課調べ］

表 5. 18　代謝異常児用特殊粉乳の例

分類	適応症	内容
糖質代謝異常	ガラクトース血症，原発性乳糖不耐症	無乳糖粉乳（可溶性多糖類含有）
タンパク質・アミノ酸代謝異常	フェニルケトン尿症	フェニルアラニン無添加総合アミノ酸粉末
	ヒスチジン血症	無ヒスチジン粉乳
	ホモシスチン尿症（シスタチオニン合成酵素異常症）高メチオニン血症	メチオニン除去粉乳
	メープルシロップ尿症	無イソロイシン，ロイシン，バリン粉乳
	高チロシン血症	低フェニルアラニン, チロシン粉乳, フェニルアラニン，チロシン除去粉乳
	高アンモニア血症，シトルリン血症，アルギニノコハク酸尿症 高オルニチン血症（高アンモニア血症を伴うもの）	タンパク除去粉乳

ズ）も市販されている．ナチュラルチーズの大部分は外国から輸入している（**図 5. 26**）．ナチュラルチーズは特有の香りとくせがあるので，1ないし数種類のナチュラルチーズを溶融混合し日本人向きの香りや味を付けて加工し，プロセスチーズをつくる．わが国でチーズといえばプロセスチーズをさす場合が多いが，カマンベール，チェダーやゴーダなどのナチュラルチーズの消費も増えてきている．

(9) 練乳（コンデンスミルク）　牛乳を濃縮し，缶詰めなどにしたもので，加糖（砂糖 44%添加）と無糖とがある．なお，脱脂練乳もある．

(10) 粉乳　牛乳を濃縮，乾燥して粉末としたものである．粉乳には，全脂粉乳（牛乳が原料），脱脂粉乳（脱脂乳が原料），加糖粉乳（牛乳に砂糖を加える），調整粉乳（牛乳に砂糖, ビタミン, 無機質などを加える）などがある．

乳児用の人工栄養乳は，調整粉乳の一種である．このほか，先天性代謝異常児のための治療乳が種々開発されている（**表 5. 18**）．

C. 卵類

食用として利用されている卵類は，鶏，アヒル，ウズラ，ガチョウなどの卵であるが，一般に食べられているのは鶏卵，ウズラ卵である．単一食品と

表 5.19　鶏卵の重量区分

区分	重量	区分	重量
LL（赤）	76〜70 g	MS（青）	58〜52 g
L（橙）	70〜64 g	S（紫）	52〜46 g
M（緑）	64〜58 g	SS（茶）	46〜40 g

して，鶏卵は牛乳と同様に完全食に近いものであり，タンパク質，脂質のほか，ビタミン類の供給源として栄養上重要な食品である．

a．鶏卵の生産・消費

わが国の鶏卵生産量はほぼ一定であり，年間約 260 万 t である．鶏卵には牛乳のような大規模な加工食品はなく，製菓材料，練り製品材料，そして唯一の加工食品ともいえるマヨネーズの原料として，生産量の約 17%が使用されている．1 人当たりの年間消費量は近年横ばいで推移しているが，2019 年は 338 個とメキシコに次いで世界 2 位の消費国であり，日本人の動物性タンパク質の供給源として重要な位置を占めている．

b．鶏卵の規格

鶏卵は市場ではパック詰めとされ，大きさで L，M，S などと分けて売られている．これには格付標準が示されていて，卵の重量区分がラベルなどの色分けと併せて**表 5.19** のように定められている．

c．鶏卵の構造

鶏卵の構造は卵殻，卵白，卵黄の 3 部分に大別できる．その割合は鶏の品種，飼育条件などによって異なるが，例を挙げると，白色レグホン種の卵で卵重平均 55 g，卵殻 11.6%，卵黄 28.7%という値が示されている．

卵殻の表面には大小さまざまな細孔（気孔）があり，呼吸作用に役立っている．卵殻の最外部はクチクラというタンパク質で覆われるが，鶏卵は出荷前に洗浄されるので，通常の場合，クチクラは剥がれ落ちている．卵殻膜は**図 5.27** に示すように外卵殻膜，内卵殻膜の 2 枚からなり，これらは互いに密着しているが，鶏卵の鈍端（太いほう）では離れており気室をつくっている．

卵白は外水様卵白，濃厚卵白，内水様卵白，カラザ状卵白層の 4 層からなっており，卵黄の両端からは乳白色のらせん状のカラザが濃厚卵白中に伸びている．カラザは卵白の変形で，卵黄はカラザによって固定されている．

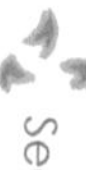

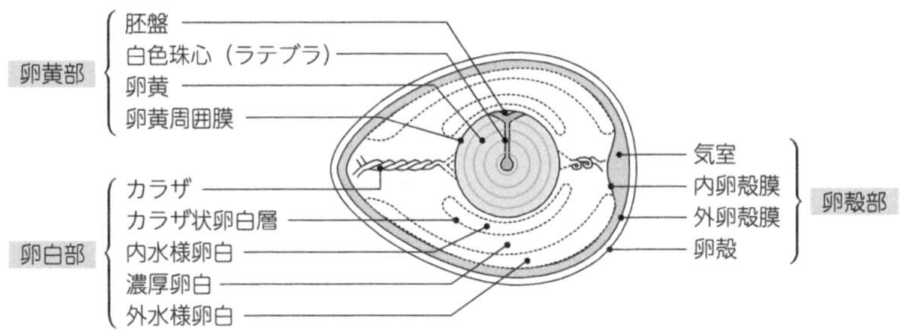

図 5.27　鶏卵の構造

卵黄は薄い卵黄周囲膜に包まれ，球形をなして卵白の中心部に存在している．卵黄は均一ではなく，胚盤の下から卵黄の中心に達する白色珠心（ラテブラ）と，その周囲を同心円状に交互にとりまく淡色卵黄と濃色卵黄からできている．

d. 鶏卵の成分

表 5.20 に示すように，鶏卵は，卵白と卵黄で含有する成分に大きな違いがある．

(1) タンパク質　主成分であるタンパク質は理想的なアミノ酸組成からなり，アミノ酸価は 100 で，他の食品の栄養価の比較対象としても用いられる．

表 5.20　鶏卵の一般成分（g/ 可食部 100 g 中，Tr：微量）

	エネルギー kcal	水分	タンパク質*1	脂質*2	炭水化物*3	灰分
全卵	142	75.0	11.3	9.3	3.4	1.0
卵黄	336	49.6	13.8	28.2	6.7	1.7
卵白	44	88.3	9.5	0	1.6	0.7

エネルギー計算に用いた値として，＊1　アミノ酸組成によるタンパク質，＊2　脂肪酸のトリアシルグリセロール当量，＊3　利用可能炭水化物（差引き法）．

表 5.21　卵白タンパク質成分の含量と性質

名　称	含量（%）	性　質
オボアルブミン	54	起泡性，熱凝固性
オボトランスフェリン	12	鉄との結合性，抗微生物作用
オボムコイド	11	プロテアーゼ阻害，耐熱性
オボムチン	3.5	粘調性，泡沫安定性
リゾチーム	3.4	殺菌作用

表 5.22　卵黄タンパク質成分の含量と特徴

名　称	含量（%）	性　質
低密度リポタンパク質（LDL；リポビテレニン）	65	リポタンパク質を形成
高密度リポタンパク質（HDL；リポビテリン）	16	リポタンパク質を形成
リベチン	10	産卵鶏の血清から移行したもの
ホスビチン	4	リンを含有，鉄との結合性

卵白タンパク質は水溶性のオボアルブミンが54％を占めるほか，糖タンパク質のオボムチン，オボムコイドなどからなる．リゾチームは卵殻の気孔から進入する細菌を溶解する酵素として知られている．卵白の起泡性には，オボアルブミンとオボグロブリンが寄与している．粘稠（ねんちゅう）な濃厚卵白にはオボムチンが多量に存在し，泡沫安定性に重要な役割を果たしている（**表 5.21**）．

卵黄タンパク質の大部分は，脂質と結合したリポタンパク質で，リポビテレニンとリポビテリンで80％以上を占め，そのほか，水溶性のリベチンとリンタンパク質のホスビチンなどからなる（**表 5.22**）．

(2) 脂質　鶏卵中の脂質の99％が卵黄に存在しており，卵黄の約34％は脂質である．しかし，それほど油っぽく感じられないのは，卵黄中の脂質がタンパク質と結合していることや，脂質が微細な粒子となって分散した水中油滴型のエマルションを形成しているためである．脂質の主成分はトリアシルグリセロールであり，そのほか約33％のリン脂質（レシチン，ケファリンなど）とステロールを含んでいる．ステロールの約90％はコレステロールで，卵黄に多く含まれる（1,200 mg/100 g）．

(3) 無機質とビタミン　卵殻は無機質が95％を占め，その大部分は炭酸カルシウムであるが，卵黄，卵白はともにカルシウムは少ない．卵黄中にはリンが多く，その大部分はリンタンパク質のホスビチンと結合している．また，卵黄中には鉄が多く，しかもこの鉄のほとんどがヘモグロビン形成に利用されていることから，鉄の供給源として重要である．また，卵白には硫黄が多いので，ゆで卵にすると，生成した硫黄水素と卵黄の鉄が反応して卵黄表面が黒化することがある．

脂溶性ビタミンのA，D，Eなどは卵黄に多く含まれ，水溶性ビタミンの

B 群は卵黄，卵白のいずれにも含まれる．

e．卵の加工特性

卵には熱凝固性，乳化性，酸・アルカリ凝固性，泡立ち性などの特性があり，調理や製菓ならびにマヨネーズ，ピータンなどの加工食品に利用される．

(1) 熱凝固性　卵白は 60℃前後から凝固し始め，80℃以上で完全に固化する．一方，卵黄は 65℃から凝固し始め，70℃で粘りが増し，80℃で完全に固化する．そのため，卵を 65～70℃の湯中に保つと，卵黄は凝固するが卵白はやや流動性を保った状態のいわゆる温泉卵ができる．

(2) 酸・アルカリ凝固性　鶏卵は pH 2.2 以下の酸性，あるいは pH 12 以上のアルカリ性条件下でゲル化する．アルカリ凝固を利用したものがピータンで，おもにアヒルの卵が使われる．紅茶の濾液に生石灰，草木灰，食塩を加えたものを卵の外側に塗ってアルカリを内部に浸透させ，卵白および卵黄を凝固させる．長時間浸けることで，内部は固化して暗色になり，アンモニア，硫化水素の発生で風味がついてくる．

(3) 泡立ち性　泡立ち性は，表面張力によって卵白表面のタンパク質が変性することで生じる．この性質はメレンゲやケーキ，調理などに利用される．

(4) 乳化性　卵黄に含まれるリン脂質のレシチンやリポタンパク質は，分子内に親水性，疎水性の性質をあわせ持っているため，界面活性剤（乳化剤）として働く．マヨネーズは，卵黄がもつ乳化性を利用したエマルション食品で，食酢，油，調味料，香辛料などを加えて，乳化させてつくられる．アイスクリームやドレッシングも卵黄の乳化性を利用したものである．卵白も乳化力をもっているため，最近では全卵も加工に用いられるようになってきた．

f．卵の鮮度判定方法

鶏卵は動物性食品の中では保存性が高いものであるが，できるだけ新鮮なものを使用することが望ましい．品質を検査するためには，割卵しない方法と次のような割卵して内容物を調べる方法がある。

(1) 卵白係数　卵白の高さを広がりの直径で除したもの（卵白の高さ÷卵白の直径）．新鮮な卵の値は 0.14～0.17 である．古くなると低下する．

(2) 卵黄係数　卵黄の高さを直径で除したもの（卵黄の高さ÷卵黄の直径）．新鮮な卵の値は 0.36～0.44 である．0.25 以下は古い卵とされる．

(3) ハウユニット（HU）　卵重量（W g）と卵白の高さ（H mm）から次式により算出される．新鮮卵は86～90である．60以下は鮮度が低下しているとみなされる．

$$HU = 100\log(H - 1.7\,W^{0.37} + 7.6)$$

D．魚介類

a．わが国の漁業

周囲を海で囲まれているわが国では，重要なタンパク質源として昔から魚介類を食べ，親しんできた．食料需給表によると，わが国の魚介類の総供給量は2015年度で約767万tで，このうち食用となるものは約614万tであった．一方，国民健康・栄養調査によると，国民1人当たりの魚介類年間摂取量は約25 kgとなる．世界第6位の排他的経済水域を持つ日本では，魚介類が貴重なタンパク質源であったが，食の欧米化に伴って2006年に肉類からの摂取量が魚介類を上回った．一時は100％を超えていた自給率が今では6割まで落ち込み，漁業後継者不足も相まって日本人の魚介類離れは加速している．

わが国の漁獲量は減少傾向にある．わが国は世界的遠洋漁業国で，その漁場のほとんどが外国の沿岸200海里（かいり）(370 km)内の水域に及んでいた．しかし，海洋の生物資源は沿岸国に帰属するものであるという国際世論の高まりにより，多くの国々は自国の沿岸200海里の範囲を排他的経済水域として他国の漁業に規制を加えるようになり，遠洋漁業を中心に漁獲量は減少している．わが国も1977年より200海里内を漁業専管水域として，水産資源の有効利用をはかるように方向転換している．

b．魚介類の種類と成分

魚介類には非常に多くの種類が含まれ，脊椎動物から棘皮（きょくひ）動物まで広い範囲にわたっている．一般の魚は脊椎動物の硬骨魚類で，エビ，カニなどは節足動物の甲殻類に属し，タコ，イカは軟体動物の頭足類に，貝類は斧（おの）足類に属し，ウニ，ナマコなどは棘皮動物に属する．

魚介類の可食部は食肉と同様に筋肉であるので，主要な成分はタンパク質

HU：Haug unit

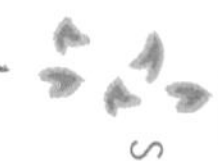

表 5. 23　おもな魚介類の成分（可食部 100 g 中）

成分 食品	エネルギー kcal	水分 g	タンパク質*1 g	脂質*2 g	カルシウム mg	ビタミン A*3 μg	 D μg	 B_1 mg	 B_2 mg	 ナイアシン mg
アジ	112	75.1	16.8	3.5	66	7	8.9	0.13	0.13	5.5
マイワシ	156	68.9	16.4	7.3	74	8	32.0	0.03	0.39	7.2
ウナギ（養殖）	228	62.1	14.4	16.1	130	2400	18.0	0.37	0.48	3.0
カツオ（春獲り）	108	72.2	20.6	0.4	11	5	4.0	0.13	0.17	19.0
マガレイ	89	77.8	17.8	1.0	43	5	13.0	0.03	0.35	2.5
シロサケ	124	72.3	18.9	3.7	14	11	32.0	0.15	0.21	6.7
マサバ	211	62.1	17.8	12.8	6	37	5.1	0.21	0.31	12.0
サンマ	287	55.6	16.3	22.7	28	16	16.0	0.01	0.28	7.4
マダイ（養殖）	160	68.5	18.1	7.8	12	11	7.0	0.32	0.08	5.6
ヒラメ（養殖）	115	73.7	19.0	3.1	30	19	1.9	0.12	0.34	6.2
ハマチ（養殖）	217	61.5	17.8	13.4	19	32	4.0	0.16	0.21	9.0
アサリ	27	90.3	4.6	0.1	66	4	0.0	0.02	0.16	1.4
サザエ	83	78.0	14.2	0.1	22	31	(0)	0.04	0.09	1.7
スルメイカ	76	80.2	13.4	0.3	11	13	0.3	0.07	0.05	4.0
ウニ	109	73.8	11.7	2.5	12	58	(0)	0.10	0.44	1.1
クルマエビ（養殖）	90	76.1	18.2	0.3	41	4	(0)	0.11	0.06	3.8
マダコ	70	81.1	11.7	0.2	16	5	(0)	0.03	0.09	2.2

エネルギー計算に用いた値として，＊1　アミノ酸組成によるタンパク質，＊2　脂肪酸のトリアシルグリセロール当量．＊3　レチノール活性当量．(0)：推定ゼロ

と脂質である．魚種によって脂質含量には大きな差がある．貝類，イカ，エビ類の脂質含量は低い（**表 5. 23**）．

回遊魚であるマグロ，カツオなどの赤身魚は，筋肉色素のミオグロビンの含量が高く，脂質含量やエキス分も多い．これに対し，タイ，ヒラメなどのような白身魚は筋肉中にミオグロビンが少ない．なお，ミオグロビンとヘモグロビンを合わせた含量がおよそ 10 mg/100 g 以上を赤身魚としている．魚肉成分のうち，タンパク質含量は魚の種類によらず，ほぼ一定で約 20％であるが，脂質と水分含量は大きく変動する．脂質含量は魚の種類によって異なるだけでなく，同じ魚でも季節により変わる．しかし，脂質と水分の含量を合わせると，約 80％である．つまり，脂質が増えれば水分が減るということで，これが魚の一つの特徴である．産卵前の魚は摂餌が旺盛なので脂質含量が高く，相対的に水分含量が低くなってエキス分が濃縮されるので，最も美味になる．しかも，この時期には産卵のために一定の海域に集まるので

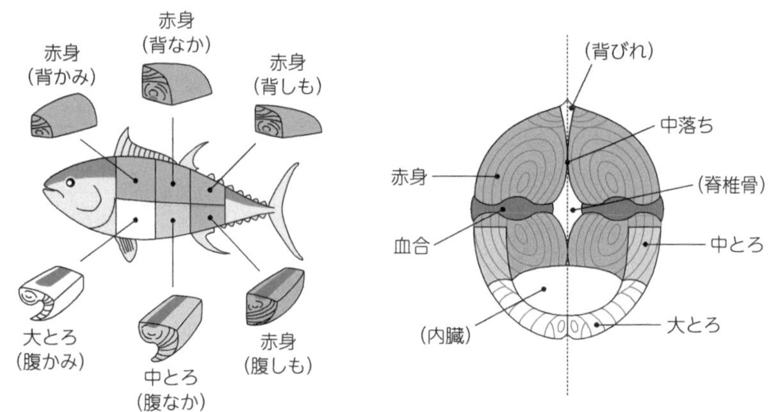

図 5.28 マグロ肉の断面

漁獲量も多く，この時期をその魚の旬(しゅん)とよんでいる．代表的な旬の魚は，春はマダイ，ヒラメ，サワラ，夏はカツオ，イサキ，アユ，秋はサンマ，イワシ，サバ，冬はブリ，カレイ，マグロ，フグなどである．

魚肉の横断面を見ると，体側のほぼ中央に暗赤色の部分がある（図 5.28）．これを普通肉に対し，血合(ちあい)肉とよぶ．血合肉は魚に特有な筋肉で，ミオグロビン，シトクロム c などを多く含み，回遊魚でよく発達している．

(1) タンパク質　魚肉タンパク質は食肉タンパク質と同様，筋原線維タンパク質が主成分で，このほかに筋漿タンパク質と肉基質タンパク質がある．貝類でシスチン含量が少し高いほかは，魚肉タンパク質のアミノ酸組成は種類による差はほとんどなく，食肉タンパク質のアミノ酸組成とも似ている．しかし，魚肉タンパク質は食肉タンパク質と異なり，肉基質タンパク質含量が低く肉がやわらかいので，食肉のように熟成させる必要がなく，むしろ死後硬直期のほうが肉が引き締まっておいしい．また魚肉のミオシン，アクトミオシンは食肉よりも不安定で，変性しやすいので取扱いには注意を要する．

(2) 脂質　魚介肉中の脂質は貯蔵脂質と組織脂質とに分けられ，組織脂質はおもにリン脂質で，貯蔵脂質はおもにトリアシルグリセロールである．魚類では脂質含量によって，脂質の少ない少脂魚と脂質の多い多脂魚とに分けられる．白身魚のタイ，ヒラメなどは少脂魚であり，赤身魚のブリ，サバ，イワシなどは多脂魚である．魚介肉中の脂質はイコサペンタエン酸（IPE, $C_{20:5\,n-3}$），ドコサヘキサエン酸（DHA, $C_{22:6\,n-3}$）などの炭素鎖の長い多価不飽和脂肪酸を含むのが特徴である．これら多価不飽和脂肪酸を含む脂質は血中コレステロール量を低下させ，動脈硬化を予防する可能性があるとして近年注目を集めている．しかし，空気中の酸素によって非常に酸化されやすく，嫌な臭いを発するようになり，さらに酸化が進むと，酸化物は窒素化合物と反応して“油焼け”を起こしたりする．

c．わが国の主要魚介類

(1) 回遊性魚類

1）マグロ類　ホンマグロはクロマグロともよばれ，全世界に分布する暖海性の外洋回遊魚で，日本付近には春から夏にかけて北上し，秋に南下する．体長 2.5 m 内外，体重 300～350 kg の大型魚である．肉色は濃赤色で，刺身や寿司に用いられ，腹側のトロは珍重される．

赤道を中心にした海域で周年漁獲される熱帯産のマグロ類には，メバチ，キハダ，ビンナガなどがある．メバチ，キハダはホンマグロの代用として刺身になるが，ビンナガはおもに油漬缶詰めにされる．

カジキ類はマグロ類と同様の外洋性回遊魚で，ミオグロビン含量が低いため肉色がピンクである．マグロ類はサバ科に属し，カジキ類はマカジキ科に属すので違う魚であるが，一般にはカジキマグロと称されている．マカジキ，バショウカジキは，それぞれ千葉以南，九州以南で漁獲され，鮮魚として消費される．そのほか，クロカワカジキ，メカジキなどがあり，魚肉ハム，魚肉ソーセージの原料とされている．

2）カツオ類　サバ科に属する暖海性の回遊魚である．カツオは春さきに九州南方海域で漁獲され，黒潮にのって鹿児島，高知，静岡と太平洋側を北上し，秋には北海道南部沖まで達する．カツオは水分含量 70％で魚としては水分が少ない．鮮魚として消費され，青葉のころの刺身は美味とされている．高知のカツオのたたきは有名である．カツオ節は高知，鹿児島などで製造され，このほかに，缶詰め，つくだ煮の原料となり，内臓は塩辛にされる．

3）イワシ類　マイワシ，カタクチイワシ，ウルメイワシなどがある．沿岸回遊魚で日本近海各地で漁獲される．イワシ類の旬は秋で，鮮魚，塩蔵品，塩干し品などとして食用にされるが，その大部分は養殖魚の餌料に回される．鮮魚，生干し以外の加工品には脂質含量の低いウルメイワシが適している．カタクチイワシの稚魚からは，上等の煮干しが製造される．

ニシンもイワシ科に属するが，北海道沖で漁獲される寒帯性の回遊魚である．カズノコはニシンの卵巣から製造される．

4）サバ類　マサバは典型的な紡錘型をした魚で，黒潮にのって日本沿岸を回遊しているが，日本海にも分布し，春から夏は北上し，冬には南へ下がる．鮮魚，塩蔵品として利用されるほか，カツオ節の代用であるサバ節にも加工される．活動力の大きい魚で，“サバの生き腐れ”といわれるほど，死後変化の速い魚である．サバ類にはマサバよりも体が丸く，体側，腹側に小さな黒斑のあるゴマサバもある．

5）アジ類　マアジは暖海性の沿岸回遊魚で，主要漁場は東シナ海と日本海であるが，現在では漁獲量が激減している．四季を通じて味の変わらない魚で鮮魚，塩蔵品として利用される．魚体尾部の両側にウロコが変形したゼンゴ（ゼイゴ）をもつ．

6）ブリ類　アジ科に属する温帯魚である．寒中に最も美味で，刺身，照り焼き，煮付けとして供する．体長1 m，体色は青緑色で体側に一筋の黄色帯がある．いわゆる出世魚で稚魚をモジャコ，ワカシ，中年魚をイナダ，ハマチ，成魚をワラサ，ブリなどという．養殖ブリは一般にハマチとして出荷されている．ヒラマサ，カンパチはともにブリの一種で，夏のヒラマサはブリより美味である．

7）サンマ　秋刀魚とも書かれるように，刀のような形をした魚である．千島，北海道沖で8月から獲れはじめ，11月には千葉沖でも漁獲される．鮮魚として消費されるほか，缶詰め，塩蔵品，塩干し品などに加工される．

（2）底生性魚類

1）タラ類　寒帯性の底生魚で，太平洋北部で母船式漁業で漁獲，加工が行われている．多くの種類があり，おもなものはマダラとスケトウダラで，後者はそのほとんどが水産練り製品の原料とされる．スケトウダラの肉はタンパク変性が早いので，変性を防ぐために多くは無塩すり身（5～8％糖質：砂糖あるいはソルビトールのいずれかを単独使用もしくは併用，0.2～0.3％

重合リン酸塩：ピロリン酸ナトリウムとポリリン酸ナトリウムを等量混合したもの）として冷凍で利用されている．また，無塩 - 無リンすり身（5〜8% 糖質：糖質の内容は無塩すり身と同じ）が少量利用されている．ごくわずかであるが，加塩すり身（2〜2.5% 食塩，8〜10% 糖質：糖質の内容は無塩すり身と同じ）も利用されている．そのほか，魚粉，肝油もつくられる．またタラコはタラ類卵巣の塩蔵品で，特にスウケトウダラの卵巣を塩蔵したものをメンタイコとよんでいる．

そのほかタラ類では，南アフリカ南部の水深 40〜900 m に広く分布しているメルルーサ, 北太平洋で漁獲されるギンダラとよばれるアイナメなどが，冷凍魚として市場にでている．

2）ヒラメ，カレイ類　ヒラメは全国各地の沿岸海域に分布しており，鮮魚として消費される美味な魚である．体長約 60 cm，眼は左側にあって口が大きい．カレイは種類が多く，漁獲量も多い．左ヒラメに右カレイといって区別しているが，ナツガレイ，カワガレイのように左側に眼があるものもある．

（3）遡河（そか），降河（こうか）性魚類

1）サケ，マス類　寒帯に生息する遡河性の魚で，川で産卵し海で育つ．北太平洋に多く分布し，ベニザケ，シロザケ，ギンザケなどが産業上重要である．塩蔵，缶詰めにされるが，鮮魚としてもくん製品としても利用される．スジコ，イクラはサケ，マスの卵巣，卵粒を塩漬したものである．

2）ウナギ　秋に川から海に下り，深海で産卵し，稚魚（シラスウナギ）が川に戻る．この稚魚を捕集して養殖しており，市場に出回っているウナギの大部分は養殖ものである．最近では中国南部などで養殖，加工されたものが多く輸入されている．

3）アユ　清流にすみ，ケイ藻を食べて成長する．秋に産卵しながら川を下り，ふ化した稚魚は海で翌春まですごし，川を上がって親となる．夏が旬で塩焼きで食し，独特の香味が珍重される．養殖も行われている．内臓の塩辛をウルカという．

4）シシャモ　柳葉魚とも書き，北海道太平洋沿岸に分布し，生後 2 年で遡河して産卵する．抱卵したメスを生干しとする．カラフトシシャモの冷凍品をカムチャッカ，アイルランド，ノルウェーから輸入して生干しにしている．

(4) 沿岸性魚類　おもなものは，タイ，スズキ，サヨリ，キス，イサキ，ボラ，コノシロ，カマスなどである．鮮魚として消費され，魚屋でよく見かける魚であるが，個々の魚としての漁獲量はあまり多くはない．

1) タイ類　わが国で最も珍重される魚類で，特にマダイは慶事に広く用いられる．全世界の温・熱帯水域に広く分布し，日本全国の沿岸の岩礁，砂れきの中間帯などにマダイ，キダイ，チダイ，クロダイが生息し，1年中漁獲されているが，その漁獲量は数万tにすぎない．旬は冬から春で，鮮魚として消費される．アマダイ，キンメダイ，イボダイなどはタイという名がついているが，異種の魚である．

2) ホッケ　対馬暖流域に多く，北海道の日本海側で多くの漁獲がある．鮮魚として消費されるほか，水産練り製品の重要な原料となる．

(5) 甲殻類

1) エビ類　クルマエビ，クマエビ，アカエビ，タイショウエビ（コウライエビ），ホッコクアカエビ，バナメイエビ，イセエビなど種類が多い．

クルマエビは体節に沿って紫褐色のしま模様があり，現在では養殖も盛んに行われている．クルマエビの仲間のブラックタイガーは，インドネシアなどで養殖され，輸入されている．俗名アマエビはホッコクアカエビのことで，富山湾以北の日本海と北海道沿岸でとれる．

2) カニ類　ケガニ，ズワイガニ，ベニズワイガニ，ガザミ（ワタリガニ），タラバガニなどがある．カニ類はグルタミン酸，グリシン，アルギニン，アデニル酸などのエキス分に富み，特有の味をかもしだす．旬はいずれも秋から冬である．

(6) 軟体動物

1) 貝類　貝類は漁獲が容易なため，太古の昔から重要なタンパク質源であったことは，貝塚の存在からも明らかである．しかし，乱獲されやすいので，養殖したり，保護，漁獲規制措置がとられている．貝類は魚肉に比べて糖質が多く，エキス分に富む．なかでも呈味成分のコハク酸は独特の風味をかもしだす．アサリ，ハマグリ，アカガイ，ホタテ，カキ，サザエ，アワビなど海産のものと，シジミなど淡水産のものとがある．アサリ，ハマグリ，アカガイ，ホタテ，カキ，シジミなどは二枚貝，サザエは巻貝に属する．アワビ，トコブシ，ヨメガカサなど扁平な殻をもつ貝を俗称で一枚貝というが，分類学上は巻貝に属する．二枚貝は，海水中のプランクトンを捕食するため，生物濃縮でノロウイルスを蓄積することがあり，カキが原因とされるノロウイルスの食中毒も多数報告されている．

2）イカ，タコ類　いずれも頭足類で種類が多く，両方を合わせて世界中に約650種いるといわれるが，わが国周辺にはイカ類90種，タコ類40種が生息している．イカ類のおもなものは，スルメイカ，ヤリイカ，コウイカ，アオリイカ，ホタルイカで，このうちスルメイカが最も多く食用にされる．タコ類のおもなものには，マダコ，ミズダコ，イイダコがある．マダコは春から夏が産卵期で，旬は冬である．生きているタコは灰色で斑点があるが，ゆでるとタンパク質が変性し，オンモクロームという色素が見えやすくなり，あずき色になる．

3）棘皮動物　ウニ類，ナマコ類などで，ウニ類にはムラサキウニや，やや小型のバフンウニがある．いずれも食用にするのは卵巣で，生食したり，塩蔵品とする．ナマコは酢の物などとして生食されるが，内臓は塩辛（コノワタ）として珍重される．

d. 水産加工品

魚介類の加工品には，乾燥品，塩蔵品，くん製品，缶詰め，練り製品などがある．魚介類の乾燥，塩蔵，くん製などの方法は，若干の改良がなされているとはいえ，原理的にはほかの食品で用いられている方法と同じである．練り製品は，魚肉タンパク質の特色を利用した加工品で，かまぼこ，ちくわ，はんぺん，魚肉ハム，魚肉ソーセージなどがある．

(1) 水産練り製品

1）かまぼこ類　グチ，エソ，ムツなどの白身の魚を原料としたものが上等とされ，広く使われていたが，近年は冷凍すり身（スケトウダラ）が主要な原料となっている．

魚肉に食塩を加えてすりつぶし，ミオシンを溶出させてペースト状のすり身とし，これにデンプンや調味料などを混ぜて成型した後，加熱してゲル化させた日本独特の製品である．かまぼこの品質は，外観，味などのほかにアシとよばれる弾力のある歯ごたえが重視される．

2）魚肉ソーセージ　魚肉を使って畜肉ソーセージ風にしあげたものである．原料としてはマグロ類，サメ類などが用いられている．かまぼこ類に比べると味が濃厚であり，脂肪，香辛料が使われている点などに大きな違いがあり，製造の原理は畜肉ソーセージと同じである．

（2）水産乾製品　水産物の乾燥には自然乾燥が広く用いられ，人工乾燥はノリなどその対象品が限られている．製品は素干し，煮干し，塩干し，焼き干し，凍乾品などに分けられる．素干しは生のままの状態で乾燥したもの，煮干しは水または塩水で煮た後，乾燥したものである．前者にはスルメ，コンブ，ノリなどがあり，後者には煮干し，干しエビ，干しアワビなどがある．塩干しは塩づけした後に乾燥したもので，イワシ，アジ，サバ，タラなどの塩干し品がつくられている．特殊なものとしては，からすみ（ボラの卵巣）がある．凍乾品は原料を凍結させ，水分を日乾によって除去することを繰り返して乾燥させたもので，寒天などがこの方法でつくられる．また日本独特の水産加工品としてカツオ節がある．カツオ節は製造の過程でカビ付けを行うのが特徴である．カビ付けは，水分を徐々に低下させ，品質低下の原因となる脂質を分解し，風味を付けるなどの効果があると考えられている．

e．鮮度指標（腐敗の判別）

食品中のタンパク質や核酸は，食品中の酵素による自己消化や微生物の作用によって分解・変化し，悪臭の原因物質や有害物質が生成され，腐敗が起こる．腐敗は，腐敗過程で産生される腐敗生成物を測定する化学的方法，食品中の生菌数を測定する微生物学的方法，ヒトの五感による官能的方法などの複数の方法で判断する．化学的方法には揮発性塩基窒素（VBN）や K 値などがある．

（1）揮発性塩基窒素　食品の腐敗が進むと，タンパク質が分解されてアンモニアやアミン類などの揮発性の塩基性物質が生成・蓄積される．この揮発性塩基窒素は，Conway 法（微量拡散法）で定量され，アンモニア量として算出し，おもに魚介類の鮮度判定の指標に用いられる．100 g 当たりの VBN 値が 30 ～ 40 mg で初期腐敗，50 mg 以上で腐敗と判定される．ただし，

VBN：volatile basic nitrogen

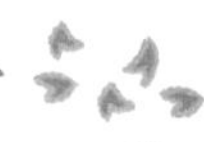

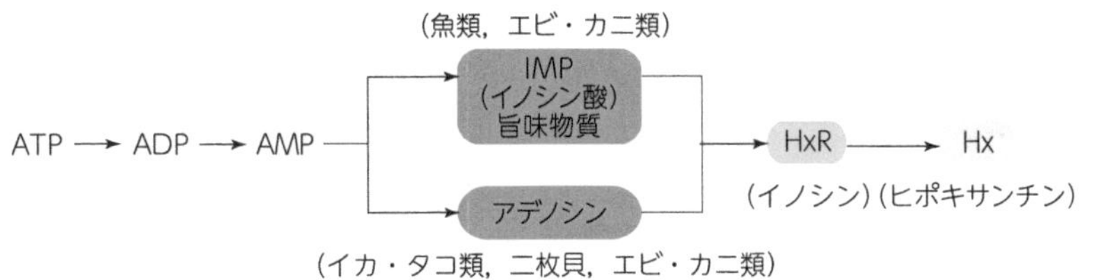

図 5. 29　魚介類の ATP 分解経路
IMP：inosine monophosphate，Hx：hypoxanthine

サメ，エイなどは尿素を多く含み，鮮度がよくてもアンモニアの生成が多いため，適用できない．

(2) *K* 値　魚介類に含まれる ATP は，死後，酵素によって急速に分解され，イノシンやヒポキサンチンは増加する（**図 5. 29**）．*K* 値は ATP 関連物質の総量に対するイノシンとヒポキサンチンの割合を百分率で表したものであり，数値が低いほど鮮度がよいと判定される．目安として，即殺魚の *K* 値は 10％以下，生鮮魚（刺身用）は 20％以下，鮮魚は 40％程度，初期腐敗は 60％以上とされている．魚種によって酵素活性が異なるため，*K* 値の上昇速度も異なる．

$$K\text{値}(\%)=\frac{\text{イノシン(HxR)}+\text{ヒポキサンチン(Hx)}}{\text{ATP}+\text{ADP}+\text{AMP}+\text{イノシン酸(IMP)}+\text{イノシン(HxR)}+\text{ヒポキサンチン(Hx)}}\times 100$$

5. 3　食用油脂

A. 食用油脂の製法

食用油脂は，原材料となる植物の種子，胚芽，動物の脂肪組織，魚体などから，抽出法（*n*−ヘキサンで抽出），圧搾法（圧力をかけて油脂を搾り取る），融出法（水と煮たり，蒸気を吹き込んで油脂を溶かし出す）などの方法で得られる（**図 5. 30**）．多くの植物種子は抽出法で，原料の含油量が多いパーム油，パーム核油などは圧搾法で，牛脂（ヘット），豚脂（ラード）のような動物脂は融出法で，イワシ油，ニシン油のような魚油は圧搾法で採油されることが多い．こうして得られた粗製油は脱酸，脱ガム，脱色，脱臭などの工程を経て精製される．油脂は，構成脂肪酸の不飽和化度を反映する値であるヨウ素価によって，その乾燥の度合が異なり乾性油（130 以上），半乾性油（100

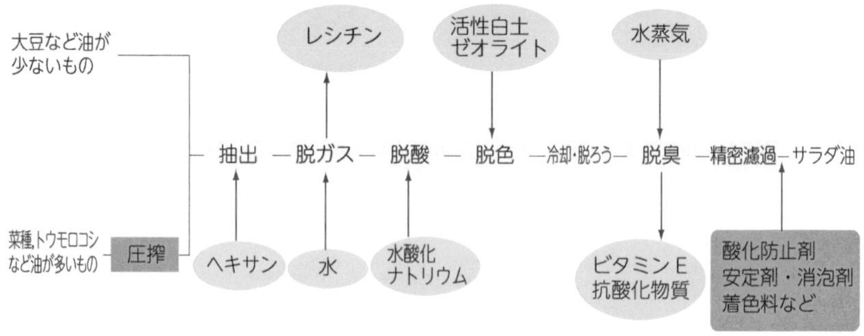

図 5. 30　採油法

表5．24　おもな食用油脂

油脂	原料	含有率％	採油法	おもな用途	原料生産地 輸入元
大豆油	大豆	15～20	抽出	食用油 マーガリン	アメリカ，中国
菜種油	アブラナ種子	38～45	圧搾，圧抽併用*	食用油	中国，カナダ
ゴマ油	ゴマ種子	45～55	圧搾	食用油	東南アジア， アフリカ
米油	米ぬか	9～22	圧搾，圧抽併用*	食用油	日本
ヤシ油	コプラ	65～75 （乾果肉）	圧搾	マーガリン， ショートニング	フィリピン インドネシア
パーム油	パーム果肉	50～65	圧搾	マーガリン， ショートニング	西アフリカ， ブラジル
パーム核油	パーム核	46～57 （乾核）	圧搾	食用油，マーガリン	西アフリカ， ブラジル
綿実油	綿の実	15～25	圧搾，圧抽併用*	食用油，缶詰め用，マーガリン	アメリカ， ニカラグア
サフラワー油	サフラワー種子	25～37	圧抽併用*	食用油	アメリカ
カポック油	カポック種子	20～25	圧搾	食用油 マーガリン	マレー半島， アフリカ
カカオ脂	カカオ種子	50～57	圧搾	製菓用	アフリカ，南米
牛脂（ヘット）	牛脂肪組織	50～80	融出	食用油	アメリカ
豚脂（ラード）	豚脂肪組織	50～80	融出	食用油	アメリカ

＊圧抽併用：まず圧搾法で採油した後の粕に，さらに抽出法を行う．

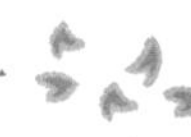

〜 130)，不乾性油（100 以下）に分類される．

B. 食用油脂の種類

現在，わが国で利用されているおもな食用油脂を**表 5. 24** に示した．食用油の中ではパーム油のヨウ素価が比較的低い．これはパーム油にパルミチン酸が多く，不飽和脂肪酸含量が低いことによる．このため，パーム油は加熱安定性がよく，空気に触れても自動酸化を受けにくいので，ポテトチップスのような表面積が多く，製造後消費されるまである程度の日数が経過する油揚げ食品の製造に用いられている．また，豚脂のような動物油脂は天然の抗酸化剤を含まないので，自動酸化が始まると急速に酸化が進行しやすく，トコフェロールなどの抗酸化剤が添加されることがある．これに対し，植物油はもともとトコフェロールなどの抗酸化剤を含んでいるので，酸化の進行がある程度抑えられる（**図 5. 31**）．

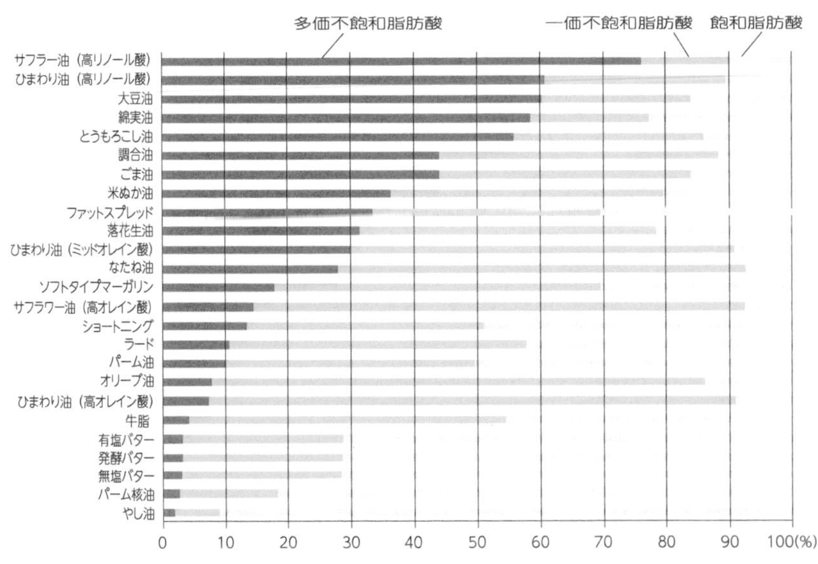

図 5. 31　油脂の脂肪酸の比較
[日本食品標準成分表 2020 年版（八訂）]

C. 加工油脂製品

a. 硬化油

硬化油は，別名水素添加油ともいわれ，ニッケルなどを触媒として油の不飽和脂肪酸に水素を結合させて不飽和度を下げたもので，流動性が低くなって固化しやすくなる．水素添加の程度を調節することにより，希望の融点をもつ硬化油をつくることも可能で，マーガリン，ショートニングの原料とされる．近年，硬化油中のトランス型脂肪酸の存在が健康に影響を及ぼすと指摘されるようになった．わが国におけるトランス型脂肪酸の平均推定摂取量はエネルギー比 0.3%であり，WHO/FAO の勧告（目標）基準のエネルギー比 1%未満を大幅に下回っている．このため，通常の食生活では，トランス型脂肪酸の健康への影響は小さいとされるが，脂質に偏った食事をしている人ではトランス型脂肪酸摂取量がエネルギー比 1%を超えている場合があると考えられ，留意する必要がある．

b. マーガリン

油脂，発酵乳，食塩，その他を混合し，乳化させた後に急冷し，練り合わせてつくった油中水滴型（W/O 型）エマルションがマーガリンである．日本農林規格（JAS）では食用油脂が 80%以上のものをいう．ギリシャ語の「margarite（真珠）」が由来で，製造途中の脂の粒子が真珠の粒のように見えたことからこの名前がついた．バターの類似品として考案され，価格が安いことなどから広く用いられてきた．原料となる油の配合比率により，ソフトタイプとハードタイプに分けられ，ソフトタイプは液体の油をおもに使い，

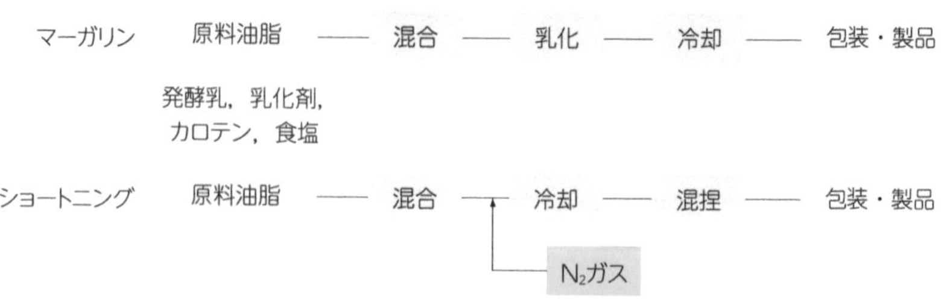

図 5.32 マーガリン，ショートニングの製造工程

ハードタイプは常温で個体の油（硬化油）の配合率が高い．わが国ではパンに塗りやすいなどの理由からソフトタイプが好まれる．現在では原料油脂の種類を自由に選べるので，リノール酸のような必須脂肪酸を多く含む植物油を主体に，コレステロールの増加を防ぐ製品をつくることも可能になり，模造品の域を脱した製品として年々消費量が伸びている（**図 5.32**）.

c. ファットスプレッド

日本農林規格（JAS）では，食用油脂含有率 80％未満のものをファットスプレッドという．マーガリンに比べて油分が少なく，水分の割合が多いため，エネルギーが低くて柔らかく，パンに塗りやすいという特徴をもつ．マーガリンと異なり，果実，果実加工品，チョコレートなどの風味原料の使用が認められている．

d. ショートニング

ショートニングは製パン，製菓の原料で，製品にショートネス（サクサクとして歯切れよく砕けやすい性質）を与えるクリーム状の油脂製品である．動植物油脂，硬化油またはこれらの混合物に窒素ガス（N_2）を吹き込んでつくられる．したがって水分が0.5％以下で，油脂のみからなる製品である（**図 5.32**）.

e. 粉末油脂

油脂とタンパク質，炭水化物などの溶液を乳化剤によってエマルションにし，噴霧乾燥するとサラサラした粉末をつくることができる．タンパク質，炭水化物などが油脂の被膜になるので，油脂の酸化が進みにくく，インスタント粉末スープ，ケーキミックス，その他の乾燥食品に使用されている．

f. サラダ油

精製油よりも精製度の高い油で，低温下で長期間保存しても濁ったり固体脂が析出したりすることのない油である．製油会社がサラダ用の食用油として開発したのが最初であるが，その後，JAS の等級名として用いることとなった．JAS 規格の原材料（サフラワー，ブドウ，大豆，ヒマワリ，トウモロコシ，綿実，ゴマ，ナタネ，米）を用い，JAS 製品の格付けを受けたものしか「サラダ油」の名称を使用できない．低温で析出する固体脂を除去するウィンタリング（脱ろう）という操作を行い，精製する．

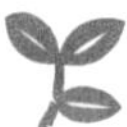

5.4 コンビニエンス食品

現代の食生活においてはさまざまな加工食品が利用され，その消費は年々伸びている．ここでは便利な食品という意味で，冷凍食品，缶詰め・びん詰め食品，レトルト食品，インスタント食品，調理済み食品などをコンビニエンス食品として1つのグループとした．

A. 冷凍食品

現在では，食品の保存に冷凍は欠かせない手段になっている．流通や加工の過程で冷凍する食品は数多い．鮮魚をはじめ加工原料用のすり身，畜産加工用の原料肉，製菓原料の冷凍液卵，業務用のパン生地，外食産業での仕上げ前の料理などのほか，家庭の冷凍庫でのホームフリージングまで，すべて凍結による保存を目的としている．

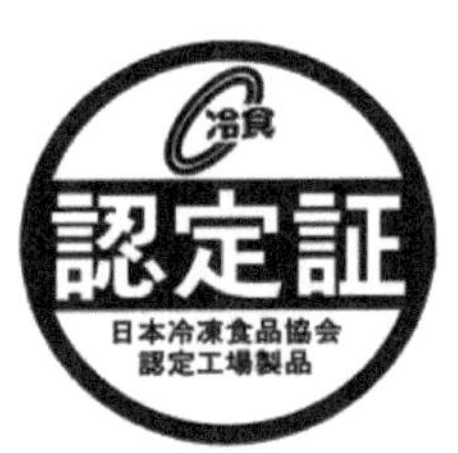

図5.33 自主検査マークの様式

冷凍食品とは，これらの中で，品質基準，衛生管理，食品衛生行政などの立場から，①前処理をほどこしたもの，②急速凍結をしたもの，③−18℃以下で流通，保存されたもの，④包装され所定の表示が行われたものの条件を満たすものに限るという世界共通の約束があり，わが国でも"日本標準食品分類"や日本冷凍食品協会の"冷凍品自主的取扱基準"で冷凍食品を定義，規制している（**図5.33**）．

したがって解凍して販売される鮮魚や，急速凍結によらないアイスクリーム，−18℃以下のストッカーに入っていない冷凍肉の切り売りなどは上記の冷凍食品の定義にあてはまらない．

a. 冷凍食品の種類

市販冷凍食品は種類が豊富に出回っており，その生産量の推移を**図5.34**に示した．調理食品の消費が増え，全体の85%あまりを占めている．なお，エビフライ，コロッケ，ハンバーグなど9品目の調理食品については，JASでその規格が定められている．

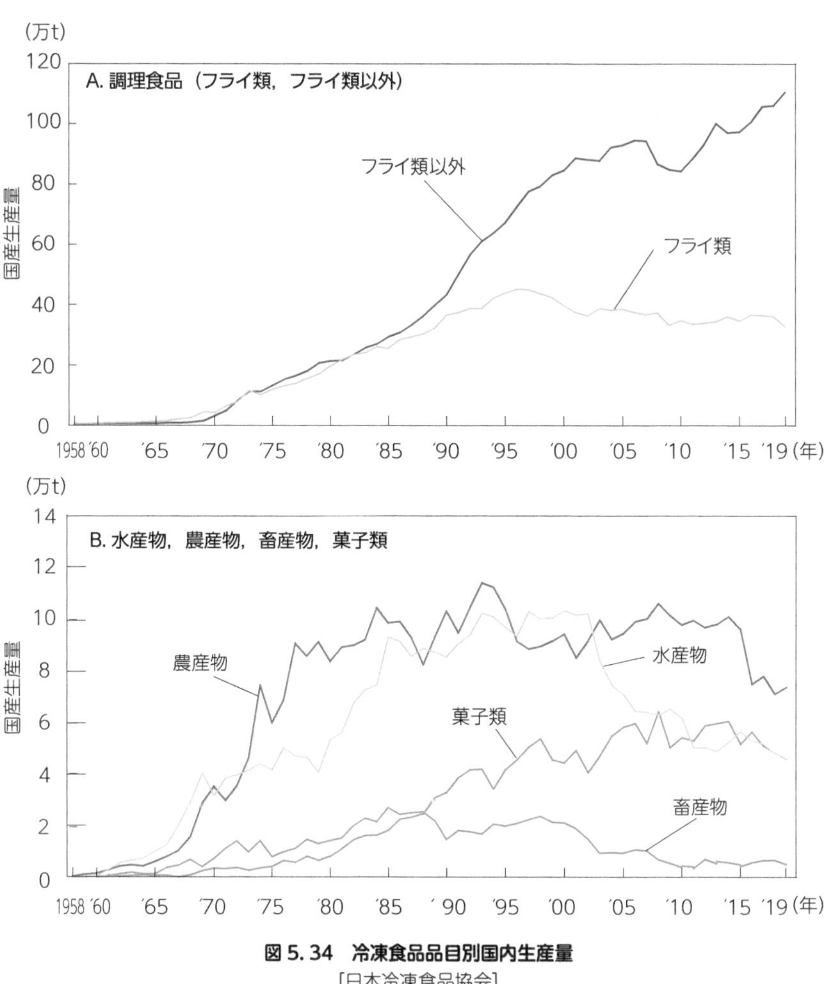

図 5.34　冷凍食品品目別国内生産量
［日本冷凍食品協会］

b. 冷凍食品取扱いの基礎

(1) 凍結温度と氷結晶生成　食品が凍結される際，食品中の水が氷結しはじめると，冷却力の大部分は氷結潜熱を除くために使われるので，品温は下がらず温度は−1～−5℃に保たれている．この温度帯を最大氷結晶生成帯という（図 5.35）．

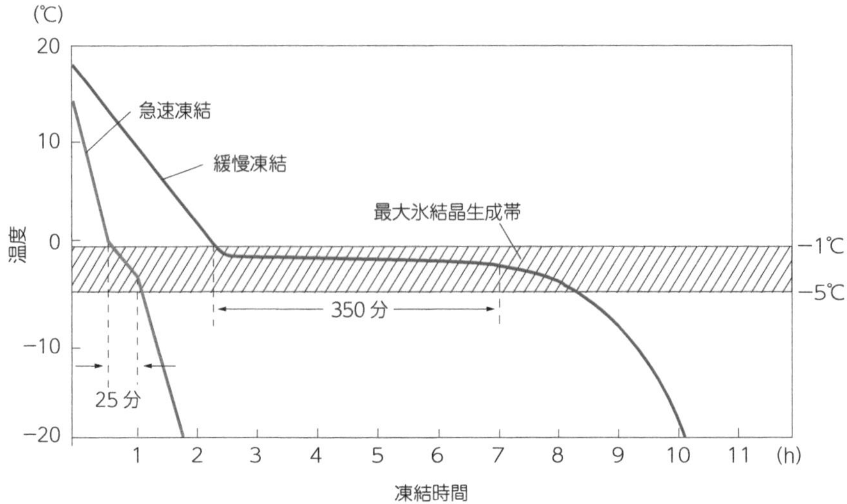

図 5. 35　急速凍結と緩慢凍結の冷凍曲線

この最大氷結晶生成帯を短時間で通過させるのが急速凍結法で，生成した氷結晶は小さく細胞内に均一に分布し，凍結品の品質は優れている．急速凍結を行う方法には，冷たい空気を循環させて冷却する送風凍結法，冷たい金属板に接触させるコンタクト凍結法，−196℃の液体窒素で冷却する方法などがある．一方，空気凍結法などの緩慢凍結法では，生成した氷結晶は大きくなり，細胞膜を破壊するので品質は低下し，これを解凍すると解凍水は細胞内に吸収されず，ドリップとなって流出する．

(2) 凍結のための前処理　いも類を含めて多くの野菜類は，生のまま凍結すると褐変しやすく風味も低下するので，あらかじめ軽い加熱処理を行う．この加熱処理をブランチングといい，野菜中の酵素を失活させ，凍結貯蔵中の変色やビタミンの破壊を防ぐことができる．

果実類は加熱すると風味が変わりやすいので，一部のものを除いて，糖を粉状のまま，あるいは糖液にして加え，凍結による損傷を少なくすることが行われている．

魚の場合，貯蔵中の乾燥や脂質の酸化を防止するため，予備凍結した魚を冷水にくぐらせるか，または水を噴霧し凍結させて表面に3〜5 mm厚の氷

の薄膜をつくらせ，凍結貯蔵している．この氷の薄膜をグレーズという．

(3) 冷凍食品の貯蔵温度　冷凍食品の貯蔵温度は低いほど品質は安定であるが，事実上，−18℃以下で保存すればほとんどの食品が約1年間，支障をきたすことはない．これが冷凍食品の流通温度として，−18℃が選ばれている理由である．

冷凍食品を購入する際には，ショーケース内の温度が正しく−18℃以下を示していること，ロードライン（積荷限界線）以上に商品が積み上げられていないこと，包装の内側に霜がついていないことなどに注意したほうがよい．また，家庭用の電気冷凍庫にも日本産業規格（JIS）による種別がある．家庭用の冷凍庫では厳密な温度管理ができないので，あまり長く入れ過ぎないように注意する．

(4) 解凍と加熱　解凍とは冷凍食品の氷を溶かし，原状に戻す操作である．氷結の際，ほぼ完全に保持されていた食品の組織も，解凍の際に損傷することが多い．解凍によって起こるおもな変化は，ドリップの生成（汁液の流失），テクスチャーの変化，タンパク質の変性，食品中の酵素による自己消化（生鮮品の場合），細菌の繁殖などである．これらを最小限に抑えて，できるだけ凍結前の状態に戻すようにしなければならない．解凍は理論上，急速に行ったほうがよいのであるが，ムラができやすい．生で食べるようなものは，次善の方法として冷蔵庫でゆっくりと解凍するのが失敗が少ない．調理食品や加熱して食べる野菜，半調理のフライなどは，加熱調理を兼ねて急速解凍するのが望ましい．電子レンジによる解凍は，うまく条件を決めることができれば極めて有効に急速解凍できるが，部位によるムラができやすく，適度なところで解凍を止めるのが難しい．

B．缶詰め，びん詰め

缶詰めとびん詰めは，容器は違うがその原理は同じである．缶詰めの原理を考案したNicolas Appert（ニコラ アペール）が，最初に用いた容器がガラスびんであったことは有名である．このガラスびんが間もなくブリキ容器にとってかわられたの

JIS：Japanese Industrial Standards（日本工業規格から2019年7月1日に名称変更されている）

缶
原料
調製
充填
仮巻締
脱気
真空巻締
加熱殺菌
冷却
製品

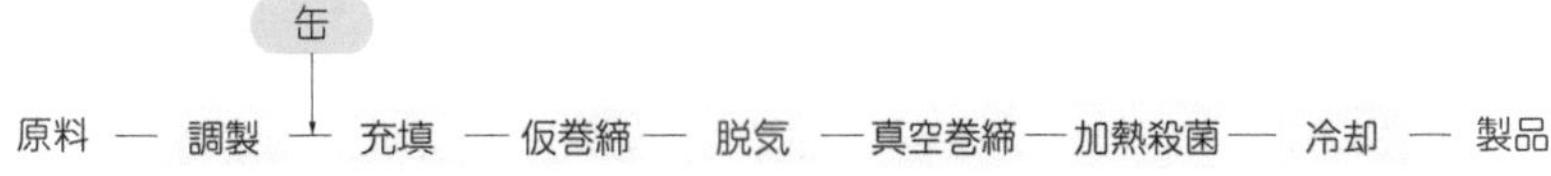

図 5. 36　缶詰めの製造工程

は，ガラスびんがこわれやすい，重い，光により内容物が変化を受けやすいなどの理由による．しかし現在でもびん詰めは，内容がよく見えて清潔感があり，化学的にまったく安定であるなどの利点もあって広く用いられている．

缶詰めの製造工程はおよそ図 5. 36 のようである．つまり充填した後，密封し殺菌するので，正しく作られた製品は長期間保存に耐えうるようになる．

C. レトルトパウチ食品

レトルトパウチ食品を JAS 規格では“プラスチックフィルムもしくは金属箔またはこれらを多層にあわせたものを，袋状その他の形状に成形した容器（気密性および遮(しゃ)光性を有するものに限る）に調製した食品を詰め，熱溶融により密封し，加圧加熱殺菌したものをいう”と定義している．したがって，袋状のものだけでなく，弁当箱状のものに入ったものも該当するが，透明容器に入ったものは除外される．標準的な製造工程を図 5. 37 に示した．

カレー，ハヤシ，パスタソース，シチュー，スープ，和風汁物，ハンバーグステーキ，ミートボール，米飯類，混ぜごはんの素類，ぜんざい，どんぶりの素，麻婆豆腐の素，食肉味付，食肉油漬，魚肉味付および魚肉油漬の 17 種が JAS の規格対象食品となっている．

レトルトパウチ食品は，保存性（常温で可），経済性（安価），品質がよいという利点のほかに，容器のままで暖めて手軽に食べられることから，急速に生産量ものびている．

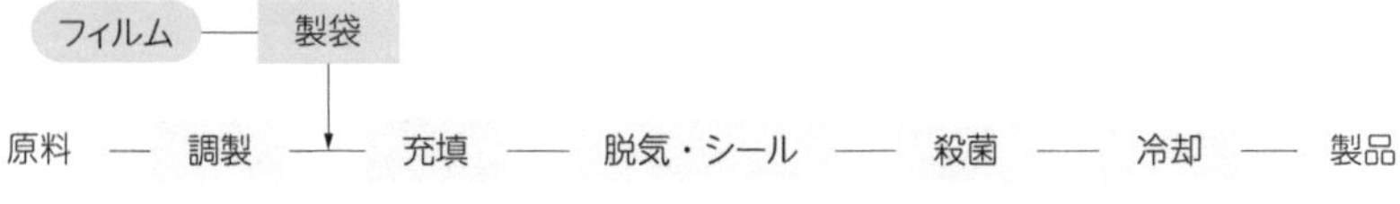

図 5. 37　レトルトパウチ食品の製造工程

D. インスタント食品

ここでは主として水を加えるだけか，あるいは水を加えての簡単な加熱により復元できるいわゆるインスタント食品，乾燥品について述べる．

a. 即席めん類

めんのデンプンがアルファ化したままの状態で乾燥されたものである．乾燥は油で揚げる場合と熱風で急速に乾燥される場合がある．JASでは，即席中華めん，即席和風めん，即席欧風めん，スナックめんに分類し，それぞれ定義している．図 5. 38 に即席中華めんの製造工程を示す．

b. インスタントコーヒー

コーヒー豆からの抽出液を乾燥して製品としたもので，噴霧乾燥法によるものと真空凍結乾燥法によるものとがあるが，後者のほうが風味が優れたものができる．製品は吸湿性が強い．

c. 電子レンジ食品

家庭への電子レンジの急速な普及に伴い，電子レンジ用包装資材が開発され，そのまま電子レンジにかけるだけという究極のインスタント食品ともいうべき電子レンジ食品の消費の伸びが目立ってきた．菓子類からさまざまな調理食品まで種類も多く，少し割高ではあるが調理も後片付けもいらない手軽さに人気が集まっている．

E. 調理済み食品

ここではいわゆるそう菜(ざい)を調理済み食品と定義した．本来は家庭内でつくられるのを原則とする各種の料理を，店頭から購入して持ち帰るのを指して

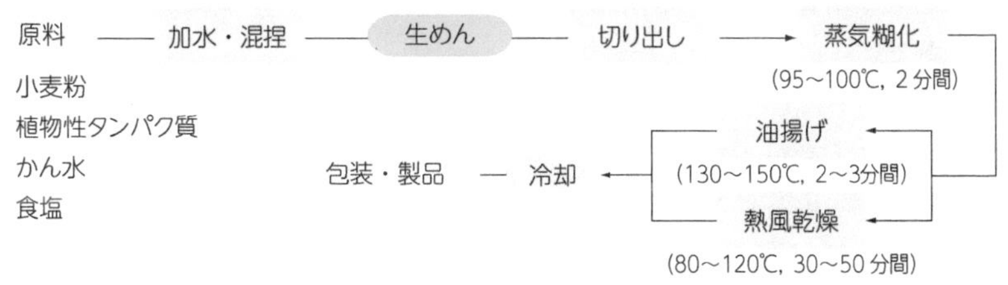

図 5. 38　即席中華めんの製造工程

いる（中食（なかしょく））．最近では，そう菜の域をでたホテルや高級レストランの料理，主食である弁当なども持ち帰りの対象となり，その範囲は広がっている．

現在市販されているおもな調理済み食品を見ると，和，洋，中華，各様式にわたり，ほとんどあらゆる形態の料理があり，その中には1個30～50円の揚げ物から1尾2,000円をこえる伊勢エビ料理まである．これらの調理済み食品の購入動機の第一は，炊事時間の節約など簡便性を求めたものであるが，ほかのすべての食品と同様，簡便を主とするものと高級感を売り物にするものとに二極化する方向にある．

F．その他の加工食品

a．特別用途食品と保健機能食品

特別用途食品は，健康増進法に基づき医学・栄養学的な配慮が必要な対象者の発育や健康の保持・回復に適する旨の特別な表示が許可された食品である．病者用食品，妊産婦・授乳婦用粉乳，乳児用調製乳，えん下困難者用食品と特定保健用食品がある（**図5.39，図5.40，図5.41**）．許可基準型の病者用食品が大きく見直され，2009年4月に総合栄養食品が，2019年9月に糖尿病用組合せ食品と腎臓病用組合せ食品がそれぞれ新設された．また消費者庁設置に伴い，許可業務などが厚生労働省から消費者庁へ移行している．

保健機能食品は，成分やその働きもあいまいなまま市販されている「健康食品」と，科学的根拠が明らかなものを区別し，医薬品と食品を区分するために作られた制度で，特定の保健の用途に役立つ機能を有する特定保健用食品と，栄養成分の補助・補完の機能を有する栄養機能食品，2015年4月より新たに制度化された機能性表示食品からなる．

特定保健用食品は，特別用途食品の一分野でもあり，保健機能食品の一つでもある．

保健機能食品制度発足と同時に，通常の食品形態にはないカプセルや錠剤形状の食品も認められるようになり，医薬品と誤認しないように保健機能食品（特定保健用食品，栄養機能食品）であることを明示すること，過剰摂取による健康危害防止の注意喚起表示をすることなどが義務づけられた．

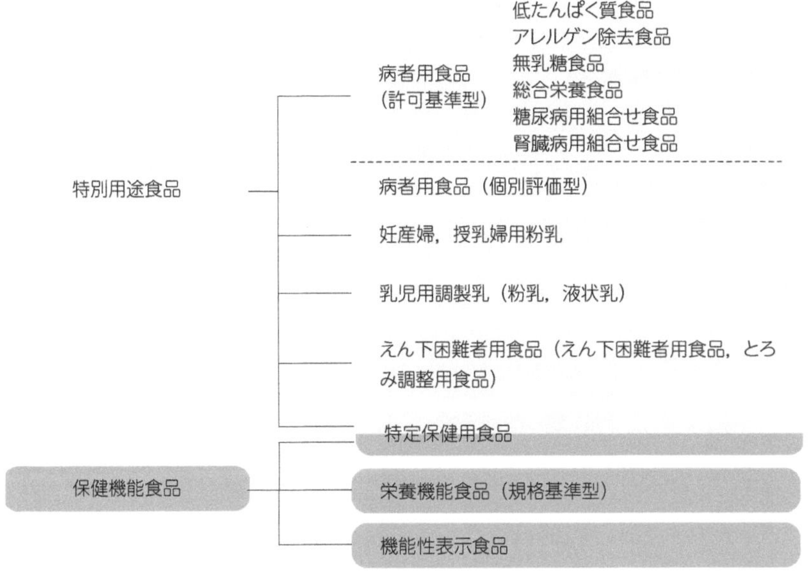

図5.39　特別用途食品と保健機能食品

図5.40　特別用途食品（特定保健用食品を除く）
許可証票区分欄には「病者用食品」など用途を記載する．

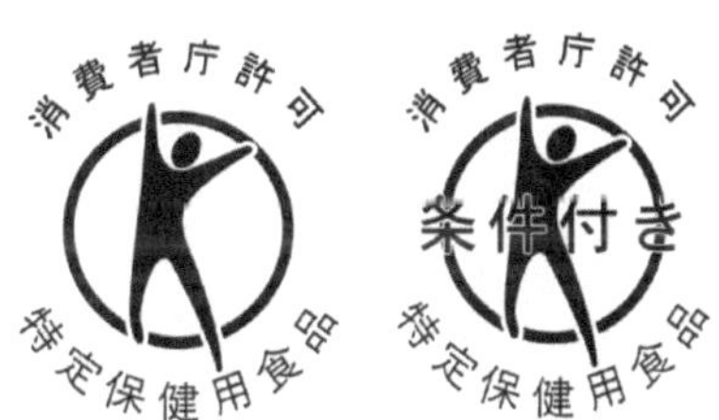

図5.41　特定保健用食品の許可証票

(1) 特定保健用食品　いわゆる機能性食品のことである．食品の生体調節機能に注目し，健康増進，病気の予防を目的として特定の生理機能成分を加えて作った加工食品で，1991年より許可制となった．特定保健用食品の許可申請にあたっては，①食生活の改善や健康増進に役立つ，②有効成分の働きが明らかにされている，③適切な摂取量を学問的に決められる，④安全である，⑤物理化学的性状や効果試験方法，定性および定量試験方法がわかっている，⑥同種の食品と栄養的にあまり違わない，⑦日常的に食べられる，⑧その成分が医薬品として使われるものではない，などの要件を満たさなければならない．現在，認可されている特定保健用食品の用途と関与成分を表5.25に示した．制度導入当初は「お腹の調子を整える食品」が圧倒的に多かっ

表5.25　特定保健用食品の用途と関与成分

保健の用途	代表的な関与成分	食品の種類
お腹の調子を整える食品	オリゴ糖類（大豆オリゴ糖，キシロオリゴ糖，乳果オリゴ糖，フラクトオリゴ糖，ガラクトオリゴ糖，イソマルトオリゴ糖，ラクチュロース，コーヒー豆マンノオリゴ糖，ラフィノース） 各種の乳酸菌，ビフィズス菌 食物繊維類（難消化性デキストリン，ポリデキストロース，小麦ふすま，グアーガム分解物など）	飲料，テーブルシュガー，食酢，発酵乳，シリアルなど
コレステロールが高めの方の食品	大豆タンパク質，キトサン，リン脂質結合大豆ペプチド，植物ステロール，ブロッコリー・キャベツ由来の天然アミノ酸，茶カテキンなど	飲料，ソーセージ，魚肉練り製品，ビスケット，食用調理油など
コレステロールが高めの方，お腹の調子を整える食品	低分子化アルギン酸ナトリウム，サイリウム種皮由来の食物繊維	飲料，粉末飲料など
血圧が高めの方の食品	ペプチド類（サーデンペプチド，ワカメペプチド，ラクトトリペプチド，カゼインドデカペプチド，ゴマペプチド，ローヤルゼリーペプチド，海苔オリゴペプチド，イソロイシルチロシンなど） 杜仲葉配糖体（ゲニポシド酸） γ-アミノ酪酸（GABA）	飲料，味噌汁，スープ，ゼリー，錠菓など
ミネラルの吸収を助ける食品	クエン酸リンゴ酸カルシウム（CCM），カゼインホスホペプチド（CPP），ヘム鉄	飲料，ゼリー，錠菓など
ミネラルの吸収を助け，お腹の調子を整える食品	フラクトオリゴ糖，乳果オリゴ糖	テーブルシュガー，飲料など
骨の健康が気になる方の食品	大豆イソフラボン，ビタミンK_2，乳塩基性タンパク質（MBP），ポリグルタミン酸，フラクトオリゴ糖，カルシウム【疾病リスク低減トクホ】	飲料，納豆，豆乳など
虫歯の原因になりにくい食品と歯を丈夫で健康にする食品	パラチノース，マルチトール，エリスリトール，還元パラチノース，キシリトール，茶ポリフェノール，フクロノリ抽出物（フノラン），リン酸-水素カルシウム，リン酸化オリゴ糖カルシウムなど	ガム，飴，チョコレート，錠菓など
血糖値が気になり始めた方の食品	難消化性デキストリン，小麦アルブミン，グアバ葉ポリフェノール，L－アラビノース	飲料，スープなど
血中中性脂肪，体脂肪が気になる方の食品	グロビンタンパク分解物，茶カテキン，中鎖脂肪酸，IPA(EPA)とDHA，ウーロン茶重合ポリフェノール，コーヒー豆マンノオリゴ糖，ベータコングリシニン，クロロゲン酸類，リンゴ由来プロシアニジン，モノグリコシルヘスペリジン，難消化性デキストリン，ケルセチン配糖体	食用調整油，飲料，錠菓など

たが，最近は「中性脂肪や体脂肪」，「虫歯」対策の食品が増えるなど，保健用途が多様化している．

2005年の見直しでは，①条件付き特定保健用食品の導入，②規格基準型特定保健用食品の創設，③疾病リスク低減表示の容認が行われた．現在のところ，疾病リスク低減表示には，カルシウム摂取が将来の骨粗鬆症のリスクを低減する旨の表示と，葉酸摂取が神経管閉鎖障害の子どもが産まれるリスクを低減する旨の表示の2つが認められている．

(2) 栄養機能食品　栄養成分の補助・補完の機能を有する食品で，一定の基準を満たしていれば，許可申請も届け出も必要のない規格基準型の食品である．機能性表示食品制度の施行に伴い，機能表示ができる栄養成分として「n−3系脂肪酸」「ビタミンK」および「カリウム」の3成分が新たに追加され，現在，13種のビタミン（ナイアシン，パントテン酸，ビオチン，ビタミンA，ビタミンB_1，ビタミンB_2，ビタミンB_6，ビタミンB_{12}，ビタミンC，ビタミンD，ビタミンE，葉酸，ビタミンK）と6種のミネラル（亜鉛，カルシウム，鉄，銅，マグネシウム，カリウム）ならびにn−3系脂肪酸について，それぞれの規格基準（1日摂取目安量の上限値と下限値，栄養機能表示，注意喚起表示など）が設定されている．また，新食品表示制度においては，加工食品に加えて，鶏卵以外の生鮮食品も，栄養機能食品の基準の適用対象となっている．さらに，カリウムについては，過剰摂取のリスク（腎機能低下者においては，最悪の場合は心停止）を回避するために，錠剤・カプセル剤などの食品は適用対象外となっている．

(3) 機能性表示食品　機能性を表示することができる食品は，これまで国が個別に許可した特定保健用食品と国の規格基準に適合した栄養機能食品に限られていたが，機能性をわかりやすく表示した商品の選択肢を増やし，消費者が商品に関する正しい情報を得て選択ができるようにすることを目的として，2015年4月機能性表示食品制度がはじまった．本制度では，生鮮食品を含めすべての食品（特別用途食品，栄養機能食品，アルコールを含有する飲料，脂質・コレステロール・糖類・ナトリウムの過剰摂取につながるものを除く）が対象となる．消費者庁長官による個別の審査・許可を受けた特定保健用食品とは異なり，機能性表示食品は安全性の確保を前提として科学的根拠に基づいた機能性が事業者の責任において表示される．事業者は商品の販売 60 日前までに安全性および機能性の根拠に関する情報やデータ，生産・製造・品質の管理体制，健康被害の情報収集体制などを消費者庁長官に届出なければならない（届出された内容は，消費者庁のウェブサイトで順次公開される）．なお，表示にあたっては，特定保健用食品や栄養機能食品と同様に，特定の病名の表記や病気の診断，予防，治療，処置に関する表現などは認められない．「肌の潤い維持」「見る力の維持」「膝関節が気になる方に」など，これまで特定保健用食品ではなかった機能性を表示している製品も含まれている．

b. 健康食品

すべての食品は健康に役立つのは当然のことであるが，栄養欠乏や疾病の予防・回復に効果があるとして市販されている特殊な食品のグループを健康食品と一般に称している．健康食品売り場には有機農産物などの生鮮食品から保健機能食品やいわゆる健康食品にいたるまで，多種多様な食品が陳列されている．しかし，この健康食品という名称には法的根拠はない．JAS による規制がある有機農産物，科学的，法的根拠のある保健機能食品以外の，いわゆる健康食品は，栄養上，健康上，ある特定の効果を期待して摂取されているが，その栄養効果や薬効には体験的なものが多く，健康被害が報告される「健康食品」も多い．

c. 組立食品と成形食品

動植物原料からその成分を抽出し，これを適当に組み合わせて望ましい性質の食品をつくりだしたものを組立食品という．たとえば大豆のタンパク質に畜肉から抽出した旨味成分を添加し，畜肉様タンパク質がつくられる．最近のマーガリンは大豆油などの植物油を原料にして，好みの栄養価や物性をもたせ，バターに似せた食品である．カニ風味かまぼこや人造イクラなど，いわゆるコピー食品もその 1 例である．

成形食品とは，成分を分離することなく特定の部分を集めて本来の組織とよく似た外観，食味をつくり出したものである．たとえばステーキにならない部分の牛肉を接着し，一見塊のように仕上げた成形ステーキ，ジャガイモ粉末を加水成形して油で揚げた成形ポテトチップなどが実用化されている．

d. GIマーク食品

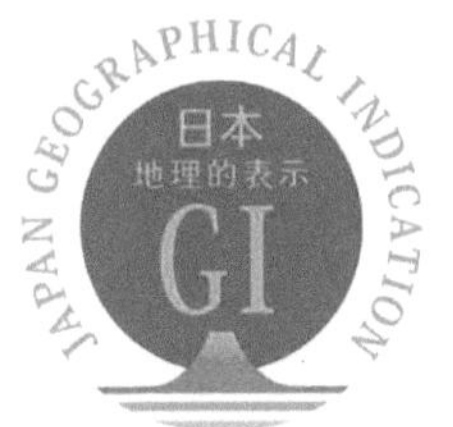

図5.42 GIマーク

2014年6月に公布された「特定農林水産物等の名称の保護に関する法律」(地理的表示法)に基づき，地理的表示保護制度の運用が2015年6月1日からはじまっている．この制度は，「品質，社会的評価その他の確立した特性が産地と結び付いている産品について，その名称を知的財産として保護する」ためのものであり，国際的にも広く認知されている．日本においては，農林水産物や食品の生産・加工業者の団体が，農林水産省(大臣)に申請し，農林水産省(大臣)による審査を経て登録を受ける．適切な品質管理を行っている場合に「地理的表示」と**図5.42**に示す「GI (geographical indication) マーク」を付すことが認められる．本制度の運用により，国産の農林水産物や食品のブランド価値が高まり，消費や輸出が促進され，さらに日本産を装った偽物の発生・拡大が抑制されることが期待されている．

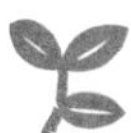

5.5 調味料および嗜好食品

A. 甘味料

a. 砂糖

砂糖には原料による分類として，サトウキビから生産されるカンショ糖とテンサイからとれるテンサイ糖(ビート糖)とがあり，その主成分はスクロースである．わが国では砂糖のほとんどはカンショ糖であり，結晶の大きさ，精製の度合，用途などによりさまざまな砂糖がある．製法による分類を**図5.43**に示す．

砂糖を希酸または酵素インベルターゼで加水分解し，グルコースとフルクトースの等量混合物になったものを転化糖という．転化糖はスクロースより甘味が強く，結晶化しにくいので液糖として工業的に利用されている．

b. デンプンからつくられる糖

デンプンを酸または酵素で分解して，マルトース，グルコース，フルクトー

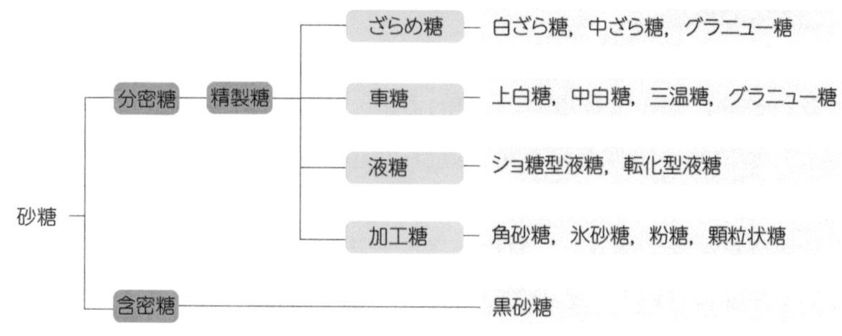

図5.43　製法による砂糖の分類

ス，異性化糖などがつくられる．このうち異性化糖は，デンプンを酵素グルコアミラーゼでグルコースに分解した後に，酵素グルコースイソメラーゼでグルコースとフルクトースの割合がほぼ1：1の糖液となるようにしたもので，経済的に有利なことから清涼飲料水などに広く使用される．

c. 新しい糖質甘味料

(1) カップリングシュガーなど　虫歯のできにくい糖として，スクロースに酵素で1～2個のグルコースを結合させたカップリングシュガーや1～2個のフルクトースを結合させたネオシュガー（フラクトオリゴ糖），スクロースの異性体であるパラチノースなどが開発されている．また，糖アルコールのキシリトールには虫歯予防効果が認められている．いずれも甘味はスクロースの50～60％と低い．

(2) マルチトール　還元麦芽糖ともよばれる甘味料である．甘味は砂糖に似ているが，褐変反応は起こらない．消化吸収されにくく，虫歯の原因とならない甘味料として特定保健用食品の許可が得られている．

d. レアシュガー

希少糖ともいい，自然界にその存在量が少ない単糖およびその誘導体と定義されている．D-グルコースやD-フルクトースなど自然界に豊富に存在する7種類の単糖を除いた単糖および糖アルコールがレアシュガーに属し，50種類以上ある．わが国では，エリスリトール，キシリトール，D-プシコースなどが利用されている．エリスリトールやキシリトールは，天然の糖から発酵や還元反応によって工業的に作られた糖アルコールで，抗う蝕性，低エネルギー性甘味料として利用されている．近年，D−プシコースやD−アロースなどを大量に作ることが可能になったことで研究が進み，レアシュガーの生理活性が明らかになりつつある．

e. ハチミツ

ハチミツは，ミツバチが植物の花のみつを採集し，ミツバチ体内での変化を経て，巣房の中で加工，貯蔵，濃縮したものである．原料となる花の種類によって，色，味，香りに違いがあるが，主成分はグルコースとフルクトースで，フルクトースがやや多い．加熱していないため，ボツリヌス菌が検出される可能性があり，1歳未満の乳児には与えないように注意する．

f. その他の甘味料

サッカリン類，ズルチン，サイクラミン酸（チクロ）などが人工甘味料として用いられていたが，安全性に疑いがあるとして使用量が規制されたり，使用禁止となった．現在ではサッカリン，サッカリンナトリウム，グリチルリチン（甘草エキス），ステビオシド（南米産のステビアの葉），アスパルテーム（L−アスパルチル−L−フェニルアラニンメチルエステル）などが食品添加物として指定されている．

B. 調味料

a. 食塩

食塩の主成分は塩化ナトリウム（NaCl）であるが，一般に販売されている食塩には塩化カリウム（KCl）や塩化マグネシウム（$MgCl_2$），硫酸カルシウム（$CaSO_4$）なども含まれている．食塩の原料には，岩塩，海塩，湖塩などがあるが，世界の食塩の約3分の2は岩塩から生産されている．現在の日本の食塩消費量は年間約800万tで，そのうち約12%が国内で生産されている．

1997年からの塩事業法の施行に伴い，92年間続いていた塩専売制度が廃止され，塩の製造や販売が自由化された．塩事業法における塩の定義は，「塩化ナトリウムの含蓄量が100分の40以上の固形物」とされている．近

表 5. 26　食塩の種類と規格

種類	品質規格					
	塩化ナトリウム	カルシウム	マグネシウム	カリウム	粒度	添加物
食塩	99% 以上	基準 0.02%	基準 0.02%	0.25% 以下	600 ～ 150 μm 80% 以上	
並塩	95% 以上	基準 0.06%	基準 0.08%	0.25% 以下	600 ～ 150 μm 80%以上	
食卓塩	99% 以上	30 mg/kg 以下	0.13% 以下	35 mg/kg 以下	500 ～ 300 μm 85% 以上	塩基性炭酸マグネシウム：基準 0.4%
クッキングソルト	99% 以上	30 mg/kg 以下	0.13% 以下	35 mg/kg 以下	500 ～ 180 μm 85% 以上	塩基性炭酸マグネシウム：基準 0.4%
精製塩	99.5%以上	27 mg/kg 以下	0.11% 以下	35 mg/kg 以下	粒度:500～180 μm85%以上	塩基性炭酸マグネシウム：基準 0.3%
つけもの塩	95% 以上					塩化カルシウム：基準 0.1%, 塩化マグネシウム：基準 0.1%, リンゴ酸：基準 0.05%, クエン酸：基準 0.05%

[公益財団法人塩事業センター，商品品質規格より一部抜粋]

年では海洋深層水から調製した食塩や精製度合いの低い食塩など，地域の特産物としても組成の異なるさまざまな食塩が市販されている．表 5. 26 に，塩事業センターが供給している食塩の種類と規格を一部抜粋したものを示した．表には示していないが，有害汚染物質（銅，鉛，ヒ素，カドミウム，水銀）の上限値は，国際的な食用塩の規格（コーデックス規格）と同じ水準で設定されている．また，2008 年には食塩の表示に関する適正化を図るために「食用塩公正取引協議会」が発足し，食用塩公正競争規約に合致した商品については図 5. 44 に示す「しお公正マーク」を付すことができる．本規約には，「自然，天然が塩にかかる言葉は使えない」ほか，「製造方法の表示義務」や「海洋深層水の表記上の注意」，「海塩，岩塩，湖塩，天日塩，焼塩，藻塩，フレーク塩などの用語の使用基準」などが定められている．

図 5.44　しお公正マーク

食塩は，塩味の付与など調味料としての利用に加え，脱水・水分活性の低

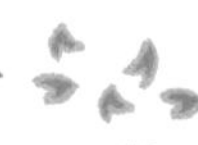

下による食品の保存，タンパク質の可溶化や変性（アクトミオシンの可溶化，グルテン形成など），酵素阻害（果物・野菜の褐変防止，ビタミンCの酸化防止）など，さまざまな食品の加工に利用されている．また，生体内においては，浸透圧や電解質のバランスの維持，体液量の調節，神経・筋繊維の興奮などの重要な働きをもっている．しかしながら，食塩の多量摂取が高血圧や心疾患などに悪影響を及ぼすことが指摘されており，「日本人の食事摂取基準」(2020年版）では，1日の摂取量（食塩相当量）を18～29歳の男性は7.5 g 未満，女性は6.5 g 未満を目標量としている．

b. しょうゆ

しゅうゆは日本の代表的な調味料で，濃口(こいくち)しょうゆ，淡口(うすくち)しょうゆ，たまりしょうゆ，再仕込(さいしこみ)しょうゆ，白しょうゆなどがある．しょうゆの製造方法には本醸造方式，新式醸造方式などがあり，本醸造方式はもっとも伝統的で一般的な方法である．大豆または脱脂大豆を水に漬け，浸漬大豆を蒸煮し，炒って砕いた小麦と混合し，種麹を加えて原料中のタンパク質やデンプンなどをコウジカビの酵素で分解させ，この麹と食塩水を混合し，仕込む（もろみ）．半年から1年間発酵させたもろみを搾汁し（生しょうゆ），火入れ殺菌して製造する(**図5.45**)．新式醸造方式は業務用しょうゆの製造に用いられ，脱脂大豆を塩酸などの強酸液に入れてタンパク質を分解した後に中和してアミノ酸液をつくり，これに麹を加えて発酵させたものである．一般的に，風味は大豆タンパク質に，香りは小麦デンプンに由来し，小麦の使用量が多くなる程，あっさりとした味になる．

(1) 濃口しょうゆ　最も一般的で生産量も圧倒的に多く，国内生産の8割強を占める．濃褐色で食塩相当量は100 g 当たり14.5％程度であり，料理全般に使用される（**図5.46**）．

(2) 淡口しょうゆ　濃口とほぼ同じ製法であるが，原料の小麦は浅く炒ってある．しょうゆは，発酵・熟成が進むほど色が濃くなるため，淡口しょうゆは，高濃度の食塩を用いることで発酵・熟成をおさえるとともに，醸造期間も短くする．もろみの圧搾前に甘酒や水飴を添加し，味を調整することがある．淡褐色で食塩相当量は100 g 当たり16％程度である．吸い物や白身魚の煮物などに使用される．

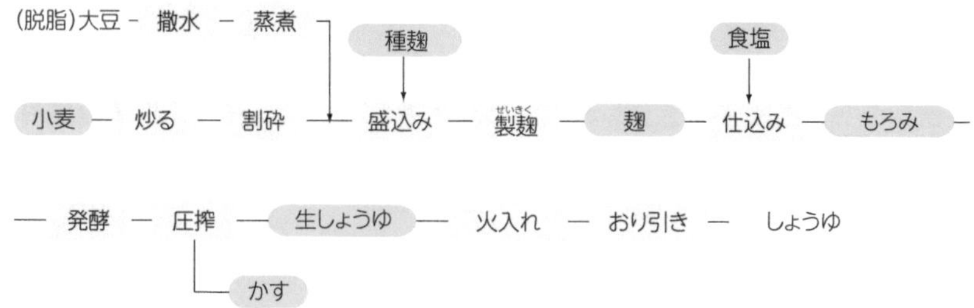

図 5. 45　しょうゆの製造工程

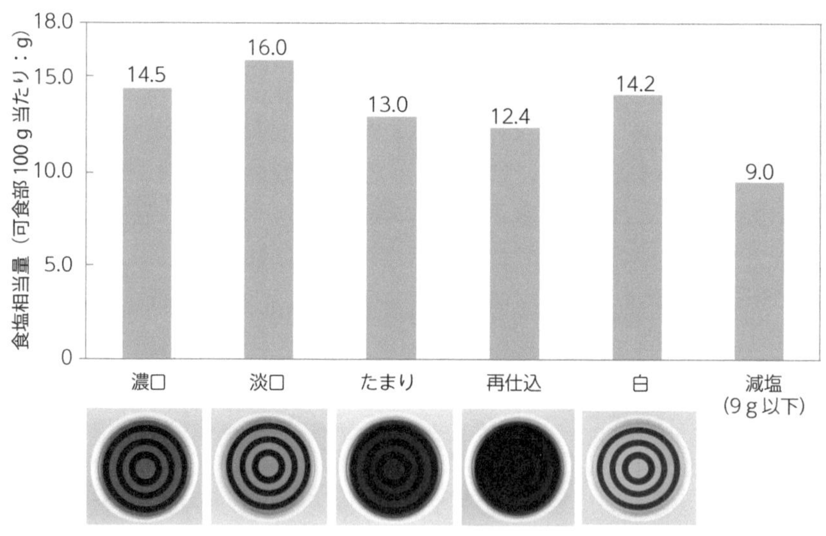

図 5. 46　しょうゆの食塩相当量と色

食塩相当量は，ナトリウム量に 2.54 を乗じて算出した値を示した．ナトリウム量には食塩に由来するもののほか，グルタミン酸ナトリウム，アスコルビン酸ナトリウム，リン酸ナトリウム，炭酸水素ナトリウムなどに由来するナトリウムも含まれる．ナトリウム量に乗じる 2.54 は，食塩（NaCl）を構成するナトリウム（Na）の原子量（22.989770）と塩素（Cl）の原子量（35.453）から算出したものである．

NaCl の式量／Na の原子量 ＝（22.989770 ＋ 35.453）／ 22.989770 ≒ 2.54

うす塩はそれぞれの 80％以下をいう．

[写真提供：しょうゆ情報センター]

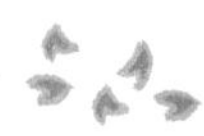

(3) たまりしょうゆ　大豆のみ，または大豆と少量の小麦を原料とする．色が非常に濃くてとろみがあり，味は濃厚で独特な香りをもつ．食塩相当量は100 g当たり13%程度である．古くから「刺身たまり」とよばれるように，刺身，寿司などはもちろんのこと，照り焼き，佃煮，せんべいなどにも使用される．

(4) 再仕込しょうゆ　甘露しょうゆともいわれる．原料は濃口しょうゆと同じだが，食塩水の代わりに生しょうゆを用いる．濃口しょうゆよりも塩分濃度は低いが（11～13%），色，味は濃厚である．刺身，寿司などに使用される．

(5) 減塩しょうゆ，うす塩しょうゆ　減塩しょうゆは100 g中の食塩相当量を9 g以下にしたもので，うす塩しょうゆは食塩を一般的なしょうゆの50～80%程度に減らしたものである．濃口しょうゆから塩分を取り除いてつくるイオン交換法や通常よりも低濃度かつ量の多い食塩水に麹を仕込んでつくる低塩仕込法などの製造法がある．

c. みそ

みそは，米，麦などで麹をつくって食塩と混ぜ，蒸煮大豆，種みそまたは酵母と乳酸菌を加えて発酵・熟成させたものである（**図5.47**）．熟成中には，コウジカビの酵素反応，耐塩性酵母や耐塩性乳酸菌による発酵，成分間反応などが起こり，味や色，香りが形成される．一般的に，発酵・熟成期間が長いみそは，雑菌の増殖を抑えるために食塩量が多く，メイラード反応が進むために色が濃くなる．**図5.48**に各地のみそを示した．種類は非常に多いが，原料によって米みそ（米，大豆）麦みそ（麦，大豆），豆みそ（大豆）に大

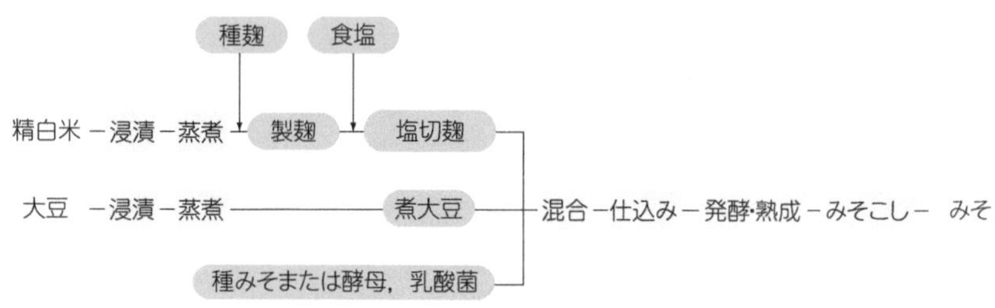

図5.47　米みその製造工程

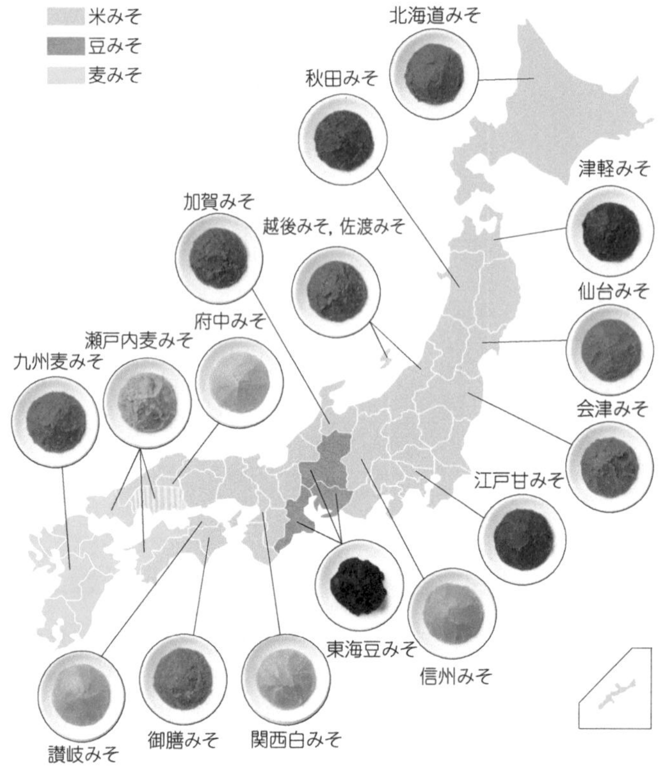

図 5. 48　各地のみそ
［写真提供：みそ健康づくり委員会］

別される．生産量は米みそが最も多く，約 80％を占めている．米みそは米，大豆，塩の配合割合により，甘みそ，辛みそなどに分けられるほか，色調により白みそ，赤みそなどに区別される．また生産地名がついたみそも多い．

d. 食酢

食酢は醸造酢と合成酢とに大別される（**図 5. 49**）．醸造酢には米，酒粕，麦芽などを原料とし，糖化，アルコール発酵後，酢酸菌により発酵させてつくった米酢，粕酢，モルトビネガーなどの穀物酢と，リンゴ搾汁，ブドウ搾

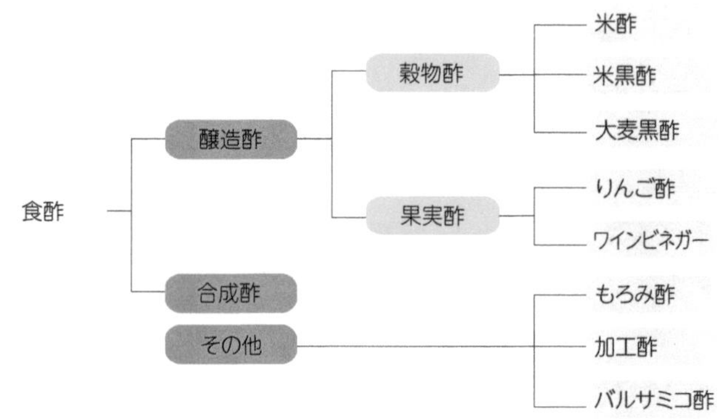

図 5. 49　酢の分類

食酢については食酢品質表示基準による．加工酢とは食酢にしょうゆなどを加えて調整したもので調味酢，合わせ酢などとよばれる，合わせ酢のうち三杯酢は食酢，しょうゆ，みりんを同量あわせたものである．

汁をアルコール発酵後，酢酸発酵させたリンゴ酢，ワインビネガーなどの果実酢がある．合成酢は酢酸を水で薄め，これに各種の呈味成分を調合したもので，醸造酢に比べると風味に乏しい．

e. みりん

焼酎またはアルコールに米麹と蒸しモチ米を混合して熟成し，モチ米を糖化分解させて濾過したもので，混成酒類に分類される．本みりんはアルコール 14%，糖分 42%で甘みが強い．本直しみりんは，本みりんに焼酎を混和したもので，アルコール 22%，糖分 8%である．みりん風調味料は，糖類や調味料，有機酸などをブレンドしてつくり，アルコールは 1%未満である．

f. ソース類

ソースは，一般的に粘度をもつ液体調味料の総称であり，ウスターソース，トマトソース，トマトケチャップ，デミグラスソース，ホワイトソース，オイスターソース，マヨネーズ，ドレッシング類などがあるが，わが国ではソースといえばウスターソースをさすことが多い．ウスターソースは，タマネギ，トマト，ニンニク，セロリなどの煮汁や搾汁に食塩，砂糖，食酢，化学調味料，香辛料，カラメルなどを加えて調味し，加熱・熟成後，濾過したものである．

g. 化学調味料

(1) グルタミン酸ナトリウム　　コンブの旨味成分で，以前は小麦グルテンを塩酸で加水分解してつくっていたが，現在はグルコースと窒素源（尿素，硫酸アンモニウム）を原料とし，グルタミン酸生産能の高い細菌を利用した発酵法により製造している．

(2) 核酸系調味料　　5′−イノシン酸（カツオ節，煮干しの旨味成分），5′−グアニル酸（シイタケの旨味成分）のような核酸関連成分を主体とする調味料で，ナトリウム塩の形で市販されている．製法には，食用酵母から抽出した核酸を酵素で分解する酵母核酸分解法と，発酵法で生産したヌクレオシドに化学的にリン酸を付加する発酵合成組み合わせ法などがある．

(3) 風味調味料　　風味調味料は，糖類，食塩および化学調味料を原料とし，これにカツオ節，コンブなどの風味原料を加えたもので，簡便に風味のあるだしを得られるようにした調味料である．風味調味料には，粉末または顆粒状のだしの素風味調味料（カツオ節のだしに化学調味料を加えて味を整えたもの）や濃厚液風味調味料（カツオ節から抽出したエキスに種々の調味料を混ぜ，味を整えたもの）がある．

C. 香辛料

香辛料とは，植物の一部をそのまま，または乾燥したもの，あるいはその中に含まれる有効成分で，特有の芳香や刺激臭，辛味，色調をもち，飲食物に加えることで風味や美観を添えるもののことである．花，茎，果実，樹皮，根からなる狭義のスパイス，おもに辛味をもつ種子類，花や茎など，香りの主体となるハーブ，香味野菜，カレー粉，七味トウガラシなどの混合スパイスなどがある．香辛料には，①食物に加えて不快臭を消したり，芳香を与える，②刺激香味によって食欲を増進させ，消化を促す，③防腐・殺菌作用により食物の保存性を高める，などの働きがある．使用量は少量でよく，多すぎると害になることがある．スパイスは，肉類の加工調理，ソース，ケチャップ，カレー，ピクルス，菓子などに幅広く利用されている．ワサビ，サンショウ，シソ，ハッカなどは日本産の香辛料である．

(1) ワサビ　　ワサビはアブラナ科の植物で，根茎の色により青茎，赤茎，白茎がある．静岡，長野，山口がおもな産地である．根茎は辛味が強く，生のまま用いたり，ワサビづけにしたりする．ワサビの辛味はシニグリンから酵素ミロシナーゼの作用によってアリルイソチオシアネートが生じることによる．市販の粉ワサビは西洋ワサビを原料とし，デンプン，色素，カラシ粉などが加えてある．

(2) サンショウ　ミカン科の植物で葉や実が香辛料となる．吸い物，みそあえ，木の芽あえなどに用いたり，七味トウガラシに加えたりする．サンショウの木でつくったすりこ木は香りが食物にうつり重宝される．

(3) ショウガ（ジンジャー）　熱帯アジア原産のショウガ科の植物で，地下茎を食用，薬用にする．新ショウガは酢につけて焼魚や寿司に添えたり，根ショウガはすりおろして刺身，煮物，焼き物，冷ややっこなどの薬味や臭い消しに用いられる．そのほか，漬けもの（紅ショウガ），菓子，飲料にも用いる．

(4) トウガラシ（レッドペッパー）　熱帯アメリカ原産のナス科の果菜である．果皮の赤色はおもにカプサンチンである．さやが大きく，色が濃く，辛味の強烈なものにはヤツフサ，ミタカ，タバスコなどがある．辛味はカプサイシンによる．生のまま，または粉末にして，七味トウガラシやソースの原料に用いられ，辛味種には防腐性がある．甘味種は総称してパプリカ，ピメント，ピーマンともいい，野菜として料理に用いられる．パプリカは粉末にして着色にも用いられる．

(5) カラシ（マスタード）　カラシ菜の種子で，和カラシと洋カラシがあり，洋カラシには白カラシが配合されていることが多い．水を加えると酵素作用によりシニグリンやシナルビンが分解してチオシアネート類が生じ，強い辛味を呈する．マスタードは，カラシに酢，糖類，香辛料などを加えて調整されたものである．

(6) コショウ（ペッパー）　南洋産コショウの実で，黒コショウ，白コショウの２種類がある．多くの場合，粉末にして用いる．黒コショウは未熟の実を乾燥させたもので香気が強く，粉もあらい．牛肉や煮込み料理にあう．白コショウは完熟した実の外皮をとって乾燥させたもので，テーブルペッパーとして用いられる．

(7) オールスパイス　ジャマイカ地方に産するフトモモ科の木の未熟果実を乾燥したものである．ナツメグ，チョウジ，シナモンを混合したような香味のためこの名がある．用途は広い．

(8) シナモン（桂皮）　クスノキ科の植物の樹皮で，芳香と甘味を有する．日本産のものはニッキという．菓子，飲料，インド料理，生薬に用いられる．

(9) クミン　モロッコ，インド産のセリ科の草の種子で，カレー粉に用いられる．

(10) タイム　地中海産のシソ科のタチジャコウ草の葉を乾かしたもので，芳香と辛味を有し，防腐効果もある．肉料理，食肉加工，ソースに用いられる．

(11) セージ　シソ科のサルビアの葉を乾かしたもので，ソース，カレーなどに広く用いられる．

(12) バニラ　熱帯のラン科植物から抽出された香料で，バニラビーンズ，バニラエッセンス，バニラオイルがある．菓子，洋酒などに用いられる．

(13) ローレル（月桂樹）　月桂樹の葉を乾かしたもので，肉料理の香りつけに用いられる．

(14) ターメリック（ウコン）　熱帯アジア原産のショウガ科植物の根茎で，深黄色をしている．黄色色素はクルクミンである．カレー粉の黄色はウコンによるものである．

(15) カレー粉　ウコン，コリアンダー，ピメント，白コショウ，クミン，カルダモン，トウガラシなど数十種類の香辛料を混ぜ合わせたものである．カレールウは，カレー粉，小麦粉，油，調味料などを混ぜてルウをつくり，固形にしたものである．

D．嗜好食品

a．茶

茶樹はツバキ科の常緑樹で学名を *Camellia sinensis* という．一般的に茶とは新芽や若葉（茶葉）を加工してつくられる嗜好飲料のことである．茶樹は中国種とアッサム種に大きく分けられる．一般的に，中国種はタンニンが少なく，ポリフェノールオキシダーゼ活性が弱く発酵しにくいため緑茶に向いており，アッサム種はタンニンが多く，ポリフェノールオキシダーゼ活性が

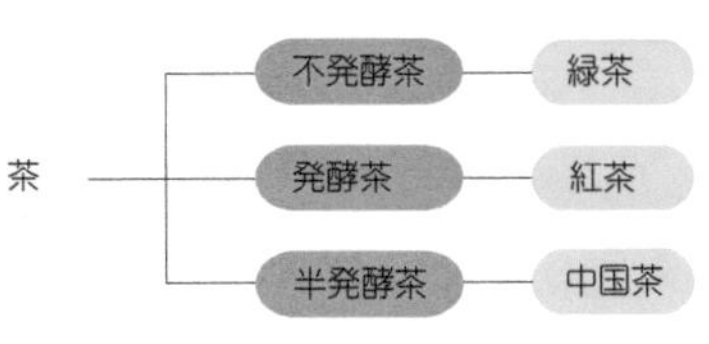

図 5. 50　茶の分類

強く発酵しやすいため紅茶に向いている.

茶はその製法により**図 5. 50** のように大別される.

(1) 緑茶　緑茶は，まず茶木の若芽や若葉を蒸煮やかま炒り（火入れ）して酵素（ポリフェノールオキシダーゼ）を失活させ，よくもんで乾燥させたものである．クロロフィルなどの色がそのまま残るため，緑色を呈する．煎茶がもっとも一般的で，番茶は煎茶を摘んだあとの硬化した茶葉を用いる．ほうじ茶は煎茶や番茶を火で炒って香ばしくしたものである．玉露は，被覆栽培の柔らかい茎や葉を用い，煎茶と同様の製法でつくられたもので，香りが高く，甘みや旨味の強い上質な緑茶である．てん茶は，玉露より成長した葉を蒸して，もまずに乾燥し，葉柄などを除いて荒折したもので，抹茶はてん茶を粉末にしたものである．

(2) 紅茶　茶の葉を生のままよくもんで，葉の中の酵素を十分に作用させ，葉の成分を酸化させた後，乾燥させたものである．発酵の間に紅茶特有の色，香りが醸成される．スリランカ，インドが有名産地である．

(3) 中国茶　製法は紅茶と同様であるが，発酵を半分程度にしてかま炒りを行い，加熱処理により酵素の作用を止める．烏龍茶（ウーロン茶）は中国茶の代表的なもので台湾，中国南部で産する．包種茶（パオチョン茶）も烏龍茶とほとんど同じつくり方であるが，発酵の度合いが弱く，緑茶の風味を残すようにしている．製品とするとき，ジャスミンなどを混ぜることもある．普洱茶（プーアル茶）の製法もこれらと類似している．

b. コーヒー

熱帯産のコーヒーの実の種子（コーヒー豆）を焙煎，粉砕後に熱湯で抽出した飲料である．コーヒー豆を200～250℃で約30分ほど焙煎することによって，特有の芳香，色，風味が生じる．産地によって香り，風味，酸味にそれそれ特徴がある．

c．ココア

カカオの種子から採ったカカオ豆を発酵させて焙煎してつくる．豆は殻，胚芽，ニブ（子葉）からなる．ニブは約50％の脂肪を含み，ニブを粉砕して圧搾するとカカオバターがとれる．残部を粉末にしてココアをつくる．カカオバターはチョコレートの原料となる．

d．炭酸飲料，果実飲料

(1) 炭酸飲料　炭酸ガス（二酸化炭素）を圧入し，酸味料などを添加した飲料で，サイダーやラムネ，コーラなどがある．コーラは，以前はコーラの種子の抽出液に炭酸水，香料，カラメルなどを添加したものであったが，現在はコーラ種子が含まれていないのが一般的である．

(2) 果実飲料　果汁10％以上の飲料のことで，JAS規格で果汁の種類と含有量によって，①果実ジュース，②果実ミックスジュース，③果粒入り果実ジュース，④果実・野菜ミックスジュース，⑤果汁入り飲料，果汁の処理状態によって，①果実の搾汁，②濃縮果汁，③還元果汁に分類される．

(3) 果実みつ類（フルーツシロップ）　天然果汁を含まず，合成香料で果実の芳香を与え，糖（人工甘味料を用いることが多い）や酸を加えてジュースのように調整した無果汁飲料をいう．市販されているものには，炭酸を加えた無果汁炭酸飲料もある．

e．酒類

アルコールを1％（v/v）以上含む飲料のことで，酒税法では，発泡性酒類（ビール，発砲酒など），醸造酒類（清酒，果実酒など），蒸留酒類（焼酎，ウイスキー，ブランデーなど），混成酒類（合成清酒，みりん，リキュールなど）の4種類に分類されている．また，酒類は原料および発酵方法，あるいは発酵後の蒸留法などによってさまざまな種類があり（**図5.51**），原料中の糖の存在形態で大別すると，①原料に糖が存在していてアルコール発酵させる場合（ワインなど），②原料に穀類などのデンプンを含み，これを糖化したあとにアルコール発酵させる場合（清酒，ビールなど）がある．

(1) ワイン（ブドウ酒）　ブドウ中の糖を発酵させたものである．赤ワインは，赤または黒ブドウを皮ごとつぶして20～25℃で発酵させた後，2～3

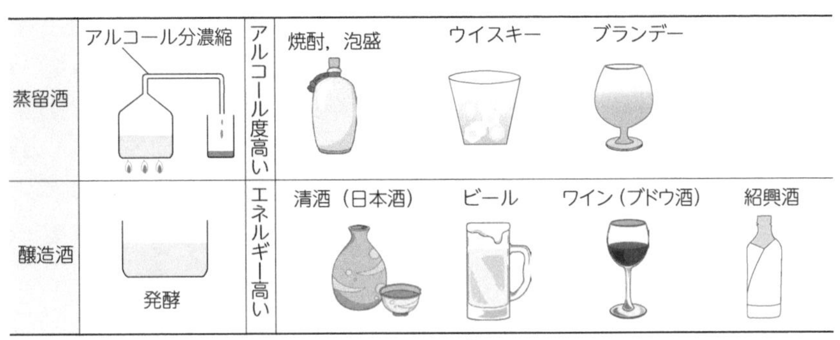

図 5. 51　醸造酒と蒸留酒

年間 15～20℃で熟成させて市販する．白ワインは緑黄色ブドウまたは赤ブドウの果皮を除いたものを用いる．熟成は 12～15℃で 1～2 年間行う．アルコール分は，ともに 10～14％である．なお，ワインのびんを横にして置くのは，コルクが乾かないようにするためである．発泡性（スパークリング）ワインは，初発酵が終わった白ワインに糖と酵母を添加して密閉し，さらに発酵させたものである．フランスのシャンパーニュ地方でつくられたものをシャンパンという．

ブランデーは，一般的にはワインを蒸留してつくる．5 年以上樽に詰めて熟成させ，アルコール分は 40～50％前後である．

(2) ビール　二条大麦を原料とし，麦芽に含まれるアミラーゼによりデンプンを糖化した後，発酵させる．ビールに加えるホップは，アサ科のつる性の植物の雌株につく受精していない毬花（きゅうか）である．

生ビールは発酵が終わったビールを濾過したもので非加熱のため香味が良い．通常のビールは 62～65℃で酵母を殺菌処理している．アルコール濃度は淡色ビール 4.5％，黒ビール 5％，スタウト 8％くらいである．

(3) 発泡酒　酒税法では麦芽または麦を原料の一部とした酒類で発泡性を有するものと定義されている．現在，ビールは麦芽使用比率やその他の原料について細かい規定があり，発泡酒は材料の使用に制約が少ないため，各メーカーが製造法や原料に工夫を凝らし，市場を賑わしているが，将来的には，ビール，発泡酒，いわゆる新ジャンルの区分がなくなり，発泡性酒類として統合され，同じ税率が適用される予定である．

(4) ビールテイスト飲料（ノンアルコールビール）　明確な定義はないものの，わが国の酒税法では，アルコール1%未満のものが該当する．近年，飲酒・酒気帯び運転の懸念や消費者の健康志向からアルコール分0.00%のものも開発されている．麦汁や麦芽エキスなどに炭酸や風味を加えてつくる方法やビールと同様の製法でアルコールの生成を抑えるようにしたものなどがある．外国産では，ビールを製造した後にアルコールを抜く方法でつくられるものもある．

(5) ウイスキー　モルト（大麦麦芽），小麦，ライ麦，トウモロコシなどの穀物を麦芽に含まれる酵素で糖化させ，酵母でアルコール発酵させた後に蒸留し，蒸留液を木製の樽に詰めて数年以上熟成（エイジング）させる．アルコール分は40%前後で豊かな風味と色を呈する．モルトウィスキーはモルトのみを原料としており，モルト以外の穀物を原料としているものはグレーンウイスキーという．スコッチはイギリススコットランドで生産されるウイスキーで，泥炭（ピート）で麦芽をくん蒸するため，スモーキーフレーバーとよばれる独特の香気がある．アメリカケンタッキー州を中心に生産されるバーボンは，トウモロコシを主原料（51%以上）とし，内側を焦がした新しいオーク樽で熟成させる．

(6) 清酒　日本酒ともよばれ，わが国独特の醸造酒で，米，米麹，水を原料にしてつくられる並式複発酵酒である．コウジカビで米のデンプンを糖化させ，これに酵母を加えて発酵させ，白米1 kgから約1.8 Lの清酒がとれる．アルコール度は15%で，醸造酒としてはアルコール度が非常に高い．

5.6　微生物利用食品，発酵食品

人間は微生物の存在すら知らなかった古代から，微生物の働きを巧みに利用してさまざまな食品をつくってきた．19世紀に入って酵母，乳酸菌などの発見や微生物の純粋培養法の確立など近代科学の目覚ましい進展により，微生物の積極的な利用が工業規模で行われるようになり，発酵工業が発達してきた．今日ではアルコール飲料をはじめとしてさまざまな食品および食品

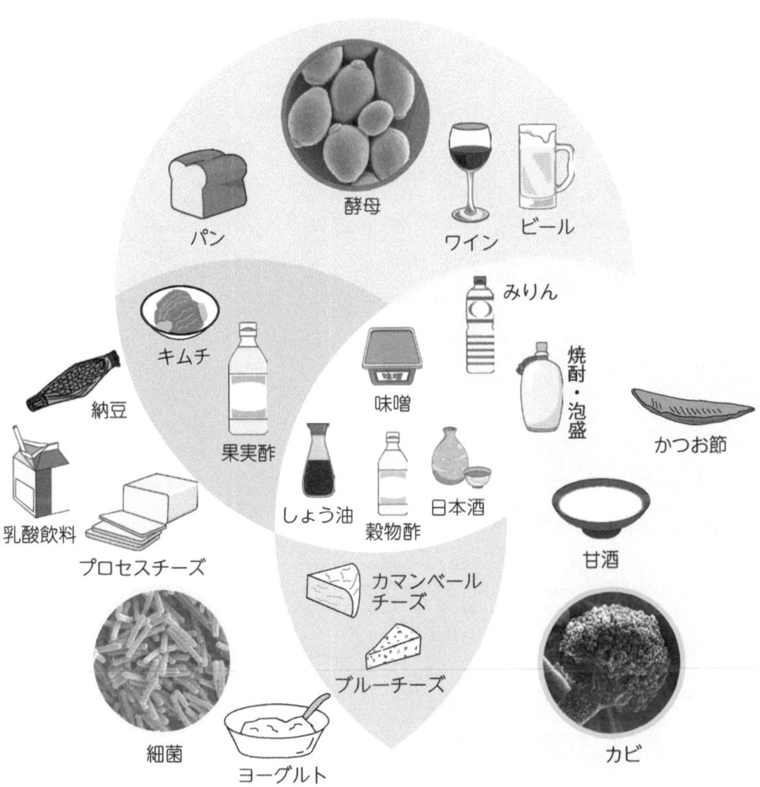

図 5.52　微生物の種類とその食品例
[写真提供：カビ　高橋康次郎（元東京農業大学），酵母　中里厚実（東京農業大学），細菌　（東京農業大学菌株保存室），参考:独立行政法人科学技術振興機構，Science Window，2007 年6月号，p.8]

材料などが，バイオテクノロジーの研究成果をとり入れながら改良され，つくり出されている．

個々の食品についてはそれぞれの項目で述べているので，ここでは**図 5. 52** に代表的なものをまとめた．

これらの微生物は，単独での利用だけでなく 2～3 種を組み合わせて食品の加工，製造に利用されることも多い．

索引

英数

あ

か

さ

た

な

は

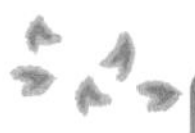

ま

や

ら

わ

編者紹介

甲斐　達男

1980年　九州大学農学部食糧化学工学科卒業
1985年　カンサス州立大学大学院穀物科学研究科穀物化学専攻
　　　　修士課程修了
現　在　神戸女子大学家政学部 教授

石川　洋哉

1992年　九州大学農学部食糧化学工学科卒業
1997年　九州大学大学院農学研究科食糧化学工学専攻
　　　　博士課程修了
現　在　福岡女子大学国際文理学部食・健康学科　教授

NDC 596　　239 p　　21 cm

最新 食品学 ―総論・各論― (第５版)

2021 年 2 月 25 日　第 1 刷発行
2024 年 1 月 23 日　第 4 刷発行

編　者　甲斐達男・石川洋哉
発行者　森田浩章
発行所　株式会社　講談社
〒112-8001　東京都文京区音羽 2-12-21
販売　(03) 5395-4415
業務　(03) 5395-3615

KODANSHA

編　集　株式会社　講談社サイエンティフィク
代表　堀越俊一
〒162-0825　東京都新宿区神楽坂 2-14　ノービィビル
編集　(03) 3235-3701
本文データ制作　新日本印刷株式会社
印刷・製本　株式会社ＫＰＳプロダクツ

ISBN 978-4-06-522469-4